強迫性障害の認知行動療法

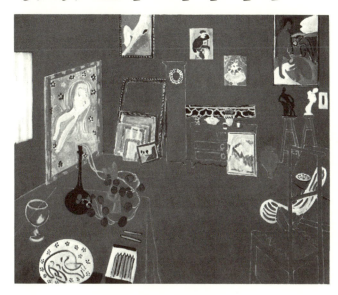

デイヴィッド・A・クラーク［著］
原田誠一｜浅田仁子［監訳］
勝倉りえこ｜小泉葉月｜小堀 修［訳］

Cognitive-Behavioral
Therapy for OCD
by David A. Clark

金剛出版

私を支え，勇気づけつづけてくれた
両親のアルバートとアーディスに捧げる

COGNITIVE-BEHAVIORAL THERAPY FOR OCD
by
David A. Clark

Copyright © 2004 The Guilford Press.
A Division of Guilford Publications, Inc.
Japanese translation published by arrangement with Guilford Publications, Inc.
through The English Agency(Japan)Ltd.

はじめに

　強迫性障害(OCD)の理論と治療に認知行動的な視点が導入されたのは，比較的最近のことである。OCDにおける認知的要素を従来よりも重視することで，OCDの行動的理解に何がしかの進展が期待できるのではないか――この可能性を示した初期の業績としては，Carr (1974), McFallとWollersheim (1979), RachmanとHodgson (1980), Salkovskis (1985) を挙げることができるだろう。曝露反応妨害法(ERP)を用いた行動療法は1960年代，70年代に臨床の場に導入され，さまざまなタイプのOCDで有効性を示すことが立証された。強迫観念と強迫行為に関する行動研究の成果は，OCDの病態理解に新しい視座を加えたのである。しかし，OCDの行動研究は1980年代初頭に壁にぶつかった。うつ病やOCD以外の不安障害(たとえばパニック障害)の治療を進展させた「認知革命」は，当時のOCDの研究や治療にほとんど影響を及ぼさなかったのである。そうした中，1980年代後半から90年代初めにかけて転機が訪れた。それまで行動研究に専念していたPaul SalkovskisやJack Rachmanらが，Beck (1976) が確立した感情障害の認知理論を行動療法に取り入れて，統合的なOCDの理論と治療を提唱しはじめたのである。こうして精神障害にまつわるふたつの理論的見地が邂逅し，強迫観念と強迫行為に対する認知行動的アプローチが誕生した。

　私自身の専門家としての経歴も，OCDの認知行動療法(CBT)と多くの点で似た経緯をたどってきた。この分野における私のルーツは行動研究にあり，ロンドン大学精神医学研究所の大学院生だった1980年代初期にまで遡る。当時，私がOCDや望まない侵入思考に興味を抱いたのは，その頃臨床部門を率いていたJack RachmanやPadmal de Silvaらの影響が大きい。時代の先端を行く斬新な研究を推し進めている先生方と，刺激的な議論を交わす機会に恵まれたのである。この経験を通して強迫思考に関する認識が深まり，それが「メ

ンタルコントロールと望まない侵入思考の精神生理学」をテーマとする私の博士論文に結実した。

1980年代の後半，私は精神障害を認知的な視点から理解しアプローチする方法論をAaron T. Beckから手ほどきしていただいた。フィラデルフィアの認知療法センターで，Beckの治療的アプローチを数カ月間学ぶ僥倖を得たのである。爾来15年にわたって，うつ病と不安障害の認知的基盤に関する多くの共同研究を，Tim Beckとともに行ってきた。最近の成果のひとつに，Clark-Beck Obsessive-Compulsive Inventory (Clark & Beck, 2002) と呼ばれる自己記入式強迫スクリーニング尺度がある。そして，精神病理の本質とその治療に関するTim Beckの慧眼に啓発された私は，新たな研究手段と治療の刷新を検討するという難題に挑むことになった。本書で論じているOCDの認知行動的な私の見解は，初期に受けた行動療法のトレーニングと，その後受けたBeck博士の薫陶の賜物である。

本書で私が企図したのは，OCDに関する最新の認知行動的な理論と研究，治療内容を統合された形で示すことである。本書は，科学者であり実践者でもある立場から書いたものであり，その前提には，OCDの精神療法は理論と整合し，経験則にも合致してこそ効果を発揮するという認識がある。したがって，本書は前半でOCDに関する認知行動的理論と研究を扱い，残りの半分で，OCDおよび関連障害群のCBT治療マニュアルを紹介している。OCDを対象とする臨床場面でCBTを効果的に活用するためには，臨床家はOCDの病態を知悉し，CBTの理論的基盤にも通暁していなくてはならないというのが私の信念である。このことを踏まえ，本書では臨床実践に関する内容を扱う章においても，応用科学的視点を忘れないようにした。

第1章では，OCDの診断，精神病理学，現象学を概括する。第2章では，強迫観念，強迫行為，中和化反応の本態と持続に関する最新の知見に焦点を絞る。第3章では，OCDの行動的な理論と治療について述べ，のちにOCDの行動的な研究者たちが認知面からのアプローチを重視するようになった背景にある問題点，すなわちOCDの行動的な理論と治療の欠点に触れる。第4章では，強迫症状が持続する機序に全般的な認知障害がどの程度寄与しているかを考察し，続く第5～7章では，OCDのCBTの基盤となっている最新の理論と研究を紹介する。第7章では，強迫現象に関する説明をさらに精緻にしうる拡大認知行動モデルについて述べる。強迫観念にまつわるこの新しい定式化で

は，強迫観念自体の誤った1次評価に加えて，メンタルコントロールに関する誤った2次評価の重要性も強調される。

　後半の第8～13章では，OCDの評価と治療に関する認知的方略および行動的方略の詳細を，面接場面で実際に扱われる順を追って供覧する。第8章では，OCDの多様なアセスメント手段の評価を行い，強迫観念と強迫行為を個別にアセスメントするのに役立つセルフモニタリング・フォーマットの内容と評価尺度を紹介する。第9章では，良好な治療関係作りの方法に加えて，OCDの認知行動的治療の背景にある仮説や原理を説明する。続く第10～12章では，OCDで見られる誤った評価や信念を直接修正する具体的な認知的介入方略と行動的介入方略を記す。ここでは，強迫状態のCBTをスムーズにすすめるコツ——たとえば，クライエントの理解を促すのに役立つ臨床実例の紹介の仕方，治療の進展に益する質問の例，クライエントに渡して活用してもらう臨床教材（パンフレットなど）——について述べる。掉尾（ちょうび）の第13章では，強迫観念と強迫行為に対する現在の認知行動的治療のレビューを行い，OCDに対する新しいアプローチの今後の方向性に触れる。

　本書の執筆を終えるに当たって，お世話になった皆さまへの感謝を記したい。真っ先に挙げるのは，本書を捧げる私の両親である。私が学究生活を始める際に，両親はすこぶる重要な役割を果たしてくれた。次に，過去15年間奉職してきたNew Brunswick大学心理学部と，そこでの同僚と大学院生への謝辞を記す。特に，さまざまな助言や臨床的洞察を与えてくれた元大学院生で現在同僚であるChristine Purdon，侵入思考や強迫観念に関する研究に貴重な貢献をしてくれた現在の大学院生Lorna Scott，Natasha Crewdson，Adrienne Wang，Sherry Rhynoに感謝する。さらに，研究補助金を交付して経済面で支援してくれているカナダ社会・人文研究会議への謝辞を記す。加えて，惜しみなく援助，助言，支援をしてくれたGuilford Pressの編集部スタッフ，特にJim Nageotteに深謝する。Jimの編集面でのサポートと読者目線の有益な助言は，本書の構成と方向性を考える上で多大な貢献をしてくれた。最後に，妻のNancyと二人の娘NataschaとChristinaへの感謝を記させていただく。本書が無事完成に至るまで，私は長くつらい生活を余儀なくされたが，この間，3人は終始，愛と励ましと忍耐をもって私に接してくれた。本当に，ありがとう！

著者紹介

　デイヴィッド・A・クラーク博士は，カナダのニューブラウンズウィック大学の心理学教授で，ロンドン大学精神医学研究所にて博士号を取得している。認知理論，および，うつ病や強迫性障害（OCD）の治療に関して数多くの論文を発表しており，Academy of Cognitive Therapy の創立者のひとりである。アーロン・T・ベックとの共著に *Scientific Foundations of Cognitive Theory and Therapy of Depression*，マーク・ライネッケとの共著に *Cognitive Therapy across the Lifespan: Evidence and Practice* がある。最近では，ベックとともに，強迫症状の重症度を調べる自己記入式の調査票 Clark-Beck Obsessive-Compulsive Inventory を開発している。また，感情障害の認知的基盤研究のために数多くの研究助成金を獲得しており，直近では，侵入思考の意図的コントロール研究のためにカナダ連邦からも取得している。OCD の認知的側面に取り組む国際的研究グループ Obsessive Compulsive Cognitions Working Group（OCCWG）の創設メンバーであり，*Cognitive Therapy and Research* の元共同編集者でもある。

目　次

はじめに ……………………………………………………………………… *3*
著者紹介 ……………………………………………………………………… *6*

第Ⅰ部　強迫性障害とは …………………………………………………… *9*
　第1章　強迫性障害――診断をめぐる謎 ………………………………… *11*
　第2章　強迫性障害の症候学 ……………………………………………… *35*

第Ⅱ部　認知行動理論と研究 ……………………………………………… *65*
　第3章　強迫性障害の行動理論 …………………………………………… *67*
　第4章　強迫性障害の神経心理学と情報処理 …………………………… *87*
　第5章　強迫性障害の認知評価理論 ……………………………………… *107*
　第6章　思考抑制と強迫観念 ……………………………………………… *141*
　第7章　認知コントロール――強迫観念の新しいモデル ……………… *163*

第Ⅲ部　認知行動療法 ……………………………………………………… *181*
　第8章　強迫性障害の認知行動アセスメント …………………………… *183*
　第9章　治療の始め方――基本要素と治療原理 ………………………… *225*
　第10章　認知再構成と代わりの解釈の生成 ……………………………… *259*
　第11章　経験的仮説の検証 ………………………………………………… *291*
　第12章　コントロールに関する2次評価の修正 ………………………… *309*
　第13章　実証研究の現状と今後の方向性 ………………………………… *333*

監訳者あとがき ……………………………………………………………… *352*
文　　献 ……………………………………………………………………… *355*
索　　引 ……………………………………………………………………… *383*

第Ⅰ部

強迫性障害とは

第1章
強迫性障害――診断をめぐる謎

　マイクは35歳になる既婚のエンジニアだが，しつこい強迫観念と強迫行為に体力も気力も奪われ，長く職を離れている。9年前から，望んでもいない強烈な侵入思考や侵入イメージに絶えず苦しめられ，混乱させられてきた。「誰かを刺してしまいそうだ」，「人の食事に，誤って毒を盛ってしまうかもしれない」，「洗剤をいいかげんに使って，ペットをひどい目に遭わせてしまうんじゃないか」，「うっかり万引きするのではないか」といった考えが突然頭に浮かぶのである。

　苦痛に耐えられなくなったマイクは衝動的に確認行為を繰り返し，回避行動もあれこれ取り，不安を和らげて中和しようと努力した。そして，そうした強迫観念が浮かんでこなくなるまでその行動を取りつづけることで，行動と侵入思考のつながりを断ち切らなくてはならないと信じ込んだ。そうなれば，その行動は確実に強迫観念の引き金にならないはずだった。マイクはこの間違った思い込みのせいで，強迫観念が浮かぶたびに同じ言葉を繰り返し，今来た道を後戻りし，繰り返し手を洗い，息を止めることまでした。それが止むのは，不安が小さくなったと感じられたとき，もしくは，強迫観念が消えたときだった。

　さらにマイクは，特定の強迫観念を引き起こしそうな刺激や事物をことごとく避けるようになった。たとえば，自宅のいくつかの品物，地下鉄の特定の駅，数字の8，ある種の情報などを忌避した。また，心をかき乱す自分の強迫観念に不吉な性質があること，自分には自他に危害が及ばないようにする責任があること，痛めつけられた自分の心をもっとしっかりコントロールする必要があることを語った。しかし，こうして懸命に努力したにもかかわらず，心は容赦なく猛攻撃を続けて，マイクは麻痺したように動けなくなった。

　不安や，それよりさらに基本的な情動である恐怖は万人に共通の体験であり，人間の適応や生存において重要な役割を果たしている。恐怖の基本的な機能は，

脅威や差し迫る危険を知らせることである（Barlow, 2002）。大勢の聴衆の前でスピーチするときや就職面接を受けるときに不安を感じるのは，まごつく可能性や不採用になる可能性を考えれば無理からぬことだろう。また，臨床家には周知の恐怖症のいくつか——高い所を怖がる「高所恐怖」，狭い場所や閉じ込められる状況を恐れる「閉所恐怖」など——も，その心情を理解することはできる。

　しかし，自分自身の考えに対する恐怖となると，どう捉えたらいいのだろう？　しかもその考えが，絶対にありえないとは言えないまでも，まずありそうもない行動や状況に関するものだとしたら，どうだろう？　このような強い不安に，ある種の儀式的行動や習慣的行動で対応すると，たとえその対応と恐怖の間に論理的なつながりがない場合でも，当人には苦痛が一時的に和らぐように感じられるものである。この尋常ならざる一見説明のつかない不安障害が，強迫性障害（OCD : obsessive-compulsive disorder）と呼ばれる病態である。

　なぜ高い知性をもち専門職に就くほどの人が，実際には起こりそうもない加害，セックス，暴力にまつわるナンセンスな考えにここまでこだわり，日常生活を普通に送れないような深刻な状況に陥るのだろう？　頭に浮かぶ侵入思考は，どのようにかくも強烈な不安を呼び起こし，時間のかかる強迫儀式を行わずにはいられない衝動を生み出すのだろう？　分別のある論理的な人物が，いざ自分にとって重要と感じられる強迫観念や強迫行為に関わることとなると，どうして根拠もなく突飛な推論に走り，まったく無関係の考えと考えを結びつけるのだろう？

　しかし，実際にこうした事態はまま発生する。たとえ当の本人が，自分の考えの中に描かれる出来事や行動は想像であり，まずありそうもないことであり，自分の性格特性や価値観とかけ離れていることを明確に自覚していたとしても，発生するのである。冒頭のマイクについて言えば，彼の凶暴性を示すような外的証拠はいっさいなかったにもかかわらず，自分が人に危害を加えそうだという恐怖が生じている。

　マイクは，アメリカ精神医学会（APA）の**精神疾患の分類と診断の手引き**改訂版（DSM-IV-TR, 2000）にある9種類の不安障害のひとつ，OCDの典型的症状を示している。OCDの特徴は，耐えがたい強迫観念や強迫行為が反復または持続して出現し，時間を浪費したり強い苦痛や重大な生活の支障が生じたりするが，当人は自分の反応が過剰で不合理であると自覚しているところに

ある（APA, 2000）。OCDの病態がきわめて独特で持続性が高く，完全に不合理であることを考え合わせると，OCDをいかに理解して治療するかが，メンタルヘルスと取り組む臨床家にとって最大の難題のひとつとなりうることを理解できるだろう。

重症のOCD患者に向き合った臨床家は，普通の人には強迫症状に匹敵するものはないと思い込むかもしれない。しかし強迫観念や強迫行為は，程度の差こそあれたいていの人に認められる。これといった理由もなく，望んでいない侵入思考やイメージ，衝動が頭にひょっこり浮かんだことのない人がいるだろうか？　たとえば，自殺する気などさらさらないのに近づいてくる電車に思わず身を投げたくなる，初対面の人に向かってうっかり下品で失礼なことを口にしてしまいそうになる，同じメロディが頭の中でうるさく鳴りつづける体験など，心当たりがあるだろう。また，不安を和らげようと行う迷信的な反復行動はどうだろう？　たとえば，打席に入った野球のバッターがバットでホームベースを決まった回数コツコツ叩く様子は見慣れたものであるし，試験を受ける前に自己流の儀式行動を行う人も少なくない。

強迫観念や強迫行為は，異常体験としても正常体験としても発生する。では，どういう場合に，精神病理体験になるのだろう？　それが原因で苦痛や生活の支障が生じている場合，どのようにして有効な治療を行うことができるのだろう？　本書では，何よりも重要なこのふたつの問題を常に道しるべとして論を進めていく。そしてこの問題に，OCDの認知的基盤に関する新たな研究結果を活用して取り組んでいく。近年発展してきた理論や研究のおかげで，OCDの治療に関する理解が深まり斬新な介入も可能になっている。しかし，まずはOCDの診断に関するさまざまな文献を概観し，続く第2章で，強迫症状の重要な特徴と問題について考察する。こうして準備を整えた上で，第3章以降では，OCDの新たな認知理論，最新の研究や治療の進展の様子をつぶさに論じようと思う。

I　OCDの診断

1. 概観

OCDは，耐えがたい強迫観念や強迫行為が繰り返し出現し，その結果，時

間を（1日1時間以上）浪費したり，強い苦痛が生じたり，生活に重大な支障が生じたりするという特徴を備えていなければならない（DSM-IV-TR；APA, 2000）。強迫観念は，望んでもいないのに繰り返し侵入してくる受け入れがたい思考，イメージ，衝動で，当人は自分なりに抵抗を試みるもののコントロールが難しく，その体験が無意味とわかっていても，苦痛が発生することが多い（Rachman, 1985）。強迫観念の内容は厄介だったり不快だったりするほか，ナンセンスであったりすることも多く，そのテーマは，不潔や汚染，攻撃性，疑念，受け入れがたい性的行為，宗教，整理整頓，対称性，正確さなどに集中している。

一方，強迫行為はステレオタイプ化した反復行動で（心の中の行為も含む），通常，強迫観念が生み出す不安や苦痛を防いだり和らげたりするために行われる（APA, 2000）。強迫行為には，多くの場合儀式の遂行を強いる強い衝動が伴うため，自分で儀式をコントロールできるという感覚が弱まる結果になる（Rachman & Hodgson, 1980）。しばしば自分なりの抵抗（すなわち主観的な抵抗）をするが，最終的には儀式を強要する圧倒的な衝動に屈する。強迫行為の例としては，洗浄，確認，特定の行動やフレーズの反復，整理整頓（対称性やバランスを保つために物を置き直す），溜め込み，心の中の行為（すなわち，縁起や迷信に関わる特定の言葉，フレーズ，祈りを繰り返す）などがよく知られている。

2. 不安とOCD

OCDの位置づけについては，不安障害のひとつとみなす見解が現在の主流である。というのも，OCDの症状プロフィルには，全般性不安障害（GAD：generalized anxiety disorder），特定の恐怖症，心気症，身体醜形障害などとの共通点が多く，これらの疾患とOCDに共通の素因がある可能性が示唆されているからである（Brown, 1998）。具体的には，不安障害に分類されるものと一致する特徴として，以下のものがある（de Silva, 1986）。

1. 不安や苦痛を自覚する。たいていの強迫観念は不安や苦痛を発生させる。
2. 強迫観念に応じて強迫行為——実際の行動や心の中の行為——が生じる。
3. 内的な引き金や外的な引き金によって強迫衝動が生まれる。
4. 刺激に誘発されて不安や苦痛が生じる。

5. 強迫行為をやり遂げることで不安が軽減する。
6. 保証を希求する。
7. 災厄を恐れる。
8. 強迫行為を妨害もしくは無効化しうる出来事が発生する。
9. 回避行動が認められる。

　こうした根拠に基づいて，DSM-IV-TR（APA, 2000）は OCD を不安障害の中に位置づけている。

　しかし，現行のこの考え方に異議を唱える研究者も存在する。Summerfeldt と Endler（1998）は，多くの不安状態で認められる脅威への選択的バイアスが OCD では必ずしも認められないことを理由に，OCD は——洗浄強迫は例外かもしれないが——不安障害ではない可能性があると結論している。Enright（1996）は OCD と他の不安障害の重要な相違として，神経薬理学的な特徴の違いがありうること，OCD における機能障害の方が重篤であること，OCD における恐怖の誘発刺激の方が複雑かつ曖昧であることを指摘している。また，OCD の病因と，慢性的（複合）チック障害やトゥレット障害の病因の共通性を示唆する者もいる（O'Connor, 2001 参照）。さらに，強迫観念の内容が経過とともに変わる場合がしばしばあることや，強迫観念の内容が抽象的な場合が少なくない点から，別の精神病理とのつながりを考えなくてはならない可能性もある。少なくとも，OCD の症状が他の不安障害の症状よりはるかに多様であることから，OCD は他の不安障害と比べて診断の統一性，均質性が低いようである。

　OCD の診断基準はいくつかあるが，本書では DSM-IV-TR の基準に従っている。その理由のひとつは，OCD の認知行動理論や認知行動療法の分野では，この基準を採用するのが大勢となっているからである。また，訓練を受けた面接者が DSM-IV-TR の基準を用いて構造化面接を行うと，OCD 診断の信頼性が上がるという強力な実証データが存在するからでもある（Brown, DiNardo, Lehman, & Campbell, 2001）。表1.1に，DSM-IV-TR の診断基準の概要を示した（APA, 2000）。

　DSM-IVによれば，OCD の診断には強迫観念または強迫行為の存在が必須であり，大部分の患者がその双方を体験している（Foa & Kozak, 1995）。強迫観念は，以下の特徴をあわせもつ思考，イメージ，衝動を言う。

表 1.1　OCD に関する DSM-Ⅳ-TR の診断基準の概要

A. 強迫観念および／または強迫行為が存在する。
   強迫観念は反復的かつ持続的な思考，衝動，イメージで，ある時点において，侵入的で不適切なものとして体験され，強い不安や苦痛を引き起こす。現実生活の問題に関する心配ではない。それらに対して，無視，抑制，中和化しようとする試み（当人なりの抵抗など）が認められ，それらは自分自身の心の産物と認識されている。
   強迫行為は反復的な実際の行動もしくは心の中の行為で，当人は強迫観念や厳密に適用されるべき規則に応じて遂行を強いられていると感じている。それらは，苦痛の予防や緩和，なんらかの恐ろしい出来事や状況の阻止や縮小を目的としている。その儀式行動は，中和化しようとしている対象と現実的な形で結びついていないか，明らかに過剰と自覚されているかの，いずれかである。

B. 障害が経過するある時点で，強迫観念または強迫行為が，過剰もしくは不合理であると認識する。

C. 強迫観念または強迫行為によって，強い苦痛が生じたり，時間を（1日1時間以上）浪費したり，日常の活動や社交，職業機能（または学業機能）が著しく妨げられたりする。

D. 別のⅠ軸の障害がある場合，強迫観念または強迫行為の内容は，それに限定されない（強迫観念および強迫行為は，併存する障害の症状の内容とは別個のものが，明白に存在しなければならない）。

E. 強迫観念または強迫行為は，物質（例：乱用薬物，投薬）または一般的体験の直接的な生理学的影響によるものではない。

特定用語（該当すれば特定せよ）**洞察の乏しいもの**
   現在のエピソードのほとんどの期間において，当人は自分の強迫観念や強迫行為が過剰であるとか不合理であるとは考えていない〔「洞察に乏しいもの」に当たる poor insight は，DSM-5 では「病識が不十分」と訳されている。加えて DSM-5 では，「病識が欠如した・妄想的な信念を伴う」という特定用語も加わっている〕。

注：アメリカ精神医学会（APA）による，DSM-Ⅳ-TR の診断基準に基づいて作成（2000, 462-463頁）。

1. 持続的かつ侵入的であり，不適切な内容で，当人に苦痛をもたらす。
2. 当人がそれをコントロールしようとする。
3. 当人の内面に起源があると認識されている（すなわち，外界に起源がある思考吹入ではない）。
4. 日常生活にまつわる通常の心配とは異なる。

　一方，強迫行為にはオバートタイプとカバートタイプがある。オバート強迫行為は外部から観察するのが容易なもの，カバート強迫行為は心の中で儀式として行われるもので，後者は前者より複雑な様相を呈する。強迫行為の目的は，オバートタイプもカバートタイプも，強迫観念に伴う苦痛を和らげたり，本人が危惧する恐ろしい結末を阻止したりすることである。喜びや満足を得るために行われるものではなく，その点において性的嗜癖や病的賭博などの衝動制御障害とは区別される。

　DSM-IV-TR に明記されているように，OCD の診断がつくためには，当人が，経過のある時点において，強迫観念や強迫行為が過剰もしくは不合理と自覚している必要がある。しかし実際には，多くの OCD 患者は自分の強迫症状がばかげていることや不合理的なものであること，過剰であることをよくわかっていない（Foa & Kozak, 1995 参照）。臨床場面では，こうした症例を「病識が不十分（poor insight）」なタイプというカテゴリーに入れることがある（表1.1 の"特定用語「洞察の乏しいもの」"参照）。3番目の診断基準（C）は，強迫症状によってⅠ軸障害の基準を満たす強い影響が出ることを示している。軽い強迫症状は一般の人にも広く認められるため，OCD の正確な診断にはこの基準が満たされる必要がある。OCD の診断基準には，DSM-IV-TR の他の疾患と同様にD・E項目が設けられており，強迫症状が他のⅠ軸・Ⅱ軸疾患によるものではないことを確認する。

Ⅱ　OCD の疫学，各種データ

1. 有病率

　OCD 生涯有病率の推定値は診断基準や診断面接の方法に左右されるため，疫学研究ごとにばらつきがある。ひと昔前の研究では OCD は比較的まれな疾

患であり，一般人口の有病率は0.05％程度とされていた（Karno & Golding, 1991参照）。しかし，より厳密な方法論を用いた疫学キャッチメントエリア（ECA：Epidemiologic Catchment Area）研究では，はるかに高い値が報告され，DSM-Ⅲの基準によるOCDの生涯有病率は2.5％と算出されている（Karno, Golding, Sorenson, & Burnam, 1988）。その後発表された諸研究でも，ECAの研究と同様に従来より高い値が報告されている（Antony, Downie, & Swinson, 1998の総説参照）。

しかし，ECA研究が報告しているデータは実際の値よりも高くなっている可能性がある。というのは，この研究が採用した一時雇用の非専門家による面接方式では，信頼できないOCD診断が下る傾向があるからである（Antony et al., 1998参照）。非専門家による面接では，単なる心配を強迫観念と取り違えたり，障害や苦痛を厳密に評価できなかったりして，OCDと診断された群にOCD以外のケースが含まれる可能性がある（Stein, Forde, Anderson, & Walker, 1997）。実際，最近発表されたふたつの疫学研究における1年有病率は0.7％で，ECAの1.6％を下回っている（Kringlen, Torgersen, & Cramer, 2001；Andrews, Henderson, & Hall, 2001）。この結果はけっして決定的なものではないが，OCDの生涯有病率は一般人口の1～2％程度とするのが妥当である。

2．性別，年齢，発症

多くの研究が，OCDは女性の有病率の方がやや高いと報告している。RasmussenとEisenの総説（1992）には，調査対象となったOCD患者の53％が女性であるという記述があり，別の疫学研究も同様の性差を認めている（Andrews et al., 2001；Karno & Golding, 1991；Kringlen et al., 2001）。男性OCD患者の発症年齢は概して女性よりも低く，したがって治療開始時期も早くなる（たとえば，Lensi et al., 1996；Rasmussen & Eisen, 1992）。ただし，性別がOCDの経過に影響を与えるかどうかは，今のところはっきりしていない。症状の現れ方については，性差が認められるというエビデンスがあり，女性では洗浄強迫が多く，男性では性的な強迫症状が多い（Lensi et al., 1996；Rachman & Hodgson, 1980；Steketee, Grayson, & Foa, 1985）。

最好発年齢は18～24歳と報告されている（Karno et al., 1988）。65％の患者が25歳までに発症しており，40歳以降に発症する晩発例は5％以下と少ない（Rachman & Hodgson, 1980；Rasmussen & Eisen, 1992）。また，かなりの

割合の症例が小児期から思春期に発症し,重篤な若年発症例の強迫症状はその後長く続く場合が多い(Rettew, Swedo, Leorard, Lenane, & Rapoport, 1992 ; Thomsen, 1995)。OCD は概して若い人の病気であり,加齢とともに有病率が低下するエビデンスが報告されている(Karno & Golding, 1991)。

　OCD には,典型的な発症様式はないように思われる。多くの症例は徐々に発症するが,急性の発症例もあり,その多くは特定の生活経験に反応して生じる(Black, 1974 ; Lensi et al., 1996 ; Rachman & Hodgson, 1980)。OCD 患者の半数から3分の2が,発症前に大きなライフイベント――大切な人を失う,重い身体疾患に罹る,大きな経済的問題を抱えるなど――があったと報告している(Lo, 1967 ; Lensi et al., 1996)。ライフイベントについての体系的な研究が行われ,McKeon ら(1984)は OCD 患者と一般者を比較して,OCD 群には発症前の1年間にライフイベントが有意に多く認められたと述べている。また女性の OCD 患者では,妊娠中に発症するケースが少なくないというエビデンスもある(Neziroglu, Anemone, & Yaryura-Tobias, 1992)。最近発表されたAbramowitz ら(2003)の総説には,妊娠期から産褥期に発症または悪化するOCDの一群が存在するが,マタニティーブルーとの関連は不明という結論が記されている。妊娠などの生活環境の変化が OCD の発症に関わっている可能性があるが,多くの患者の場合,発症の引き金となる環境上の出来事は特定できないことを忘れてはならない(Rasmussen & Tsuang, 1986)。

3. 人種,婚姻,家族

　文化による OCD 有病率の違いは,そう大きくなさそうである。国際共同研究の結果(Weissman et al., 1994)によると,有病率,発症年齢,併存症に関するデータは,7つの国や地域(アメリカ,エドモントン,プエルトリコ,ミュンヘン,台湾,韓国,ニュージーランド)で,ほぼ同一であった。台湾の OCD の生涯有病率のみ低値であったが,台湾では他の精神障害の生涯有病率も低いと報告されている。またアフリカ系アメリカ人の有病率も低い可能性があるが,これも台湾の場合と同様に OCD に限ったことではない(Karno et al., 1988)。次章で紹介するように,文化は OCD の有病率よりも強迫症状の内容に大きな影響を与えている。

　OCD 患者には独身や晩婚が多く,出産率が低いという特徴がある(Rachman, 1985)。また別居や離婚,夫婦間のトラブル,性生活上の不満も多いが,こう

した問題の発生率は，他の不安障害やうつ病と較べて大きくはなさそうである (Black, 1974 ; Coryell, 1981 ; Freund & Steketee, 1989 ; Karno et al., 1988 ; Rasmussen & Eisen, 1992)。

重篤な OCD 患者と生活をともにする家族には，かなりのストレスがかかる。家族が OCD 患者に巻き込まれるのは，強迫症状を止めようとしたり，儀式行動に協力したりするからかもしれない。家族や親族はしばしば患者の儀式行動に妥協するため，ストレスや問題が増すのである (Calvocoressi et al., 1995)。家族が患者を批判したり拒絶的な物言いをしたりする頻度が高い場合，限定的ではあるが患者の症状が重症になる可能性があり，家族の不安や抑うつのレベルによっては患者への対応に影響が出る (Amir, Freshman, & Foa, 2000)。明らかに，家族は厄介なジレンマに陥る。患者の儀式行動に巻き込まれるのを拒絶するにせよ，協力するにせよ，OCD が共同生活に与える悪影響を痛感することになる。

4. 教育，就労

一時期，OCD 患者は他の精神障害患者より聡明で，学歴も高いと考えられていた（たとえば，Black, 1974）。しかし近年の実証的な研究によって，OCD 患者と他の精神障害患者の学歴は同等であり，一般者より低いことが明らかになっている (Andrews et al., 2001 ; Karno & Golding, 1991 ; Kringlen et al., 2001)。標準知能検査の成績において，一般の対照群の点数よりも OCD 患者の点数の方が高いことを示すエビデンスは，いずれも取るに足らないものである (Rasmussen & Eisen, 1992)。

OCD は，特に重篤な場合，当人の社会生活や就労に甚大な悪影響を及ぼす。しかし雇用に関する通常の指標を用いると，OCD 患者が他の精神障害者より雇用状況が劣るかどうかは不明である。OCD と他の不安障害を比較した場合，全体的にみて就労状況や収入に差はなかった (Antony et al., 1998 ; Karno et al., 1988)。一方，OCD 患者は他の不安障害患者よりも失業率が高く，収入が少ないという報告もある (Steketee, Grayson, & Foa, 1987)。今後も研究は続き，OCD 特有の就労への悪影響を示すエビデンスの有無を調べることになる。さしあたって臨床家は，重篤な OCD 患者の多くが発症後すぐに普段の仕事や社会活動をこなせなくなることを銘記しておく必要がある。

III 経過，予後

　多くの OCD 患者は最終的には治療を求めるため，OCD の自然経過を調査するのは難しい。しかも長年の間に OCD の治療法は大きく進歩し，その結果，自然経過と予後にその影響が及んでいる。たとえ OCD の発症から治療開始までに 2〜7 年かかるとしても（Lensi et al., 1996 ; Rasmussen & Tsuang, 1986），OCD 患者がメンタルヘルスサービスを利用する割合は高い（Regier et al., 1993）。とは言え，他のメンタルヘルスの問題を抱える人々同様，多くの OCD 患者はすぐには治療を求めないという点に心を留めておくことが必要である（Pollard, Henderson, Frank, & Margolis, 1989）。

　このように研究者に難題が突き付けられているわけだが，それでも OCD の自然経過について，2〜3 の所見を述べることはできる。Skoog と Skoog（1999）が行った長期間（平均 47 年）の追跡研究によれば，OCD は慢性の経過をたどり，生涯にわたって症状の消長を繰り返す傾向がある。40 年の間に，調査対象となった患者の 83％で症状の改善が認められたものの，半世紀近くを経ても半数の患者（n = 122）で OCD の基準を満たす症状が存続し，3 分の 1 で潜在的な強迫傾向が認められた。完全に回復した患者は，20％に過ぎなかった。この結果は，OCD が長期化しがちな疾患であり，自然寛解に至る割合が少ないことを明らかにしている他の研究報告と一致している（Demal, Lenz, Mayrhofer, Zapotoczky, & Zitterl, 1993 ; Foa & Kozak, 1996 ; Karno & Golding, 1991）。

　OCD の典型的な経過を抽出しようとする試みが，数多く行われてきた。大多数の OCD 患者は慢性的で継続的な経過をたどるが，少数（10％）は，長い間に悪化していく。残りの患者の多くは――おそらくストレスに満ちた生活体験に応じて――強迫症状の消長を断続的に繰り返す（Demal et al., 1993 ; Lensi et al., 1996 ; Rasmussen & Tsuang, 1986）。Rachman と Hodgson（1980）は，OCD 患者のライフスタイルをパートタイムとフルタイムに分類している。フルタイマーの OCD は悪性とも言え，患者の生活全般に悪影響を及ぼすのに対して，パートタイマーの場合は強迫症状が相対的に良性で，患者は生産的な生活を送り，満足を得ることができる。さまざまな分析から，フルタイマーは確認強迫よりも洗浄強迫が多い傾向があり，症状が限定されているパートタイ

マーよりも治療反応性が悪い可能性がある。

　OCDの自然経過について結論めいたことを記すのは難しいが，以下のようには言えるかもしれない。大部分の患者は思春期から青年期初期というかなり早い時期に緩徐に発症し，症状は強迫観念と強迫行為が混在している。ストレスがかかると症状が悪化したり顕在化したりして，比較的安定しているときにはあまり目立たなくなることもある。こうした症状の消長が長年続いたあと，症状がのっぴきならないレベルに達して，当人が治療を求めるようになる。

Ⅳ　併存症

　臨床的な精神障害が単独で生じることは比較的珍しい。ひとつの診断基準を満たす場合，ふたつ以上の診断基準を満たす確率はとても高い（L. A. Clark, Watson, & Reynolds, 1995 ; Maser & Cloninger, 1990）。臨床現場では，ひとつの診断名がつくよりも，複数の診断名が下る方が一般的である。**診断的併存症（diagnostic comorbidity）**という用語は，「同一人に，現在もしくは生涯にわたって2種類以上の診断がつく事態」を指している（Brown, Campbell, Lehman, Grisham, & Mancill, 2001, 585頁）。臨床的には，現状での併存症が重視される。というのも併存症がある症例には，強迫症状が重篤，治療反応性が悪い，予後が悪いなどの特徴が見られることが多いからである（Bronisch & Hecht, 1990 ; Brown & Barlow, 1992 ; Clark, Beck & Stewart, 1990）。一方，異なる時点でのふたつの障害の有無が同一人物で異なる（すなわち，ひとつの障害が別の障害の前もしくは後に発生する）生涯併存症（lifetime comorbidity）に関する研究は，複数の疾患の背景に共通の病因があることを示唆しているため病態研究上重要な価値をもつ。

　他の不安障害と同様，OCDにも非常に高い確率で併存症がある。研究によって若干のばらつきがあるが，50～75%程度のOCD患者でOCD以外に少なくともひとつの診断がつくという報告が多い（Antony et al., 1998 ; Brown, Campbell, Lehman, Grisham, & Mancill, 2001 ; Karno & Golding, 1991 ; より少ない併存症率の報告については Yaryura-Tobias et al., 2000 参照）。生涯併存症も考慮に入れると，OCDの診断名のみがつく症例は15%以下となる（Brown, Campbell et al., 2001 ; Crino & Andrews, 1996）。こうした知見は，臨床家がOCDの治療に当たる際には，しばしば併存症への対処も求められることを示

している。

　OCDに他の障害が併存する状況は，どうやら非対称的である。OCDにうつ病や他の不安障害が併存する率は高いが，うつ病や他の不安障害にOCDが併存する率はそれほどでもなく，この非対称性は生涯有病率を考慮しても認められる（Antony et al., 1998；Brown, Campbell et al., 2001）。さらに，生涯併存症が発症する時間的な順序も疾患によって異なる可能性がある。Brown, Campbellら（2001）は併存する不安障害とうつ病に関して，不安障害はOCDより早く発症し，うつ病はOCDより後に発症する場合が多いと報告している。OCDが発症して存続している間は，他の不安障害，気分障害，摂食障害，チック障害の発症リスクが高い状態が続く（Yaryura-Tobias et al., 2000）。

　研究者は，病因論的な観点からOCDと精神病の生涯併存に深い関心を寄せてきた。初期の文献では，強迫的な思考と統合失調症の思考障害の近縁性が言及されている（Lewis, 1936；Stengel, 1945参照）。しかし，OCD患者が典型的な精神病症状を呈することはそう多くなく（15～20％），精神病症状があるとされる場合にも，病識の乏しさや抵抗の欠如が精神病症状とみなされているケースが多い（Insel & Akiskal, 1986）。OCD患者の強迫観念が妄想の基準を満たすことは比較的まれであり，統合失調症を発症するOCD患者の割合は，他の不安障害の患者の場合とあまり変わらない（Rachman & Hodgson, 1980；Stein & Hollander, 1993）。

1．うつ病

　かなり以前から，臨床研究者はOCDとうつ病の密接な関連に気づいていた（たとえば，Lewis, 1936；Rosenberg, 1968；Stengel, 1945）。OCD患者に大うつ病や気分変調症が併存する率は高く，30～50％と報告されている（Bellodi, Sciuto, Diaferia, Ronchi, & Smeraldi, 1992；Brown, Moras, Zinbarg & Barlow, 1993；Lensi et al., 1996；Karno & Golding, 1991）。その生涯併存率となると，さらに高い値（65～80％）となる（Brown, Campbell et al., 2001；Crino & Andrews, 1996；Rasmussen & Eisen, 1992）。加えて，うつ病が併存すると強迫症状はより顕著になり，病態も悪化する。しかし実際にもっと多いのは，OCDが続いて消耗するせいで，2次的にうつ病が出現するというパターンである（Demal et al., 1993；Rasmussen & Eisen, 1992；Welner, Reich, Robins, Fishman, & van Doren, 1976）。OCDにうつ病が続発する頻度は，逆のパター

ンよりも 3 倍多いと報告されている。一方，OCD にうつ病が併存する率ほど高くはないが，うつ病で強迫症状や OCD が認められることも少なくない (Lewis, 1936 ; Kendell & Discipio, 1970 ; Gittleson, 1966)。

うつ病や抑うつ症状が，OCD の治療反応性に及ぼす影響は複雑である。うつ病併存の悪影響は，強迫行為よりも強迫観念に大きく現れる可能性があり (Ricciardi & McNally, 1995)，気分の改善が強迫症状の軽減につながりうる (Rachman, 1985)。治療効果の点では，OCD に大うつ病が併存している患者は治療によって大きく改善するようだが，治療後の強迫症状のレベルは，併存がない場合よりも有意に高い (Abramowitz & Foa, 2000 など)。また併存する抑うつ症状が重篤な場合，治療に対する反応は鈍るが，抑うつ症状が軽度から中等度であれば治療効果が大きく妨げられることはないようである (Abramowitz, Franklin, Street, Kosak, & Foa, 2000 ; Steketee & Shapiro, 1995 による総説参照)。

2. 不安障害

OCD と他の不安障害は「不安障害」という同一のカテゴリーに入っているため，OCD と他の不安障害の併発率と生涯併存率は高いのではないかと推測されるかもしれない。実際，そのとおりであることが明らかになっている。OCD の主診断をもつ多くの患者が，他の不安障害の症状を示して当該の診断名がついている。併存率が特に高い疾患は社交恐怖 (35〜41%) で，次は特定の恐怖症 (17〜21%) である。他の不安障害の併存率は報告によるばらつきが大きく，たとえばパニック障害の併存率は，高い報告値で29%，低い報告値で12%となっている。全般性不安障害 (GAD) の併存も，まれ (7%) なのか，少なくともパニック障害よりやや低い程度 (12〜22%) なのかがはっきりしていない (Anthony et al., 1998 ; Brown et al., 1993 ; Brown, Campbell et al., 2001 ; Crino & Andrews, 1996)。

強迫症状にしばしば他の不安症状が併発していることもあり，患者の示す不安が強いほど，患者の機能水準は低下しがちである (Welkowitz, Struening, Pittman, Guardino, & Welkowitz, 2000)。先に OCD とうつ病の併存に非対称性が認められることを指摘したが，不安障害の併存でも同様の特徴が見られる。すなわち，OCD 患者に他の不安障害が認められる割合は高いが，他の不安障害で強迫症状が認められる割合はそう高くない。たとえばBrown ら(1993)は，

主診断がGADの患者にOCDが併存する例はまれ（2%）だと報告している。この非対称性は症状レベルでも見られ，調査対象のOCD患者の41%が心配を報告しているが，強迫症状のあるGAD患者は15%に過ぎない。全般的に言えば，OCDと他の不安障害には症状の重なりや診断の併存がはっきり認められ，このことはOCDと他の不安障害に共通の素因——たとえば陰性感情や神経症傾向への親和性——が存在する可能性を示唆している（Brown, 1988）。

3. 強迫スペクトラム障害

近年，数多くの心理学的障害や神経精神疾患がOCDと関わっており，DSM-Ⅳのさまざまな診断カテゴリーにまたがっているという認識が高まりつつある。こうした障害や疾患は，強迫スペクトラム障害（OCSDs : obsessive-compulsive spectrum disorders）と総称されることがある。OCSDsは，主として臨床観察に基づき，症候学，経過，家族歴，併存症，治療への反応などをOCDと共有していると考えられている（Goldsmith, Shapira, Phillips, & McElroy, 1998 ; Neziroglu, Stevens, Yaryura-Tobias, & Hoffman, 1999）。具体的には，身体表現性障害（身体醜形障害，心気症），摂食障害（拒食症，過食症），衝動制御障害（抜毛癖，窃盗癖，病的賭博など），性嗜好異常やその他の性的嗜癖（別名，性的衝動強迫），チック症やトゥレット障害といった運動障害などがOCSDsに含まれる（Goldsmith et al., 1998 ; Hollander, 1993 ; Hollander & Wong, 2000）。HollanderとWong（2000）は，OCDとOCSDsとの共通点として以下の項目を挙げている。

1. 症状プロフィル（侵入的で強迫的な思考，反復的な行動など）
2. 人口統計学的データ（年齢，性別，就労状況など），家族歴，併存症，臨床経過などの随伴所見
3. 神経生物学的な病態
4. 治療（薬物療法，行動療法など）への反応
5. 疫学因子（遺伝，環境）

本稿では，疫学，神経生物学，家族歴，治療反応に関する上記の共通点を支持する概念的および経験的エビデンスについては論じない（総説は以下参照。Black, 1998 ; Goldsmith et al., 1998 ; Hollander, 1993 ; Hollander & Wong,

2000)。しかし OCD と OCSDs の併存が多いことに関するエビデンスは，強迫症状を伴う障害に関するここでの論考と密接な関わりがあるので，以下にその概要を記す。

主診断が OCD の患者の OCSDs の併存率は，かなり高いと報告されている。たとえば，主診断が OCD である患者の 15～37％ が身体醜形障害（身体の外見への過度のとらわれ。想像上のとらわれの場合と，小さな身体的異常への過度なとらわれの場合がある）に該当するという（Goldsmith et al., 1998）。また，OCD でよく見られる身体に関する強迫観念は，心気症に類似している（Fallon, Rasmussen, & Liebowitz, 1993；Rasmussen & Eisen, 1992；Rasmussen & Tsuang, 1986）。加えて，対照群と較べて OCD 群では食行動の異常（拒食症や過食症など）が多く認められる（O'Rourke et al., 1994）。さらに病的賭博者では，強迫観念，強迫行為，回避行動が一般者よりも多く見られる（Frost, Meagher, & Riskind, 2001）。抜毛癖（慢性的に繰り返し体毛を抜く疾患；Swedo, 1993）と OCD は近縁性よりも相違点が目立つ疾患であるが，抜毛癖患者の OCD 生涯有病率は一般者よりも高いかもしれない（Elliott & Fuqua, 2000 の総説参照）。

OCD 患者（特に子どもや十代の若者）で，チックやトゥレット障害などのチック障害が比較的高率に見られるという報告がある（Goldsmith et al., 1998；March & Mulle, 1998）。一方，成人のトゥレット障害患者の 30～40％ で OCD の併存が認められる（Leckman, 1993）。あるいは，この高い併存率は OCD と OCSDs の密接な関連を示すデータのように感じられるかもしれない。しかし OCD と OCSDs の併存率は，うつ病や他の不安障害の場合よりも概して低い点に留意すべきである。加えて，OCD に OCSDs が併存する割合は，OCSDs に OCD が併存する率よりも小さい可能性がある。現時点では，OCD に OCSDs が併存する正確な割合は判明していない。OCD の治療に当たる臨床家は，OCD 患者に OCSDs が見られる場合があることを十分踏まえておくべきである。Black（1998）は，OCSDs の併存の有無をチェックできる便利なスクリーニング質問票を作成している。

4. 強迫性パーソナリティ障害

併存症の問題を考える上で最後に触れておきたいのは，OCD と強迫性パーソナリティ障害（OCPD：obsessive-compulsive personality disorder）の関係

である。DSM-Ⅳ-TR は OCPD について，「整理整頓，完全主義，精神面および対人関係面のコントロールにとらわれ，柔軟性，心を開いた態度，効率を犠牲にする」としている（APA, 2000, 725 頁）。OCPD の概念は，フロイトが提唱した肛門性格（anal personality）にルーツがあり，その性格特性として，極端にけちで頑固な上，整理整頓を重んじる傾向があるとされている（Freud, 1959/1908）。当初，強迫性格すなわち肛門性格は OCD の病前性格と考えられており，初期の研究の中には OCD の症状と強迫性格の特徴の強い関連を示唆するものがあった（Ingram, 1961a ; Kline, 1968 ; Sandler & Hazari, 1960）。

　後年行われた多くの実証研究は，強迫性格の特徴が強迫症状とはまったく異なっていることや，OCD 患者の大部分で，発病前に強迫性格が認められないことを明らかにしている（Pollak, 1979 ; Rachman & Hodgson, 1980 の総説参照）。OCD のⅡ軸障害の併存率は 50～65％であるが，OCD に最も多いのは依存性パーソナリティ障害と回避性パーソナリティ障害であり，OCPD の割合はさほど高くない（Summerfeldt, Huta, & Swinson, 1998 の総説参照）。しかし研究によっては，OCD 患者で OCPD が高率に認められるという結果を報告しているものもある（Samuels et al., 2000 など）。OCPD は OCD の一部のみ（たとえば疑念や確認）と深く関連しており，他の症状（洗浄など）との関連はそれほど深くないという特徴があるのかもしれない（Gibbs & Oltmanns, 1995 ; Tallis, Rosen, & Shafran, 1996）。さらに，OCPD の特徴の一部は OCD と深く関連しているが，他の特徴はそれほど深く関連していないのかもしれない。たとえば，OCPD の特徴のひとつである完全主義は，一般者と較べて OCD 患者で有意に多く認められる（Frost & Steketee, 1997）。

　つまり，OCPD は OCD の病因として重要な意味をもつ病前の症状ではないのである。Rasmussen と Eisen（1992）は，双方の関係を次のように簡潔にまとめて結論としている。

1. OCPD に該当する人の多くは，Ⅰ軸診断を満たす精神障害を発症しない。
2. OCPD は，OCD 以外の精神障害で認められることが多い。
3. OCD 患者の大部分は強迫性格に当てはまらない。
4. OCPD と OCD にはまったく関連がないとする実証データは乏しい。

　筆者は，OCPD 全体ではなく一部分のみ（完全主義など）が OCD と関連す

る可能性があると考えている。加えて，強迫性格と深い関連があるのは OCD の特定の症状（確認や疑念など）のみで，他の症状（洗浄など）は関連が薄いのかもしれない。このテーマについては，今後さらにきめ細やかな方法に基づく実証研究が行われる必要がある。

V 亜型

　OCD の症状は他の不安障害よりはるかに多様で，患者各人の関心や生活体験に特有のものである。OCD を共通の病因や症状，治療への反応性をもつ単一の診断カテゴリーとして捉えることに反論しようと思えば可能だろう。しかし多種多様な強迫症状の中に，数は限られるが時間経過や文化の違いを超えて不変なものもある（Rasmussen & Eisen, 1998）。もし同種の症状タイプに患者を分類できるなら，共通の病因を探して特定の亜型に特化した治療法を開発できるかもしれない。アプローチの仕方としては，症状による亜型を使う代わりに症状の次元に着目するものもあり，後者の場合，患者は一連の異なる症状の次元上に位置づけられる。

1. 症状による亜型

　Rasmussen と Eisen（1992, 1998）は，症状による亜型に関する最も大掛かりな研究結果のひとつを発表している。調査の対象は，ブラウン大学バトラー病院で治療を受けた 1000 人以上の OCD 患者である。Rasmussen と Eisen が示した 7 つの亜型の概要を，表 1.2 に示す。

　亜型の中で最もポピュラーなのは洗浄強迫（亜型 1）と確認強迫（亜型 2）で，OCD 症例の大部分を占めている。次いで多いのは，他人に危害を加えるのではないかと繰り返し心配したり，自分でも忌まわしく思っている性的逸脱行為を行うのではないかと危惧したりするタイプである（亜型 3）。これらの強迫があると，患者は通常，他者に保証を希求したり，友人や家族に繰り返し自分の厄介な考えを打ち明けたくなったりする。身体の強迫観念——生命に関わる重篤な病気（ガン，心臓発作，エイズなど）に罹患しているのではないかという心配が頭から離れない状態——では，確認と保証の希求がよく見られる（亜型 4）。対称性や正確さについての強迫では，物事を秩序正しく行ったり，あるべき位置にきちんと置いたりすることへのこだわりが見られる（亜型 5）。

表 1.2　OCD の症状による亜型（Rasmussen & Eisen, 1998）

有病率	強迫観念	強迫行為
高い ↑↓ 低い	汚染の恐怖（50%） 病的疑念（42%） 性（24%）または攻撃性（31%） 身体（33%） 対称性／正確さの希求（32%） 宗教／冒とく（10%）	洗浄／洗濯（50%） 確認（61%） 質問／告白の必要（34%） 対称性／正確さ（28%） 溜め込み（18%）

注：多くのOCD患者で症状が重複して認められるため，パーセンテージの合計は100を超える。

　このタイプでは，特定の行為を正確に繰り返す，ある物がきっちり対称的になるように整えずにいられない，などの症状がみられる。緊張や不安を和らげるというよりも，「しっくりくる感覚（just right feeling）」を求めてそうすることが多い。強迫的溜め込みの患者は自分の持ち物を捨てることができず，何もなくなっていないことを繰り返し確認する（亜型6）。最後の亜型は宗教関連の強迫（亜型7）で，臨床現場ではあまり見られない。この亜型の患者は倫理や罪について繰り返し考え，自分が宗教の規範に則った行動を取っているかどうかをしきりに心配する。このタイプの強迫反芻は**入念さ**と呼ばれることがあるが，近年宗教界の開放化や道徳規範の自由化が進む中，徐々に減りつつあるのかもしれない（Rasmussen & Eisen, 1998）。

　洗浄強迫と確認強迫が，別の亜型であることを支持する重要な臨床的・実験的エビデンスが報告されている。RachmanとHodgson（1980）は，洗浄強迫と確認強迫に関する諸研究のデータを比較した。その結果，洗浄強迫には逃避反応（清潔で安全な状況を保つための試み）などの恐怖症的な要素が強く，確認強迫は能動的な回避行動（確認することで，後の好ましくない結果を防ごうとする試み）に伴う疑念や優柔不断が特徴的であった。また確認儀式と洗浄強迫を比較すると，前者には，長時間を費やす，発症がゆるやか，内的抵抗を伴

う，怒りや緊張を伴いやすい，などの特徴が認められた。加えて確認強迫患者の方が，将来起こりそうな否定的出来事を回避または予防することができると思える確信や保証が得られていなかった。Steketee ら（1985）も，洗浄強迫と確認強迫では症状や恐怖の構造が顕著に異なると報告している。このように，洗浄強迫と確認強迫を別の亜型とみなす有力なエビデンスが存在する。

OCD 患者の中に，オバート強迫行為が見られず強迫観念のみを反芻する一群が存在することがよく知られている（Akhtar, Wig, Varma, Pershad, & Verma, 1975 ; Ingram, 1961b ; Rachman, 1985 ; Rasmussen & Tsuang, 1986 ; Welner et al., 1976）。近年の研究では，このタイプの患者は従来考えられていたよりもはるかに多い（OCD の 20％程度）と報告されている（Freeson & Ladouceur, 1997a 参照）。もっとも，Foa ら（1985）は強迫観念のみを反芻するタイプの多くは，「心の中の強迫行為」を伴っていると推測している。この推測は後年行われた DSM-Ⅳ の調査で裏づけされ，（心の中の強迫行為を含む）強迫行為がまったく見られない強迫観念のみの患者は調査対象者の 2.1％に過ぎなかった（Foa & Kozak, 1995）。

OCD で行われる強迫行為／中和化は，オバートタイプであれカバートタイプであれ同じ役割と機能を果たすため，オバート強迫行為のないタイプを一亜型として抽出する妥当性についてはまだ明確になっていない。オバート強迫行為のない強迫観念のみを反芻するタイプに特別な治療プロトコルが必要だとすれば，それはこのタイプを特別な一亜型とみなすのを支持する材料になるだろう。しかしこの亜型が明確に確立するためには，強迫反芻のみがあるタイプと他の OCD の症候学的な比較研究をさらに行う必要がある。

溜め込み行動は，OCD 患者の 20 〜 31％で認められる（Frost, Krause, & Steketee, 1996 ; Rasmussen & Eisen, 1992）が，これは一般者でもしばしば見られる行動パターンである。表 1.2 からわかるように，溜め込みが強迫症状の主症状となることはそう多くなく，OCD 以外の病態（神経性無食欲症，精神病，うつ病，器質疾患など）でも認められる（Frost, Steketee, & Greene, 1999）。強迫的溜め込みに関して，Frost と Hartle（1996）は次の定義を提案している。

1. 役に立たない物やあまり価値のない物をたくさんもっていて，捨てることができない。
2. 雑多な物品が居住スペースでゴミの山のようになっていて，そこで行

われるべき本来の活動を妨げている。
3. その結果，重大な苦痛や生活上の支障が生じている。(341 頁)

　以上からわかるように，臨床的に強迫的溜め込みと診断するには，溜め込んだものがゴミの山のようになっていることが必須である。この点の如何によって，溜め込み行動を病理的とみなすかどうかが決まる。また，役に立たない物に過剰な愛着を覚えて溜め込むという点も，重要なポイントである（Frost & Hartl, 1996）。その他にも，強迫的な買い物や収集をする，所有物を捨てられない，整頓や意思決定ができない（物を捨てる決心がつかないなど；Frost & Steketee, 1999）といった，多くの特徴が認められる。

　溜め込みを OCD の亜型と考えるべきか，まったく異なる疾患とみなすべきかについては，かなり議論が交わされてきた。溜め込みを OCD の一亜型とみなす根拠には，以下の所見がある（Frost & Gross, 1993；Frost et al., 1996；Frost et al., 1998）。

1. 溜め込みの重篤度と強迫症状の評価得点に高い相関が認められる。
2. 調査対象の OCD 患者に溜め込み行動がしばしば認められる。
3. 溜め込みをしている人は，強迫症状の評価得点が高い。
4. 溜め込みと衝動コントロールの障害に関連が認められる。

　あるタイプの溜め込みと OCD の間には，なんらかの機能的な類似が認められるかもしれない（Shafran & Tallis, 1996）。他方，溜め込みが OCD の亜型ではないことを示唆する重要な所見も少なくない。溜め込みや所有物の確認が自我親和的であること，溜め込みが OCD の主症状になる症例がまれであるという事実，他のタイプの OCD に有効な治療が溜め込みでは奏功しない場合が多いことは，溜め込みと OCD の相違を示唆している（Black et al., 1998；Frost et al., 1996；Rasmussen & Eisen, 1998）。さらに，イェール・ブラウン強迫評価尺度（YBOCS）などの OCD の代表的な評価尺度で，溜め込みが一項目として扱われていることも，溜め込みが他の強迫症状と異なっている可能性を示しているかもしれない（Calamari, Wiegartz, & Janeck, 1999；Leckman et al., 1997；Summerfeldt, Richter, Antony, & Swinson, 1999）。以上のように議論が錯綜しており，現時点では溜め込みを OCD の一亜型とみなすか否かの

結論は得られていない。Frost, Steketeeらが行っている研究計画が進むことで，溜め込みの疾病学的位置づけが明確になることが期待されている。

症状によるOCDの亜型分類は広く受け入れられているが，この取り組み方には重大な制約がいくつかある。この分類は，「ある患者の主な強迫症状は一般的にひとつである」という前提に立っているが，実際には一人の患者に複数の異なるタイプの強迫症状が見られることが多い（Akhtar et al., 1975など）。この見地に立つと，当該の患者は複数の亜型に属することになるかもしれない。さらに大部分のOCD患者の症状は，時とともに変化する（Skoog & Skoog, 1999）。亜型研究の多くはある時点での断面的症状のみを考察の対象としており，経時的に症状が変化する強迫症状のダイナミックな特徴を無視している。またこうした研究は，OCDの背景にある疾患プロセスや病因についてほとんど語っていない。以上の理由から，次元による解析の方がOCD症状をより高い精度で分析できるのではないかと期待されている。

2. 症状の次元

次元からアプローチする場合，「OCD患者はすべて，症状による特定の亜型に分類される」という想定はしない。異なる症状の次元が抽出され，患者の特性は各次元に関する評価（すなわちその次元で重度か中等度か軽度か）からなる全体のプロフィルによって判定される。こうした次元は，強迫症状の因子分析尺度によって調査されることが多い。

このアプローチの先駆的な例として，HodgsonとRachman（1977）がモーズレイ強迫調査票（MOCI）の30項目を因子分析した研究がある。そこでは，「確認，洗浄，過剰な疑念，強迫性緩慢」の4つの次元が抽出された。のちの研究で前の3者は繰り返し再認されているが，強迫性緩慢は抽出される場合とされない場合があり一定していない（Taylor, 1998）。これはおそらく，MOCIの強迫性緩慢の扱い方が不十分であるか，強迫性緩慢が主症状としてみられることがまれなためであろう（Rachman, 1974）。他の強迫症状の自己記入式調査票（Padua Inventory）を用いた因子分析では，「洗浄，確認，強迫反芻，正確さ」が抽出されている（van Oppen, Hoekstra, & Emmelkamp, 1995など）。認知行動的アセスメントを扱う第8章で，さまざまな診断面接や自己記入式調査票に関して行われた因子分析の研究をさらに詳しく紹介する。

最近，YBOCSの症状チェックリストを用いた解析結果が4種類報告され

た (Goodman et al., 1989a, 1989b)。その結果は，次の4次元が抽出された点でほぼ一致している (Baer, 1994 ; Leckman et al., 1997 ; Summerfeldt et al., 1999)。

1. 攻撃，性，宗教，身体に関する強迫観念と確認強迫
2. 対称性や正確さに関する強迫観念と，数えたり整頓したりする強迫行為
3. 汚れや汚染に関する強迫観念と洗浄強迫
4. 溜め込み

　しかし,研究結果にはいくつかの不一致もある。たとえば,Calamariら(1999) がYBOCS項目のクラスター分析を行ったところ，前述の4因子の一部しか再認できなかった。また，YBOCSの症状カテゴリー名に基づいて解析すると4因子を確認できるが，すべての項目をばらして解析すると4因子が確認できないという報告もある (Summerfeldt et al., 1999)。
　OCDの症状の次元に関する研究は，まだ揺籃期にある。標準化された方法で測定された強迫症状を，精緻な解析の方法論を用いて調査した研究はまだ少なく，確固たる結論を出すには至っていない。もっとも，洗浄強迫と確認強迫の2者を次元と認めることの妥当性については，現状でも十分なエビデンスがあると考えてよいだろう。このふたつの次元（または亜型？）以外では，報告結果はまちまちである。洗浄と確認以外の強迫症状の出現頻度が低いため，実証研究の結果の再現性に問題が生じているのかもしれない。
　主な強迫症状が強迫反芻のみで，オバート強迫行為，対称性や正確さの強迫観念，溜め込み，宗教や性に関する強迫観念などが見られない患者と臨床現場で出会うことは，よくある。ここで問題となるのは，これらの症状がそれぞれ異なる亜型を形成しているのか，それとも次元を形成しているのかという点である。既述したように，次元的なアプローチの方が亜型を想定する見地より確固とした概念的基盤を有している可能性がある。
　しかし，次元的アプローチにも問題は山積している。現時点では同じアセスメント手法を用いても，研究によっては同じ次元を再現することができていない。さらに，個々の患者の症状プロフィルを次元的解析に基づいて提示できるところまで，研究は進んでいない。将来，OCDの症状の次元についての研究者の見解が一致すれば，特定の症状プロフィルにふさわしい治療法を個別に提

供できるようになるだろうか？　症状プロフィルが同定されれば，それが特定の病因や病態，経過の理解につながるようになるだろうか？　OCDの症状の決定的な次元についてはいまだにわからないことが多いが，安定した亜型分類を追求しつづけるより，次元的な観点を採用する方が進展を望めそうである。

Ⅵ　まとめと結論

　OCDは，診断をめぐる謎の多い疾患である。有病率は一般人口の1～2％で，慢性の経過をたどり，しばしば患者にさまざまな悪影響を及ぼす。好発年齢は青年期で，その後も持続し（生涯続くことも多く），時に症状の増悪が見られる。当人の日常生活や学業，仕事に，強い悪影響をかなり広く及ぼすことがある。またOCDには，特有な症状や病態が種々あるため，単一の均質な疾患とは考えにくい。症状や，その症状を持続させる恐怖の構造の相違などによって，いくつかの亜型が抽出されている。OCDの亜型に関する研究者の完全な合意は得られていないが，洗浄強迫，確認強迫，オバート強迫行為のない強迫反芻，溜め込みについては，それぞれ独自の治療方法を工夫する必要があるのは明らかである。今後の研究の方向性としては，安定した亜型を研究する従来のやり方よりも，症状のもつ重要な次元を解明していく方が有望かもしれない。

　OCDには，うつ病や他の不安障害（特に，社交恐怖とパニック障害）の併存がしばしば認められ，このことがOCDのアセスメントや治療をいっそう難しくしている。OCDと関連のある疾患で見られる症状，たとえば，心配，外見に対する不満，健康不安，摂食障害，チック，完全主義などは，OCDでもしばしば認められる。このようにOCDは，多種多様な認知症状，行動症状，感情的症状が混在しながら，ひとつの病名でひと括りにされているため，心理状態の理解と治療に関わる臨床研究者と臨床家にとって，特別難解な対象になっている。次章で，強迫症状に関するより詳細な説明と概念化を行う。

第2章

強迫性障害の症候学

　強迫観念を，他のタイプの否定的認知——心配，否定的自動思考，不安の反芻など——と区別するのは容易とは限らない。次のような例が，そのことをはっきり示している。

1. HIV に罹患したある男性は，HIV を他人にうつしてはいないかと気に病み，それが頭から離れなくなってきている。
2. ある妻は，出張中の夫が搭乗した飛行機の墜落で死んでしまうのではないかと気が気でない。
3. あるビジネスマンは嘔吐しないかと心配で，こんなに心配になるのは病気に罹っているからではないかと四六時中考えている。

　いずれの患者も OCD で苦しんでいたが，3 人が訴えたのは，望んでいない考えが絶え間なくあれこれ心に浮かび苦しいということであった。こうした考えは，文脈やその思考のもつ機能によっては，強迫観念にも，心配にも，抑うつ的な反芻にもなりうる。強迫観念と他の否定的認知の区別が容易ではないのは，さまざまな症状や疾患が同時に存在しているためである（第 1 章参照）。
　強迫観念と異なり，オバート強迫行為の把握は比較的容易である。しかし近年の研究報告によると，OCD 患者は強迫儀式と同じやり方で，強迫観念と機能的に同類のさまざまな行動的反応や心理的反応を示している。したがって OCD の全容を把握するためには，オバート強迫行為に焦点を絞るだけでは不十分であり，強迫観念をコントロールして苦痛を小さくするためのさまざまな反応を考慮に入れなくてはならない。よく知られているように，強迫行為には次のような逆説的な特徴が認められる。つまり強迫行為を行う人は，抵抗しがたい衝動を覚えてそれらを実行し，その結果として生活に大きな支障が生じる

が，当人はその行為が不合理で，ナンセンスであると理解していることが多い。以下は，このことがはっきりわかる例である。

52歳のある国家公務員は，世の中で起きている死亡事故が自分の落ち度によるものではないかと繰り返し考え，うっかり他者に危害を加えていないか，新聞など各種メディアを細かくチェックしないではいられなかった。一方，41歳の主婦は，自分でもばかげた心配だとわかっていながら，自分の冷凍庫の中に誰も閉じ込められていないことを繰り返し確認しないではいられなかった。

本章では，強迫観念と強迫行為の本質に関わる基本的な問題を論じる。まず強迫現象の定義と基本的な特徴を述べ，病的な強迫観念と病的でない強迫観念の差異について記す。次に優格観念や妄想と強迫反芻の違いを解説する。さらに，強迫観念，心配，否定的自動思考の異同を記す。強迫行為を扱う後半部分では，強迫観念に対するさまざまな反応の本質と機能を紹介する。そうした反応には，強迫儀式，回避行動，カバート中和化，認知的回避，保証希求などがある。OCDの認知行動的アセスメントを適切に行うためには，中和化とその他の認知的コントロール方略をしっかり理解する必要がある。

I 強迫観念

1. 強迫観念の定義

1）強迫観念の内容

強迫観念とは，反復して苦痛をもたらす思考，イメージ，衝動であり，ひとつだけ出現することもあれば，強迫症状が同時に複数出現することもある。研究結果によって若干の違いはあるが，OCD患者の半数から4分の3に複数の強迫観念が認められる（Akhtar et al., 1975 ; Rasmussen & Eisen, 1998）。強迫観念は多くの場合，思考の形で現れ，イメージ（7％）や衝動（17％）の出現頻度ははるかに少ないと報告されている（Akhtar et al., 1975）。イメージの形を取る強迫観念が，思考や精神活動の形を取る強迫観念と大きく異なっているのは，病因の違いを示唆していたり，治療方略の修正が必要となることを示していたりするのかもしれない（de Silva, 1986）。しかし，現状ではイメージの形を取る強迫観念の研究はほとんど行われていないため，強迫観念の出現形式（思考，イメージ，衝動）はOCDの理解や治療にとってさほど重要ではな

いと仮定しておくのが適当であろう。

表 2.1 は，臨床場面でよく遭遇する強迫観念を示したものである。強迫観念の内容は千差万別で，患者の個人的な経験，社会文化的因子，重要なライフイベントなどの影響を受けて具体化される。強迫反芻の主題は，社会文化的因子や患者の個体条件の影響を受けるかもしれない。強迫観念に性差が見られることについては，ある程度のエビデンスがある。男性患者で多いテーマは，セックス，対称性，正確さで，女性では，不潔，攻撃，性的被害に関する侵入思考や強迫観念が多い（Byers, Purdon, & Clark, 1998 ; Lensi et al., 1996）。患者が置かれている文化も，強迫観念の内容に影響を与える。たとえば，インドの OCD 患者に多いテーマは不潔と汚染で，セックスと宗教は比較的少ない（Akhtar et al., 1975）。さらに，宗教的な道徳規範の拘束力が強い文化圏では，宗教に関する強迫観念が多い可能性がある（Rasmussen & Eisen, 1992）。他の不安障害と較べて OCD 患者が特に信仰心が篤いということはないが，信仰心，自責感，強迫症状・強迫的認知の 3 者間には，正の相関が認められる（Abramowitz, Huppert, Cohen, Tolin, & Cahill, 2002 ; Sica, Novara, & Sanavio, 2002 ; Steketee, Quay, & White, 1991）。この知見は，宗教的な経験が強迫症状に影響を与えている可能性を示唆している。

抑うつやその他の個人的な体験も，強迫観念の内容に影響を及ぼすかもしれない。攻撃のことで頭がいっぱいになっている様子が，強迫症状のあるうつ病患者にはっきり見て取れることもあるだろう（Rachman & Hodgson, 1980）。OCD 発症前の外傷体験や重大なライフイベントが，強迫症状の主題内容に影響を与えることもある（de Silva & Marks, 1999 ; Rhéaume, Freeston, Léger, & Ladouceur, 1988）。たとえば de Silva と Marks（1999）は，ナイフを突き付けられて金品を強奪された女性が，その後「これ以上，自分と母親に被害が及びませんように」と祈る強迫行為を呈するようになったケースを紹介している。ここでは強盗の被害に遭った実体験が，のちに生じた強迫症状の内容に影響を与えたことは明白である。このことは，一部の OCD 患者が体験する強迫症状の具体的な内容に，当人の個人的な経験が強く影響しうることを示している。

2）強迫観念の中核的特徴

従来，強迫観念はさまざまな形で定義されてきたが，そのことは，研究者たちの理論的立場の多様性を示している。19 世紀に医学モデルが現れるまで，

表 2.1 強迫観念の具体例

強迫観念のタイプ	具体例
1. 不潔／汚染	「不用意に本に触れると，他人の汚れがついてしまう」
	「服が床に触れたので，自分の体が汚れてしまう」
	「ここは誰でも座れるところ（たとえば，公園や駅のベンチ，電車や映画館の座席など）で，他人のばい菌で汚れているから，ばい菌が自分について病気に罹ってしまうかもしれない」
2. 加害／自他への危害	「間違って，誰かを殺したりはしなかっただろうか？」
	「ナイフで，隣に居合わせた人を刺してしまうかもしれない」
	見知らぬ女性をレイプする考えや衝動を抱く。
	「二人の親友を殺してしまうかもしれない」
	「4歳のとき，ベビーシッターに性的ないたずらをされたのではないか？」
	「誤って，誰かを冷凍室に閉じ込めてしまったのではないか？」
	「数を数えたり，ある言葉を口にしたり，ある行動を繰り返したりしないと，自分の家族に悪いことが起きるかもしれない」
	「誰かを自動車で轢いてしまったかもしれない」
3. 病的な疑念	「店の商品を触って，壊してしまったのではないか？」
	「仕事でミスをしたり，不完全なところがあったりしたのではないか？」
	「もう封筒に入れて封をしたけれど，申し込み用紙に正直にきちんと書かなかったかもしれない」
	「コンロの火をちゃんと消しただろうか？」

表 2.1 強迫観念の具体例（続き）

強迫観念のタイプ	具体例
4. 対称性／正確さ	「右半身を使いすぎたら，埋め合わせに左半身を使わなくてはいけない」
	「数字の 14 を見ると，気が動転する」
	「力（power），世界（world），収穫（harvest）という単語を見ると嫌な記憶が蘇るので，避けなくてはならない」
	「自分は，読んでいる内容を完全には理解できていない」
5. 受け入れがたい性的な内容	「子どもに触れたのは，性的な満足を得るためだったのではないか？」
	「自分は小児性愛者なのではないか？」
	若い普通の女性が，同性との関わりの中で性的に興奮する可能性を考えて悩む。
	既婚の男性が，口や肛門を使った同性愛にふけっている侵入思考を体験する。
6. 宗教的内容	ある女性は，聖書を読んでいると，神を冒涜する言葉や性的な内容のスラングを思い浮かべてしまう。
	何かを考えようとすると，まずは「ちくしょう（god damn）」という言葉が出てしまう。
	「私の振る舞いは，神の御心に沿わなかっただろうか？」，もしくは，「今日，神様の不興を買ってしまったに違いない」
	「神の御心に沿わない選択をしてしまったので，聖霊に見放されて地獄に落ちる」
7. 身体／健康に関する心配	嘔吐する場面を繰り返しイメージする。
	おそらく病気に罹っているという内容の侵入思考を繰り返し体験する。
8. 溜め込み	「いつかこれが必要なときが来るかもしれない」
	「想定しうるベストの決定を常にしなくてはいけない」

強迫観念は歪んだ宗教的体験として扱われていた。最初の OCD の症例は，おそらく 1838 年に Esquirol が報告したものだが，**強迫観念**という術語は 1866 年に Morel が創作している（Black, 1974）。1878 年にドイツの神経学者 Karl Westphal が強迫観念の包括的な定義を提案し，強迫観念の特徴として次の 3 項目を挙げた（Black, 1974 ; Rosenberg, 1968）。

1. 自分の意思に反する考えが意識に上る。
2. そうした考えをコントロールもしくは抑制するのは難しい。
3. 自分が異常であること，自分らしくなくなっていることを自覚している。

現代の強迫観念の定義では，論者による若干の差異はあるものの，表 2.2 に示した 5 つの中核的な特徴が重視されている。強迫観念の最も際立った特徴のひとつは，その**侵入的な性質**である。強迫観念の多くは外的な刺激によって生じる（たとえば公衆電話に触れたせいで，汚れたと思ってしまう）が，その強迫観念は当人の意思に反して意識野に侵入してくる。強迫観念が生じると当人の注意が集中するため，そのときしていた活動を中断しがちである。ふたつ目の特徴は，**受け入れがたさ**である。当人が受け入れがたいと感じるのは，主に強迫観念が否定的な感情を引き起こすことに原因がある。侵入思考がもたらす苦痛の程度と強迫観念の受け入れがたさの間には，強い相関がある（Parkinson & Rachman, 1981a）。その受け入れがたさや苦痛は，軽いイライラから強烈な不安や激しい苦痛までさまざまである。

主観的な抵抗も，強迫観念の大きな特徴のひとつである。強迫観念が生じると，当人はなんとかしなくてはならないと感じ，種々のコントロール方略を用いて抑え込もうとする。その方略には，保証の希求，回避，合理化，気そらし，儀式行動，中和化などがある。強迫観念への抵抗の強さは一様ではないが，つらい侵入思考を進んで無視したり，抑え込んだり，中和化したりしようとする点は共通している。強迫観念を一掃したいという願望の背景には，強迫観念をうまく処理できないと相当厄介な——時には脅威的ですらある——結果が生じるという信念が存在する。こうして進んで抵抗を試みるものの，自分の思うレベルで強迫観念をコントロールすることができないため，その考えは**コントロール不能**だという思いが強まる。

最後の特徴である**自我違和性**は，強迫観念の内容が自分の価値観や理想，道

表 2.2 強迫観念を定義づける 5 つの特徴

特徴	説明
1. 侵入的な性質 intrusive quality	思考，イメージ，衝動が，当人の意図と関係なく繰り返し意識内に現れる。強迫行為に伴う主観的感情は，思考内容と関連がある。
2. 受け入れがたさ unacceptability	侵入体験に伴う否定的な感情には幅がある。軽いイライラから強烈な不快感まで，悩み程度のものから強い恐怖や激しい不安までさまざまである。
3. 主観的な抵抗 subjective resistance	強迫観念が意識内に現れることに対して，抵抗したり，抑え込んだり，排除したり，阻止したりしようとする強い衝動が存在する。その方略には，回避，認知的コントロール方略，オバート（顕在化）強迫儀式などがある。
4. コントロール不能 uncontrollability	強迫観念をコントロールしているという主観的感覚が弱まっていく。せいぜい，不完全ながら一時的にコントロールできるくらいにしか思えない。
5. 自我違和性 ego-dystonicity	強迫観念の内容は，当人にとってどうでもいい無意味なものから，当人の中核的な価値観となんら一致するところのない——時には当人の価値観を脅かしさえする——ものまで，さまざまである。

徳律から見た自分らしさと相容れない，もしくは矛盾すると感じられる事態を指している。侵入思考は，自分が価値を置く領域の外側で発生したものと見なされる。つまり，自分から出たとは思えないような思考，イメージ，衝動であるため，自己認識を脅かす存在となるのである（Purdon, 2001 ; Purdon & Clark, 1999）。この自我違和性（自分らしくないところ）があるからこそ，強迫観念は当人にとって重要で意義のあるものになる。違和感の強い侵入思考を繰り返し体験すると，当人は自分の本性について疑念を抱くようになることがある。そして，自分にはそんなおかしな性癖はないと証明したくなり，侵入体験を抑え込みたいという気持ちが強くなっていく（Purdon, 2001）。

　強迫観念の自我違和性は，加害とセックスに関する強迫観念で最も顕著であり，患者はそれを忌まわしいもの，嫌でたまらないものと考えがちである。ま

じめでおとなしく道徳心のある人にとって，子どもへのみだらな行為，レイプ，人を刺す，歩行者を轢くなどの侵入思考は，完全に相容れないものと感じられる。このような考えが頭をよぎると，自分の中におぞましい性的欲望や攻撃性が潜んでいるのだろうかと思ったり，いつかそれに乗っ取られて，自分や人に危害を加える忌々しい行動を取ってしまうという不安に襲われたりする。

しかし加害やセックス以外の強迫観念にも，この種の自我違和性は認められる。ただ，もっとわかりにくい形で自己との食い違いが生じているのだろう。たとえば，細かいことにこだわる完全主義のまじめな人は，果たして仕事を完璧にやり終えているかという疑念が頭から離れず苦しむかもしれない。もしミスがあれば，自分は受け入れがたいほど無責任で不注意な存在になると信じているからだ。

強迫観念に見られる5つの中核的な特徴(表2.2)は次元を構成しており，個々の強迫的内容は5つの次元の中で程度や強度を異にしている。したがって，多くの強迫観念は5つの要素すべてをさまざまな程度で示すと思われがちだが，いずれの強迫観念でも各特徴の構成や特徴どうしの相関関係は変化する。この5つの特徴を押さえておけば，強迫観念と他の否定的認知を区別したり，正常な強迫観念と精神病理体験に属する強迫観念を区別したりするのに役立つだろう。

2. 正常な強迫観念と異常な強迫観念

たいていの研究者は，OCDをごく一部の人が罹患する範疇的な〔正常と異常の区分点を設定し，両者を峻別する；訳者注〕精神障害であり，他とはっきり区別できるものとみなしている。現在の精神科診断学の主流はこの範疇的な見解を支持しており，DSM-IV-TR（APA, 2000）などのOCDの診断基準もこの見解に基づいている。しかし，これには異論も存在する。たとえば，Stanley RachmanとPadmal de Silvaは1978年に発表した論文で，「強迫観念と強迫行為は，非臨床群の日常体験とは無関係の範疇的な精神病理現象である」とする通念に疑義を呈している。ふたつの研究でRachmanらが，望まない強迫的侵入思考，イメージ，衝動を体験している人の割合を，非臨床群とOCD患者群に分けて調べると，実に衝撃的な結果が得られた。なんと非臨床群の84％が，当人は望んでいないのに，OCD患者の強迫観念と形式も内容も区別しがたい認知的侵入を経験していることが明らかになったのである。しかし，

OCD患者の強迫観念は非臨床群の侵入体験と比べて，出現頻度が高く，強迫観念の強度をコントロールできないという感覚が強い上に，中和化反応を伴うことが多い傾向があった。この結果は，つい最近CalamariとJaneck（1997）の研究で再現されている。

大多数の一般人（80～90％）が侵入的で強迫観念類似の思考，イメージ，衝動を体験していることは，長年にわたって多数の研究が立証している（Clark & de Silva, 1985 ; Freeston, Ladouceur, Thibodeau, & Gagnon, 1991 ; Parkinson & Rachman, 1981a ; Purdon & Clark, 1993 ; Salkovskis & Harrison, 1984など）。こうした研究で調査された認知的現象は，**望まない侵入思考(unwanted intrusive thoughts)** と呼ばれるようになっている。以下にその定義を示す（Rachman, 1981）。

1. 日常生活の妨げになる。
2. 自己の内部に起源があると認識されている。
3. コントロールするのが困難である。

望まない侵入思考は，そのとき当人が抱えている心配やそのときの生活状況（ストレスに満ちた経験など）によって引き起こされることが多い（Horowitz, 1975 ; Parkinson & Rachman, 1981bなど）。またこのタイプの認知的現象は，うつ病などの他の精神障害でも認められる（Brewin, Hunter, Carroll, & Tata, 1996）。

一般者に「正常な強迫観念」が存在することを示すエビデンスは，ふたつの理由で重要である。ひとつは，精神病理体験に属する強迫観念の発生過程を研究する際に参考になる点である。本書の後半の章で精述するが，現在のOCDの認知行動理論では，「病的な強迫観念は，正常体験に属する望まない侵入思考に由来する」とみなされている。望まない侵入思考が非臨床群に存在しないことになると，OCDに関する現在の認知行動理論の大半は支持できないものになるだろう。

今ひとつはこの研究成果が，「OCDをより正確に概念化するには範疇的な見方をするよりも，次元的な見方〔正常から異常までを連続的に捉える見方〕をする方がふさわしい」という重要な点を示唆している点である。次元的な見方をすれば，OCD患者と非臨床群の体験は質の異なる別個のものではなく，程

度が異なっているだけであり，連続体の一方の端に正常な望まない侵入思考があり，もう一方の端に重篤な強迫観念があることになる。この見解を支持する他の研究結果も，いくつか報告されている。ひとつは地域を対象とした疫学研究で，一般者の2～20％で閾値下OCD（subthreshold OCD）が認められると報告している（Gibbs, 1996）。さらに，一般者も少なからずこのタイプの認知的現象を体験しているという報告も存在する（Nestadt, Samuels, Romanoski, Folstein, & McHugh, 1994 ; Stein et al., 1997 ; Welkowitz et al., 2000）。臨床レベルのOCDと閾値下OCDの差異は，前者の方が侵入思考に対する患者の判断（評価）がよりネガティブであり（受け入れがたい，不愉快など），強いコントロール不能感を生む点にある（Gibbs, 1996）。

　苦痛をもたらす望まない侵入思考を体験すると，OCD患者であろうとなかろうと，気が動転する（Forrester, Wilson, & Salkovskis, 2002）。正常な強迫観念と異常な強迫観念の決定的な相違は，両者の内容や形式にあるのではなく，当人がそれをどう評価して判断し，どう反応するかにある。表2.3に，正常な強迫観念と異常な強迫観念の主な鑑別点を示した。

　異常な強迫観念を定義する表2.3の項目の妥当性は，OCD患者と非臨床群を比較した多くの調査で確認されている（Calamari & Janeck, 1997 ; Rachman & de Silva, 1978）。OCD患者の強迫観念と非臨床群の望まない侵入体験を比較すると，前者の方が出現頻度が高く，苦痛や受け入れがたさが大きい上，コントロール不能感が顕著である。また強い抵抗を引き起こし，自我違和性が高く，苦痛を中和化しようとする衝動を伴うことが多い。さらにOCD患者の方が，強迫観念に執拗に抵抗して，有効性の乏しい思考コントロール方略を試みがちで，非臨床群の場合よりもコントロールの努力が報われていないと感じている（Amir, Cashman, & Foa, 1997 ; Ladouceur et al., 2000）。

　非臨床群が体験している望まない侵入思考の特徴と出現頻度の相関を調べると，出現頻度が高い思考の方が当人にとって意味のあるものとしてネガティブに評価され，コントロールできている感覚が乏しいことが多い（Clark, Purdon, & Byers, 2000 ; Freeston, Ladouceur, Thibodeau, & Gagnon, 1991, 1992）。そして，当人が侵入思考の内容に意味があると感じていたり，よくない結果が生じる可能性があると想定していたりする場合に，コントロール不能感や苦痛がより大きくなっている（Purdon & Clark, 1994a, 1994b ; Purdon, 2001 ; Wroe, Salkovskis, & Richards, 2000）。

表 2.3 正常な強迫観念と異常な強迫観念

	正常な強迫観念	異常な強迫観念
出現頻度	低い	高い
受け入れがたさ／苦痛	小さい	大きい
伴う自責感	ほとんどない	かなり強い
侵入体験への抵抗	乏しい	強い
コントロールの可否感覚	いくらかできると感じる	できるという感覚が減退していく
本人にとっての意味	無関係で無意味	価値観を脅かす重要なもの（自我違和性）
本人の意識の占有	一時的	長時間にわたり，時間の浪費につながる
思考コントロールの志向	乏しい	コントロールに躍起になる
苦痛の中和化の志向	乏しい	中和化に躍起になる
日常生活への影響	少ない	かなり大きい

　表 2.3 の残りの項目は，DSM-IV-TR の OCD の診断基準にある強迫観念の諸側面に触れている。臨床レベルの強迫観念では，浪費する時間が長くなり，日常生活の支障も大きくなる。特定の侵入思考が引き金になることがある自責感を，OCD 患者は強く感じている（Shafran, Watkins, & Charman, 1996）。また自責感の強さは，望まない進入思考の出現頻度，苦痛の強さ，コントロール不能感と関連している可能性がある（Niler & Beck, 1989；逆の結果に関しては Reynolds & Salkovskis, 1991）。表 2.3 の諸項目は，その妥当性が最終的にどう評価されるにせよ，苦痛をもたらす望まない侵入思考を評価する際に参考にすべき内容である。

3. 優格観念，妄想，強迫観念

1）優格観念

　ひと昔前の研究者は，強迫観念を定義する重要な特徴のひとつとして，強迫

観念が過剰または不合理であるという認識——すなわち病識——を挙げることが多かった（Jaspers, 1963 ; Black, 1974 に引用されている Schneider など）。しかし近年の研究によって，病識の存在は強迫観念の必要条件とはみなされないようになっている。DSM-Ⅳを用いた調査結果によると，自分が恐れている結果は起きないと確信している（すなわち，強迫観念の非現実性に関する病識をしっかりもっている）OCD 患者は 13％に過ぎなかった。一方，自分が恐れている結果が起きるとほぼ信じている患者は 26％存在し，4％の患者は，恐れているとおりの結果が起きると強く確信していた（Foa & Kozak, 1995）。3 番目の患者群は，自らの強迫状態についての**洞察に乏しいもの（poor insight）**という DSM-Ⅳ-TR（APA, 2000）の基準をほぼ満たしている。

　OCD 患者の病識の程度は個体差が大きいが，多くの患者は，自分の心配が非現実的で過剰であることを自覚している。実のところ，まさにこの点こそが不可解なのである。OCD 患者はよく，「ばかげているとわかっているんです。でも，この紙がばい菌で汚染されているんじゃないかと思うと，どうしようもなくなるんです」という類のことを言う。それにしても，強迫観念の中に浮かぶ否定的な結果の実現を確信している OCD 患者を，どう捉えたらいいのだろう？　もし先の不潔恐怖患者が，その紙は確かにばい菌で汚染されていると信じていて，その紙に触れると「本当にガンになるかもしれない」と思い込んでいるとしたら，どう考えればいいのだろう？　このケースでは，ばい菌を強迫的に恐れる気持ちとそれに続く洗浄の儀式について，患者は不合理とも過剰とも考えていない。

　よく知られていることだが，強迫観念の不合理さや無意味さを洞察できる病識は状況によって変化し，安全な状況で高まり，安全を脅かされる状況で低下する（Kozak & Foa, 1994 ; Steketee & Shapiro, 1995）。たとえば，自分は子どもにいたずらをする変質者なのではないかという侵入思考に悩まされていても，身辺に子どもがいない状況では，その考えはばかげていると思うことができる。しかし，子どもが身近にいる状況では強迫観念の説得力が増し，繰り返し浮かんできて強い苦痛が生じることがある。このように，病識の変動は頻繁に認められる。さらに興味深いのは，強迫観念の不合理や非現実性を一貫して認識できない少数の OCD 患者（すなわち DSM-Ⅳ-TR の実地調査で 4％存在すると報告された，自分の強迫観念の内容を確信している患者）である。このタイプの OCD 患者の場合，その強迫観念は優格観念（OVI : overvalued idea）

か，妄想に移行しているかもしれない。

　1900年に優格観念という術語を精神医学に導入したWernickeは，優格観念を，「当人が正当と見なしている単一の信念で，当人の行動を強く決定づけるもの」と定義した（Kozak & Foa, 1994参照）。後年Jaspers（1963）はこの概念をさらに掘り下げ，優格観念には当人のアイデンティティが強く関わっており，かなり強烈な情動を伴うとした。しかし優格観念への学問的関心に火をつけ，優格観念と強迫症状の関係性に関する議論を活性化したのは，なんと言っても行動療法の失敗を論じたFoaの論文（1979）である。Foaは，行動療法で改善しなかった10名のOCD患者の内，4名が自分の強迫観念の内容を本当のことと確信していたと報告し，その4名は自分が強迫行為を行うことで，強迫観念の中に浮かんだ否定的な結果の発生を避けることができると信じていたと述べている。

　OCDの病識（すなわち信念の固定度）に関する研究や，強迫症状が先鋭化した優格観念についての研究は，定義が明確でなかったため進展が遅れている。優格観念と，病識，判断，信念，妄想などとの関係は，まだ明確には示されていない（Neziroglu & Stevens, 2002の議論参照）。最も広く受け入れられてきた優格観念に関する見解は，「強固に保持されているものの，妄想ほどの確信度に至っていない不合理な信念」（Kozak & Foa, 1994, 344頁参照）というものである。この見解によると，強迫観念，優格観念，妄想の主な差異は，誤った考えに対する確信の度合（すなわち信念の強さや固定度）にある。最近では，Veale（2002）が認知行動理論に基づいてこれまでより広い観点から優格観念を論じ，優格観念で重要なのは信念の強さだけではなく，自らのアイデンティティへの過度のとらわれや自己の価値（考え）の過大視，理想化した価値の硬直性や不変性の度合も大きな役割を演じると指摘している。

　OCDにおける優格観念の役割についての研究が進展しなかった一因は，信頼できる妥当な評価尺度がなかったことにある。しかし最近，信頼性と妥当性が改善されたふたつの新しい評価尺度が利用できるようになった。ひとつはBrown Assessment of Beliefs Scale（Eisen et al., 1998）であり，今ひとつはOvervalued Ideas Scale（Neziroglu, McKay, Yaryura-Tobias, Stevens, & Todaro, 1999）である。特に後者は，内的整合性，検査や再検査の信頼性，収束性と弁別性に関する妥当性に優れている（Neziroglu, McKay et al., 1999）。この評価尺度を用いて行われた近年の研究により，OCDの治療反応性に対し

て優格観念が及ぼす影響の実態が明らかにされはじめている。

　自分の強迫観念の内容が筋の通ったものであると信じているがゆえに，自分の強迫行為にほとんど抵抗しない患者では，治療に対する反応が鈍るだろうか？　これには，相反する結果が報告されている。優格観念の評価得点が高い患者は治療反応性が乏しい（もしくは，少なくとも低い）とする報告がある（Foa, 1979；Foa, Abramowitz, Franklin, & Kozak, 1999；Basoglu, Lax, Kasvikis, & Marks, 1988；Neziroglu, Stevens, McKay, & Yaryura-Tobias, 2001）一方で，優格観念の有無と治療反応性に関連はないとする報告もある（Lelliott, Noshirvani, Basoglu, Marks, & Monteiro, 1988）。Neziroglu ら（2001）の研究は，Overvalued Ideas Scale の得点と強迫行為の治療反応性に相関が認められたが，強迫観念の改善度との相関は認められなかったと報告している。さらに，優格観念をもつ OCD 患者が認知的介入や行動的介入（Lelliott et al., 1988; Salkovskis & Warwick, 1985），薬物療法（O'Dwyer & Marks, 2000）によって改善するというエビデンスもある。

　病識の欠如や優格観念の存在が，OCD の治療反応性にどの程度影響するのかを見きわめるには，さらに研究を進める必要がある。病識に乏しい症例の強迫症状はより重症で，自己愛性パーソナリティ障害や境界性パーソナリティ障害の併存が多いというエビデンスがある（Türksoy, Tükel, Özdemir, & Karali, 2002）。さらに，優格観念をもつ患者の治療反応性は低いが，患者のもつ個々の強い信念に適合する治療を行っていけば，最終的には治療効果が得られるというかなり強力なエビデンスもある。強迫症状が無意味であることについての病識のレベルは，その時々でなだらかに変化する。信念の強さも多くの患者で一定ではなく，時と場合によって変動する。また，ある種の強迫症状（宗教的な強迫症状，加害強迫など）の信念は比較的安定し固定しているため（Tolin, Abramowitz, Kozak, & Foa, 2001），その場合は強迫観念よりも，強迫行為をターゲットにする治療の方が奏効するかもしれない（Neziroglu et al., 2001）。いずれにしても，病識と優格観念が OCD の経過と治療反応性に及ぼす影響については，まだまだ研究すべきことが多い。

2）妄想

　妄想とは，「知覚や経験に関する誤解釈を含むことの多い誤った信念」である（APA, 2000, 299頁）。妄想の内容は多岐にわたるが，強固に保持された信

念(すなわち優格観念)と妄想の鑑別に関して，DSM-IV-TR は明確な反証があるにもかかわらず，確信の度合が強いことを妄想の特徴として挙げている(APA, 2000)。

長年多くの研究者が，OCD と統合失調症スペクトラム障害の関連について肯定的に論じてきた (Enright, 1996 ; Insel & Akiskal, 1986; Stengel, 1945)。しかし，精神病様症状を呈する OCD 患者は比較的少ない上に (12～18%)，ここでいう精神病様症状の多くは，病識が乏しく，強迫観念の妥当性を強く確信している状態を指している (Kozak & Foa, 1994 の総説参照 ; Welner et al., 1976)。精神病をより明確に示す妄想，幻覚，思考障害を呈する OCD 患者は，はるかに少数 (5～6%) である。Insel と Akiskal (1986) は OCD 患者の 20% が精神病の症状を呈するが，OCD で見られる精神病は妄想状態か気分障害であると結論している。OCD 患者が典型的な統合失調症になるケースは，きわめてまれである。

OCD と精神病性障害の関連を示すエビデンスは，疫学研究でも診断学研究でも得られていない (Black, 1974 ; Salkovskis, 1996c)。同様に，強迫観念から優格観念や妄想が派生することを支持する確定的なエビデンスも，現状では存在しない (Kozak & Foa, 1994 ; Rachman & Hodgson, 1980)。しかし Insel と Akiskal (1986) は，重篤な OCD 患者が強迫観念への抵抗を放棄して病識を失う中で，強迫観念が妄想に移行することはあるとしている。

臨床現場では，時に強迫的な恐怖(優格観念など)を真実と強く確信している OCD 患者に出会うことがあり，まれには強迫観念が妄想の域に入っている OCD 患者と接することもある。こうした非定型的な OCD 患者の場合，治療反応性はきわめて悪くなる可能性がある (Insel & Akiskal, 1986 ; Kozak & Foa, 1994)。OCD 患者に妄想が併存している可能性を疑う際には，以下の 3 項目をチェックする必要がある。

1. 強迫観念の内容を固く信じ込んでいて，明白な反証があっても揺るがない。
2. 強迫観念の内容に，日常生活感覚とのつながりのない，奇妙で，本当とは信じがたいところがある。
3. 強迫観念(すなわち，ここでは妄想)に対する行動的反応を繰り返しても，苦痛を感じたり動揺したりしない。

4. 強迫観念の特異性——心配, 否定的自動思考との比較

　OCDに他の不安障害や気分障害がしばしば併存することを思い起こせば,強迫観念以外の厄介な否定的認知がOCDによく見られることは驚くに当たらない。OCDの20％に全般性不安障害（GAD）が併存し（Abramowitz & Foa, 1998），強迫状態にある患者の40％以上で「心配」の度合が高いという報告（Brown et al., 1993）もあり，心配はOCDの重要な臨床上の問題である。OCDで見られる心配は強迫観念の発生，およびその結果を想像することに焦点が絞られていて（Wells, 1997），一般的な心配とはかなり様相を異にすることが多い。しかし，心配と強迫観念の鑑別はそう容易ではない。強迫症状，心配，抑うつ的認知の評価によれば，対象がOCD患者群であれ非臨床群であれ，この3者間には高い相関があり症候学的に顕著な類似性がある（Clark, 2002）。では，OCDの治療プランを適切に立てるには，どのようにしてこの3者を見分けたらいいのだろう？

　心配とは，生活上の大切な課題を実際に達成できない事態や達成できない可能性のある事態を，主に言語的に（すなわち，イメージよりも考えの形で）懸念する営為である（Borkovec, 1994 ; M. W. Eysenck, 1992 ; A. Mathews, 1990 ; Wells & G. Mathews, 1994）。心配の対象は，自分の社会的評価（自己像）や身体などへの現実の脅威，もしくは想像上の脅威である（M. W. Eysenck, 1992）。そのため，心配している状態では主観的な不安が高くなりがちである。

　強迫観念と心配に類似点が多いことは，両者の評価得点に高い相関が認められる事実からも裏づけられている（Freeston et al., 1994 ; Tallis & de Silva, 1992など）。診断レベルの議論でも，OCDとGADの認知プロセスの共通性が論じられている（Brown, Dowdall, Côté, & Barlow, 1994 ; Turner, Beidel, & Stanley, 1992）。以上より，ある否定的な考えが心配であるのか，強迫観念であるのかを鑑別するのは，特に難しい場合があるとわかる。

　表2.4は，強迫観念と心配と否定的自動思考の鑑別に役立つよう，それぞれの特徴を一覧にしてみたもので，否定的自動思考についてはこのあと論じる。表の内容の妥当性を示す根拠としては，OCD患者や非臨床群を対象として自己記入式の質問票を用いて行われた実証研究や，Turnerら（1992）の文献総説がある。この研究は，心配と強迫観念は区別できると結論している。両者の類似点を挙げれば，侵入的，コントロール不能，苦痛をもたらす，注意を奪う，

強い抵抗を引き起こす,不賛成を唱える,受け入れがたい,などがある。しかし,この2種の否定的認知には異なる点も少なくない。

　強迫観念は自我違和的な内容（セックス,攻撃,汚染など）がテーマになるため,その思いが繰り返し浮かぶと,自分について何か意味のあることを示していると考えるようになる（「他人に危害を加えるような考えを抱くからには,自分には攻撃的な傾向があるに違いない」など）。また心配と比較すると,強迫観念には以下の特徴が顕著に認められる。侵入的,受け入れがたい,不随意的,自分が責任を負うべきという感覚を伴う,さまざまな表現形式をとる（思考,イメージ,衝動),思考と行為の混同（TAF : thought-action fusion）のバイアス（すなわち,強迫観念の内容を考えると実現する可能性が高まるとみなす傾向）が生じやすい,など。

　一方,心配は言語的に体験されることが圧倒的に多い。その特徴には,日常生活に関する現実的な懸念である（すなわち自我親和的),好ましくない結末に関係している,意図的な心的活動と感じられる,自分のコントロールの埒外にあるように感じられる,などがある（Clark & Claybourn, 1997 ; Coles, Mennin, & Heimberg, 2001 ; Langlois, Freeston, & Ladouceur, 2000a, 2000b ; Wells & Morrison, 1994)。心配と強迫観念を比較すると,後者の方が主観的な抵抗が強く,中和化や強迫行為を伴いやすいと想定されがちだろうが,抵抗や強迫行為は心配にも伴うと報告されている（Schut, Castonguay, & Borkovec, 2001 ; Wells & Morrison, 1994)。

　Beck（1963, 1976）は,自分自身,自分をとりまく世界,将来に関する否定的自動思考（NATs : negative automatic thoughts）が,うつ病の主要な特徴であることを初めて指摘した（抑うつの認知の3要素）。近年の実証研究では,うつ病の自動思考には個人的な喪失や剥奪というテーマが現れやすいのに対して,不安障害では個体への脅威や危険がテーマとなりやすいと報告されている（Clark & Beck, 1999 の総説 ; Haaga, Dyck, & Ernst, 1991 の総説参照)。

　否定的自動思考（NATs）は強迫状態でも見られることがある。OCDでのNATsは,強迫観念の発生や結果に関連していることが多い。すなわち,強迫観念の意味について解釈したり評価したりする際にNATsが生じやすいということである（第5章「認知評価理論」参照)。強迫観念とNATsの相違を最初に指摘したのはSalkovskis（1985）である。Salkovskisは強迫観念の特徴として,「侵入的な色彩が濃い,アクセスが容易,不合理,自我違和的,思考や

表 2.4 強迫観念,心配,否定的自動思考の相違点

強迫観念	心配	否定的自動思考[a]
自我違和的(当人にとって違和感がある内容)	自我親和的(当人に関連のある内容で,違和感は乏しい)	自我親和的(当人に関連のある内容)
さまざまな形をとる(思考,イメージ,衝動など)	言語(思考)が多い	言語(思考)が多いが,イメージのこともある
思考の結果が焦点	心配の対象となっている現実状況の推移が焦点	自分にとっての結果が焦点
思考と行為の混同を示す強いエビデンスがある	思考と行為の混同を示すエビデンスは乏しい	思考と行為の混同を示すエビデンスは乏しい
強い責任を感じている	責任をさほど感じていない	責任をさほど感じていない
侵入思考の内容に陰性感情が伴う	心配している現実状況に強い陰性感情が伴う	思考出現によって陰性感情が誘発される
強い抵抗(コントロールの努力)がある	多少の抵抗(コントロールの努力)がある	抵抗(コントロールの努力)はほとんどない
顕著に侵入的で望ましくない	若干,侵入的で望ましくない	意識化した思考に移行することが多い
中等度のコントロール不能感がある	コントロール不能感が強い	コントロールの可否はあまり意識されない
意識化しやすい	意識化しやすい	意識化はそう容易でない
中和化を伴うことが多い	中和化を伴うことがある	中和化を伴うことはほとんどない
受け入れは非常に困難	受け入れはかなり困難	受け入れは容易
説明不能という感覚が強い(意味がない,など)	誇張されているが説明可能	自明のこととして説明可能
論理的な議論に従いにくい	多少は論理的な議論に応じる	論理的な議論を受け入れやすい

[a]:Salkovskis(1985)の比較に基づいて作成.

イメージや衝動の形を取りうる」を挙げ，NATsの特徴は，「侵入的な色彩が薄い，アクセスがそう容易ではない，合理的，自我親和的，言語的な形を取ることが多くイメージはまれ」と記している。残念ながら，強迫観念と抑うつ的なNATsを比較した実証研究は今のところないため，Salkovskis（1985）が示した鑑別点の妥当性を検討することはできない。しかし，強迫観念と抑うつ的認知に関して得られている知見から，表2.4を鑑別点の一覧の試案と見ることはできるだろう。

II　強迫行為

1．オバート中和化の諸形式

1）強迫行為

　強迫行為とは，不安を小さくしたり恐ろしい結果が実現したりするのを防ぐために行われる，反復行為（洗浄，確認，順番に並べるなど）や心の中の行為（祈る，数える，あるフレーズを繰り返すなど）を指す（DSM-IV-TR；APA, 2000）。多くの場合，やむにやまれぬ衝動（電気のスイッチが消えているかどうか，もう一度確かめようという衝動やプレッシャーなど）に駆られて強迫行為が行われる。DSM-IV-TRは，「強迫行為の目的は，楽しみや満足を得るためではない」としており，この除外規定によって，他の嗜癖や衝動制御障害（窃盗癖，病的賭博，抜毛癖，強迫的マスターベーションなど）との鑑別が可能になる。強迫行為の典型例としては，ドアノブに触れた後に自分の手を洗いたいという強烈な衝動に駆られた場合の行動がある。この場合，ドアノブに触れたことで自分が汚れたという強迫的な考えが生じて，不安が軽くなるまで手を洗わないではいられなくなる。満足できるレベルにまで不安が和らいで初めて，手洗いの儀式をやめることができる。

　強迫行為の際立つ特徴として，以下の4項目が挙げられている（Rachman & Shafran, 1998）。

　　1．意図的に行われる反復的で常同的な行為である。
　　2．実行を強いる主観的な強いプレッシャーや衝動が存在する。
　　3．自分の意思でコントロールできるという感覚が乏しい。

4. 苦痛の予防や軽減，恐ろしい結果の予防，結果の恐ろしさの軽減を目的とする。

　強迫行為は当人にとって自我違和的であり，よくてもその一部だけなら受け入れられるという程度で，通常はやりすぎとか，大げさといった思いを伴っている。落ち着いた状態のOCD患者は，強迫行為が無意味で不合理だと認めることすらある。このためOCD患者は，強迫行為をするのを遅らせよう，我慢しようと主観的抵抗を試みることもある。しかし最終的には強い衝動に負けて，強迫行為を実行するに至る（Rachman & Shafran, 1998）。こうして多くのOCD患者が強迫行為と闘うのをあきらめ，わずかにしか抵抗しなくなったり，まったく抵抗しないようになったりする（Foa & Kozak, 1995 ; Stern & Cobb, 1978）。

　強迫観念と強迫行為は機能的に関連している。通常，強迫観念が不安を呼び起こし，その不安を和らげるために強迫行為が行われる。実際，大部分のOCD患者（75〜91％）で強迫観念と強迫行為の双方が認められる（Akhtar et al., 1975 ; Foa & Kozak, 1995）。因子分析を用いた症候学的研究では，強迫観念と強迫行為をはっきり別個の症状とみなすことに疑義が呈されているくらいである（Calamari et al., 1999 ; Leckman et al., 1997 ; Summerfeldt et al., 1999など）。しかし，筆者らが作成した新しい評価尺度を用いた研究では，強迫観念と強迫行為は明確に異なる次元を形成していた（Clark, Antony, Beck, Swinson, & Steer, 2003）。この知見は，強迫観念と強迫行為を「機能的な関連はあるものの別個の事象として扱う」という従来の慣例を支持している。

　強迫行為は，OCDに限って見られる精神病理現象ではない。多くの非臨床群が時に，あるいはしばしば，以下のような儀式的行動を取っている（Muris, Merckelbach, & Clavan, 1997 ; さらにBurns, Formea, Keortge, & Sternberger, 1995も参照）。

1. 確認
2. 手洗い，掃除，整理整頓
3. 「魔術的な」防衛行為
4. 特定事物の回避

当然ながらOCD患者の強迫行為には，出現頻度や切迫度が高い，強い抵抗と不快感を生む，否定的な考えや気分に応じて頻繁に行われるなどの特徴が認められる。確認や保証希求などの強迫行為は，GADや心気症などの他の精神障害でも見られる（Faloon et al., 1993 ; Schut et al., 2001）。以上の知見は強迫観念に関する所見同様，OCDが次元的な現象であることを示している。
　強迫的（compulsive） という用語は，他にもさまざまな反復行動を表現する際に用いられている。たとえば，不安に基づく習慣行動（爪噛み，抜毛癖など），嗜癖行動（病的賭博，過食，アルコール依存など），その他の衝動制御障害などで用いられる。しかし，これらの病的な行動が強迫行為と異なるのは，前者が明らかに多少の楽しみを得ようとして行われるのに対して，強迫行為にはその特徴がまったくないという点である（Foa & Steketee, 1979 ; Hollander & Wong, 2000）。加えて，チック障害も強迫行為と混同されることがある。O'Corner（2001）はチックと強迫行為の鑑別点について，チックが不随意的かつ衝動的で目的のない動作であるのに対して，強迫行為は侵入思考のあとに起きる意図的な行動である場合が多いとしている。実際，臨床現場でのオバート強迫行為とチックの鑑別はかなり信頼できるものである。

2) 強迫衝動

　儀式行為を行う前に生じる強迫衝動と強迫行為は，双方を区別することができる。強迫衝動は，強迫観念の発生から強迫行為の実行に至るまでの間の心的活動である（Rachman & Hodgson, 1980, 211頁）。強迫衝動の定義上の特徴は，以下の6項目にまとめることができる。

1. 強迫観念と関連がある。
2. 行動へと駆り立てる。
3. 発生に寄与する内的因子と外的因子がある。
4. 強迫儀式に関連していることが多い。
5. 心的抵抗を伴う場合が多い。
6. 強迫行為を実行しないで我慢できる場合がある。

　強迫観念が生じると強迫衝動が強まり，強迫行為を実行すると苦痛は軽減し衝動は弱まる（Rachman, de Silva, & Roper, 1976）。強迫反応を評価する際には，

強迫行為を実行する契機となる強迫衝動を考慮する必要がある。

3）中和化

OCDを論じる際に欠かせない概念のひとつに中和化（neutralization）があるが、この概念に関して、これまでのOCDの文献には若干の混乱がある。当初は事態を「正そう」としたり、非難されるような事態を避けようとしたりする強迫行為や認知的方略を指していた（Salkovskis, 1985）。後年、SalkovskisとWestbrook（1989）はこの概念をはるかに拡大し、強迫観念に反応して意図的に、もしくは努力して行われる内容すべてを中和化と呼んだ。一方、FreestonとLadouceur（1997b）は中和化をより狭く定義していて、筆者の見解ではこちらの方が臨床家や研究者にとっての有用性が高い。その定義は、「強迫観念とそれがもたらす苦痛を取り除いたり、予防したり、軽減したりするために、意図的に、もしくは努力して行われる認知的所作または行動的所作」となっている（Freeston & Ladouceur, 1997b, 344頁）。

強迫行為と中和化の区別はそう容易ではなく、特に心の中で行う行為や認知的儀式を強迫行為に含めると、両者の区別はさらに困難になる。RachmanとShafran（1998）は、両者を区別する明快な説明の仕方を提示している。強迫儀式は、常同的かつ意図的に反復して行われるパターン化された行為で、強迫観念にまつわる苦痛や予期される否定的結果を軽減または予防することを目的としている。一方の中和化は、当人の思考や行動の悪影響を消して強迫観念を「正す」ことを目的とする反応であり、反応の仕方としては中和化の方が幅が広く柔軟である。中和化は、強迫観念が示す恐ろしい結末の実現阻止を目的にしている場合と、そうでない場合がある。中和化の最大の目的は、思考や行動の影響を消し去ることである。中和化はカバートの形を取りやすく、強迫行為はオバートになりやすいという特徴があるが、両者とも不安を軽減するための試みである。

強迫行為と中和化の違いを具体的に示すために、例を挙げよう。ある若い女性には、体調を崩して嘔吐するという内容の強迫反芻があった。そのせいで、彼女は時々繰り返し手を洗い、長時間入浴して体が汚れないようにしていた。汚染の恐怖を和らげるこの行動はかなり厳密な手順に従っており、明らかに強迫的であった。しかしそれ以外のときは、「体調を崩す」という強迫観念を楽しいイメージに置き換えようとしていた。この後者の反応こそが中和化である。

なぜなら，置換するイメージの内容はさまざまに変化しており，この置換は，強迫観念がもたらす苦痛に満ちた否定的な影響を消すための意図的な方略だったからである。さらに言えば，彼女はこのように楽しいことを考えていれば，「体調を崩す」という強迫観念が現実化する確率が高まることはないと信じていた。

中和化と強迫行為は，OCD の病態で同じような役割を果たしている。カバート中和化には，強迫観念が生み出す苦痛をすばやく軽減するというエビデンスがある。しかしもっと長いスパン（30～60分）で見ると，中和化したことで不快感が増し，中和化の衝動が強まり，中和化反応が一層増す可能性が高まる（Rachman, Shafran, Mitchell, Trant, & Teachman, 1996 ; Salkovskis, Westbrook, Davis, Jeavons, & Gledhill, 1997）。Rachman（1998）が記しているように，恐れている結果を中和化で防ぎうるというエビデンスはなく，中和化によって主観的な不快感が減ることもないが，当人は，まさにその中和化をするせいで中和化と決別できずにいる。

4）保証の希求

OCD 患者はしばしば周囲の人に，強迫観念に関連する恐ろしい結果が実現しないことや，強迫行為や中和化が確実に行われたことについて，保証の希求（reassurance seeking）を繰り返す。たとえば，ある男性には強迫反芻があり，自分の妻が高校時代にデート相手の少年と性的関係をもったという侵入思考や侵入イメージをたびたび体験していた。男性が妻に繰り返し求めたのは，妻が（その男性の観点からして）反道徳的な行為を犯したと自覚しており，後悔しているという保証だった。長年男性は，すべて無意味なこととわかっていながら，同じ質問を尋問調で妻に浴びせつづけずにはいられず，ついには妻が傍目にもわかるほど動揺するのだった。夫妻は，しつこく質問しないではいられない夫の状態は病的な強迫症状であり，治療が必要ということで意見が一致した。このケースでは，「そのときセックスを楽しんだのか？」などと訊ねて，自分が恐れている事態がなかったと保証するよう夫は妻に繰り返し求めていた。

一方，強迫行為を終わらせたいともがいている場合には，強迫行為を行わなくても悪い結果は起きないという保証を求めることもある。たとえば確認強迫の患者の中には，コンロの火を本当に消してあるか，玄関の鍵が掛かっているか，本当に書類にサインをしてから封筒の封をしたかなどを家族に訊ねる者もいる。

保証の希求は，OCDの有無にかかわらず，望まない侵入思考を体験した人が対処するためによく用いる反応の仕方で（Freeston & Ladouceur, 1997b ; Ladouceur et al., 2000），強迫的な侵入思考をコントロールできないという感覚と深いつながりがあるようである（Purdon & Clark, 1994b）。臨床経験によれば，絶えず周囲に保証を求める人は，強迫観念とそれが生む不安を，とりわけ強く感じていることが多い。患者はまるで他人に保証を求めることによって強迫観念の現実的な危険性を確かめているかのようである。機能面から見ると，保証の希求によって強迫観念の内容が実現することの責任を他人に一部分担してもらい，自他に危害が及ぶのを防がなくてはならないという当人の責任を小さくしようとしているのかもしれない（Salkovskis, 1985）。あるいは強迫行為の場合と同様，保証を希求することで不安を軽減しようとしているのかもしれない。とは言え，情報を求めている当人には，返事の内容がわかっていることが多い（Rachman & Shafran, 1998）。

5）回避

　OCD患者が，強迫対策としてしばしば最初に選ぶ手段が回避である。多くのOCDで回避行動が見られるが，洗浄強迫など恐怖症的要素の強い亜型で特に頻繁に認められる（Rachman & Hodgson, 1980）。洗浄強迫患者は，汚れや病気の感染を強く恐れている。細心の注意を払い，少しでも汚れと接触しそうな状況（公共の場所，他人との身体接触，病院やクリニックなど）をすべて避けようとすることが多い。そして回避がうまくいかない場合に，不安から「逃れよう」として洗浄強迫行為を行うのである。

　回避は恐怖対象に曝露する機会を奪うことを通して，強迫観念の特徴をかえって強化すると考えられている。それだけではない。強迫観念の脅威的本質を反証する機会も奪ってしまう。

　表2.5に，OCDで見られるオバート反応のさまざまなタイプを挙げて，定義と具体例を記した。

6）中和化の機能

　以上見てきたように，強迫行為，中和化，保証の希求，回避には，強迫症状を持続させて悪化させる働きがある。ではOCD患者は，なぜ適応性を欠くこうした行動パターンを取りつづけるのだろう？　主な理由のひとつは，強迫行

表 2.5 強迫行為と他のオバート／カバート中和化の定義と具体例

反応方略	定義	具体例
強迫儀式 compulsive rituals	主観的な圧力のもと意図的に行われる常同的かつ反復的な反応。多くの場合，当人もその圧力が過剰だと自覚していて，抵抗を試みるが，結局，実行しないではいられなくなる。	汚染の恐怖に反応して手を繰り返し洗い，ついには手がヒリヒリして，出血までするようになる。
強迫衝動 compulsive urges	強迫観念の発生から強迫行為の実行に至るまでの間の主観的な体験で，当人は内的な刺激や外的な刺激に駆り立てられ，行動化を強いられていると感じる。	確認強迫にとらわれている人が，玄関に鍵が掛かっているかどうかを疑う。鍵を閉めたことは覚えているが，確認しなくてはいけないという衝動が余りにも強く，結局，家に戻って再度ドアノブを回す。
中和化 neutralization	強迫観念の出現阻止，強迫観念に伴う不快軽減，強迫観念が示す恐ろしい結末の実現回避を目的として行われる意図的かつ自発的で努力を伴う行動。外部からの観察が容易なオバート・タイプの場合も，心の中で行われるカバート・タイプの場合もある。	ある若い女性には，ボーイフレンドを傷つけるのではないかという侵入思考がある。侵入思考を体験するたびに，それまでやっていたことを繰り返したり，何かよいことを考えたりして，加害強迫観念の否定的影響を打ち消すようにしている。
保証の希求 reassurance seeking	侵入思考で予想される脅威を減らそうとして，役立ちそうな情報をしつこく求める。答えはわかっていても，そうしないではいられない。	深刻な強迫観念をもつある患者は，治療セッションが終わっても，本当に終わったのかどうか確信をもてないため，はっきり終了を告げられるまで立ち去れないでいる。
回避 avoidance	強迫観念を呼び起こす内的な刺激や外的な刺激を避けるために行われる努力や行動。	ある患者は特定の食物，音楽，自室の物品，数字の14を避けている。というのも，これらと接すると，加害や性関連の強迫観念が出て，ひどく動揺するからだ。

為や他の中和化が不安を一時的に軽くすることにある。実験を通して，強迫行為や中和化が不安を軽減するというエビデンスが集積されている。強迫観念を引き起こす刺激に曝露した OCD 患者は，不安が急激に高まるのを感じる。その不安は，強迫行為を先延ばしにするより実行する方が早く弱まる（Rachman & Hodgson, 1980 ; Rachman & Shafran, 1998）。強迫行為や中和化を執拗に続ける他の理由としては，好ましからぬ危険な事態に陥る可能性が小さくなったり（Carr, 1974），自他に危害が及ぶのを防がなくてはならないという責任感が薄まったりする（Salkovskis, 1985, 1989a, 1999）ように感じられることがある。

患者を強迫行為に誘い込む別の因子に，**しっくりくる（just right）**感覚がある。OCD 患者は，自分が「しっくりくる」まで強迫儀式を続けがちである（Leckman et al., 2000）。しかし，この「しっくりくる」という基準は，中和化が完了する時点を見きわめるのに役立たないことも多い。というのも，患者は強い不安が続いている最中も，曖昧で確認不能な完了基準を使っているからである（Richards, 1995）。

「しっくりくる」感覚は，物事を特定の順序や正確さで収めたいという対称性や正確さに関する OCD において，重要な役割を果たしている可能性がある（Rasmussen & Eisen, 1992 ; Summerfeldt et al., 1999）。このタイプの OCD では，物事がいったん本来あるべき状態に収まると，主観的な安堵感や「しっくりくる」感覚が生まれる。加えて強迫性緩慢やチック関連の OCD でも，「しっくりくる」感覚が病態と関わっている可能性がある（Leckman et al., 2000）。Leckman らは，患者にとって物事は「手触り」や「聞こえ方」がしっくりくるだけでは不十分で，特に「見かけ」がしっくりくる必要があると述べている。こうして「しっくりくる」感覚が得られるまで，強迫行為や他の中和化が繰り返し行われる。

2．カバート中和化とメンタルコントロールの諸形式

認知行動理論の立場に立つ OCD の研究者は，強迫観念に対するいかなる反応も強迫症状の持続に寄与しうると強調する。それゆえ調査対象は，すでに十分な裏づけのあるオバート強迫儀式だけでなく，強迫観念や，それに伴う不安を統御しようとするメンタルコントロール方略に広げられてきた。こうした調査の結果，OCD 患者は強迫観念に対処する際，想定よりはるかに頻繁にさまざまな思考コントロール方略（行動的気そらし，思考中断，思考内容が取るに

足りないと自分に言い聞かせる,思考の置換,思考内容を口にする,何もしない,合理化など)を用いていると判明した。Freeston と Ladouceur (1997b) によれば,OCD 患者が用いるコントロール方略の多くは強迫症状とは見なされないという。具体的には,認知的儀式(心の中の強迫行為)や中和化と認められるのは,OCD 患者が行っている認知的方略の3分の1,行動的方略の4分の1に過ぎないと報告されている。

　思いがけない結果を報告している研究もある。OCD 患者が実行しているメンタルコントロール方略は,非臨床群のコントロール方略と意外なほど似通っているというのである。非臨床群と OCD 患者を比較したところ,望んでいない侵入思考や強迫観念に対して両者が用いる合理化(心配している内容がナンセンスであると自分に言い聞かせる試みなど)と保証希求の頻度に差は認められず,どうやら気そらしの使用頻度にも差がないという。しかし OCD 患者は非臨床的対照群よりも,オバート強迫行為,心の中での確認,思考中断,自問,心配,自責,再評価を,はるかに頻繁に行っているという報告がある (Abramowitz, Whiteside, Kalsy, & Tolin, 2003 ; Amir, Cashman et al., 1997 ; Landouceur et al., 2000)。強迫的な侵入思考に対する「何もしない」反応は,OCD 患者よりも非臨床群で多く見られる (Landouceur et al., 2000 ; Rachman & de Silva, 1978 など)。加えて,ある種のメンタル方略(自己処罰,心配など)は,強迫症状のコントロールに特に役立たないという間接的なエビデンスもある。しかし治療の奏功例を見てみると,OCD 患者は気そらしの利用が目立って増え,自分を罰する機会が格段に減っている (Abramowitz, Whiteside et al., 2003)。

　OCD 患者と非臨床群の最も重要な相違点のひとつは,思考のコントロールについての認識すなわち評価である。OCD 患者は非臨床群と比べて,強迫観念のコントロールにかける時間も努力の大きさも勝るが,自分のメンタルコントロール方略の機能については,はるかに低い評価を下す (Ladouceur et al., 2000)。さらに一部の研究者は,ある種のメンタルコントロール方略(中和化,保証希求,思考中断など)を用いると,コントロール感覚が低下して苦痛が増す可能性があると報告している (Freeston, Ladouceur, Thibodeau, & Gagnon, 1991, 1992 ; Freeston & Ladouceur, 1993 ; Purdon & Clark, 1994b)。一方,メンタルコントロールのタイプによる効果の違いは小さいという報告もある (Clark et al., 2000 ; Purdon & Clark, 1994a)。Freeston ら (1995) は,ある思考コント

ロール方略が他より有効であるというエビデンスは存在しないと言い切っている。望まない侵入思考や強迫観念に対して用いられる思考コントロール方略は，さまざまな因子（文脈，強迫観念の内容，侵入思考が心配なのか強迫観念なのかなど）によって異なっている可能性がある（Freeston et al, 1995 ; Langlois et al., 2000b ; Lee & Kwon, 2003）。表 2.6 に，望まない侵入思考や強迫観念に対するカバート中和化とメンタルコントロールについて，最新の知見をまとめて示した。

III　まとめと結論

　強迫的な思考，イメージ，衝動のアセスメントが難しいことは，この現象の本質に理由がある。強迫観念の内容は特定のテーマに絞られる傾向があるが，強迫症状の実態は個々の関心や生活体験の影響を受け，当人に特有なものになることが多い。ほとんどの思考，イメージ，衝動は，当該の体験への反応が病的であれば，強迫観念である可能性がある。ある認知現象が強迫的なものかどうかを判断する際には，表 2.2 に示した強迫観念の 5 つの中核的な特徴の有無が参考になるだろう。しかし強迫観念を正しく評価するためには，正常な望まない侵入思考，優格観念，妄想，心配，否定的自動思考から，臨床的な強迫観念を鑑別する力量が必要である。この鑑別には，表 2.3 と表 2.4 が役立つだろう。

　従来の OCD 研究や治療は，OCD の持続因子としてオバートな強迫儀式の役割に焦点を絞る傾向があった。もちろん強迫行為が重要であることに異論はないが，OCD の病態や治療の研究では，はるかに広範囲のオバート反応とカバート反応を考慮に入れる必要がある。オバート中和化，カバート中和化，保証の希求だけでなく，効果の劣る種々のメンタルコントロール方略も，強迫現象への適応性を欠く反応の中に含めて考察しなくてはならない。これらの認知的反応の多くは，健常者や他の精神障害でも見つかっている。この方略は，頻繁に出現して大きな苦痛をもたらす強迫観念に用いられる場合，ほとんど効果がないように思われる。それでも患者が同じ方略を懸命に使いつづけるのは，一時的に不安が軽くなり，恐れている結果の実現可能性が小さくなって，自分の責任が軽くなるように感じられるからである。このあとの章で論じるように，OCD の治療に当たる認知行動療法家は強迫儀式だけでなく，その他のさまざまなメンタルコントロール反応にも取り組む必要がある。

表 2.6　強迫観念のカバート中和化と意図的コントロールの特徴

特徴	説明
メンタルコントロール方略の使用頻度	OCDでは，強迫観念への反応としてオバート／カバート強迫儀式よりも，メンタルコントロール方略の方が頻繁に用いられる。
コントロール方略の多様性	OCD患者は，非臨床群が用いる思考コントロール方略と変わらないものを種々用いている。
非機能的なコントロール方略	OCD患者は非臨床群よりも，非機能的な方略（強迫儀式，思考中断，自己処罰，心配など）を用いがちである。
「何もしない」	望まない侵入思考に対して「何もしない」のは，何かをするよりも反応戦略として有効だが，OCD患者は非臨床群より，侵入体験に対して「何もしない」可能性は低い。
効果のないコントロール方略	OCD患者が用いる思考コントロール方略は，非臨床群が用いるものと比較すると，そのほとんどが，望まない侵入体験の頻度や強度のコントロールに効果を発揮しない。
苦痛との関係	逃避／回避を用いるコントロール方略は，全体的な苦痛を増強しがちであるのに対して，侵入体験についての熟考は不安を増しがちである。
侵入体験の否定的評価	うまく機能しない特定の反応方略（逃避／回避など）は，侵入体験に対する受け入れがたさ，自我違和性，コントロール不能感，責任の増加といった評価の増加と関連している可能性がある。
思考の文脈と内容	思考の文脈や内容は，その思考に対してどのコントロール方略を採用するのかを左右する。
否定的な気分	不快気分や不安，抑うつ症状があると，思考コントロールの効果は低下する。

第Ⅱ部

認知行動理論と研究

第3章
強迫性障害の行動理論

　OCD の心理学的な理論と治療に関する研究は，1960 年代から 70 年代の初期にかけて，行動理論に基づく OCD への臨床的アプローチと学習に関する実験研究から本格的に始まった。当時，OCD は不安障害のひとつに位置づけられていたため，強迫症状の理論と治療は，恐怖の出現，持続，修正に関する行動理論から論じるのが当然とみなされた。

　OCD に関する初期の行動理論と行動療法は，オバート強迫行為——特に洗浄強迫と確認儀式——を主な対象としていた。要（かなめ）となった概念は**不安低減仮説**（anxiety reduction hypothesis）で，症状が持続するのは，強迫行為に不安低減作用があり，回避学習が行われるためと考えられていた。確かに手洗いなどの強迫行為を行うと，強迫観念が生み出す主観的な強い不安は軽減する（Carr, 1974；Teasdale, 1974）。不安や苦痛の軽減が促されると，儀式行為はその後も確実に繰り返されることになる。しかし矛盾するようだが，強迫行為には恐怖を引き起こす強迫観念の性質を保存する働きもあるため，強迫観念と強迫行為は互いに頻度と強度をエスカレートさせる悪循環に陥る（H. J. Eysenck & Rachman, 1965；Rachman & Hodgson, 1980）。強迫観念は他の恐怖刺激と同じように，条件づけられた不快刺激であり，深い傷や動揺をもたらした先行体験と結びつくことで，不安や不快感を引き起こす力を獲得すると考えられる（Steketee, 1993）。

　OCD の行動理論は，O. H. Mowrer（1939, 1953, 1960）の恐怖と回避からなる 2 段階理論に基づいていた。第 1 段階では，古典的な条件づけによって強迫的な不安が育っていく。すなわち，元々なんでもなかったもの（包丁など）が，嫌悪感を伴う体験（わが子を刺し殺す考えが突然頭に浮かぶなど）と結びつくことで，不快感を引き起こす力を獲得する。次の第 2 段階では，強迫的な不安を軽くしうるすべての行動が，不安低減効果により負の強化を受ける

(Steketee, 1993)。したがって強迫観念に対する防衛として，まずは回避（包丁を使わないようにするなど）が試みられることが多い。しかし，回避だけでは問題が解決しないことが多く，完全には回避しつづけられないことも多い（包丁は調理に欠かせないなど）。そのような状況では，たとえば自分がわが子を傷つけていないという保証を求める行為は，保証してもらうことで不安が軽減するため負の強化を受ける可能性がある。その結果，のちにわが子を傷つける類の思考が頭をかすめるたびに，保証を求めることになる。

　1960年代半ば以前は，OCDに有効な心理療法や薬物療法は存在しなかった。行動療法の技法をOCDで試みた初期の臨床研究の結果は，ある程度有効，判定困難など，あまり芳しいものではなかった。当時試された行動療法の技法は，系統的脱感作，モデリング，オペラント強化，嫌悪解放，リラクセーション療法などであった（Emmelkamp, 1982 ; Foa, Franklin, & Kozak, 1998 ; Kozak & Foa, 1997）。

　こうした中，1966年にVictor Meyerが曝露反応妨害法（ERP : exposure and response prevention）を開発したことが，OCDの行動療法にとって大きな転機となった（Meyer, 1966 ; Meyer, Levy, & Schnurer, 1974）。ERPの理論的基盤となっているのは，2段階理論における恐怖と回避である。その後30年以上にわたって多くの臨床研究が行われ，ERPを終えたOCD患者の60～85％で，症状の著しい改善が認められることが確認されている（以下の総説とメタ分析を参照。Abramowitz, 1998 ; Emmelkamp, 1982 ; Foa & Steketee, 1979 ; Rachman & Hodgson, 1980 ; Stanley & Turner, 1995 ; van Balkom et al., 1994）。ERPは，本書後半で精述する新しい認知行動療法（CBT）など，今日効果を上げているすべてのOCDの心理療法において，中核的な役割を担っている。

　本章では，OCDの行動理論を概観する。初めに，行動モデルの実証研究の現状を検討する。次に，新たに認知行動理論を生み出す契機となった行動理論の問題点に考察を加える。さらにERPについて解説し，強迫観念に対するさまざまな行動療法の技法を紹介する。そして，ERPに関する実証研究の現状と効果研究について論評する。最後に強迫症状に対する行動療法の限界に触れ，認知療法的な側面を取り入れた新しいアプローチが試みられるようになった経緯を論じる。

I 行動理論

1. 強迫観念

　Rachman（1971）の主張によれば，強迫観念は，他の恐怖刺激と同様，苦痛や不快をもたらす**条件づけられた不快刺激（conditioned noxious stimuli）**であり，その苦痛を軽くするためにしばしば回避行動（もしくは強迫行為）が生じる。しかし強迫観念と恐怖刺激を比較すると，前者の方がより内因的で，抑うつとの結びつきが強く，両者をまったく同一に論じることはできない。強迫観念が持続するのは侵入思考の馴化（habituation）に失敗して，感作すなわち反応性が高まるからである。望まない侵入思考（強迫観念）に対する反応性や感受性を高める因子は数多くあり，たとえば，不快気分の存在，元々ある性格の脆弱性（内向性，過度の誠実さ，道徳面での硬直性など），ストレス，過覚醒状態，コントロール不能感などである（Rachman, 1971, 1976a, 1978 ; Rachman & Hodgson, 1980）。さらに，積極的回避行動（強迫儀式など）と消極的回避行動（強迫観念を引き起こす刺激の回避など）は強迫観念の馴化の失敗に寄与して，強迫観念に対する感受性を高める働きもする。RachmanとHodgson（1980）は，強迫観念に対する脆弱性として次の5つの因子を挙げている。

1. 不快気分の存在
2. ストレスへの曝露
3. 思考内容に対して感じる耐えがたさ，もしくは，受け入れがたさ
4. 脅威となる刺激に対する感受性の高まり
5. 気分変調，高い情動性または神経症傾向，内向性が認められる性格

2. 強迫行為

　掃除，確認，保証の希求などの強迫儀式は，回避学習やMowrer（1953）の言う「解決学習」のせいで持続する。回避学習が成立するのは，学習したなんらかの活動によって，不快な刺激や不安を煽る刺激への曝露を回避したり予防したりするときである（Teasdale, 1974）。回避活動はオペラント条件づけに

よって強化される。OCDで強迫行為が積極的回避の形を取るのは，その回避が強迫観念に伴う不安を軽減するからである（Emmelkamp, 1982）。しかし重症のOCD患者の場合，不安の軽減効果はきわめて短期間（せいぜい数分間程度）しか続かないことが多いため，「不安の発生と軽減」というサイクルが延々と繰り返される。

不安の軽減は，強迫行為の持続に関する十分条件だが必要条件ではない。というのも，少数ながら強迫儀式を行っても不安が軽くならず，かえって不安が増してしまう例があるからである。そのような場合，強迫行為は自責感や不快気分などの，他の否定的な感情を軽減したり，たとえ一時的に不安が増しても長期の不快が生じる確率を下げたりして（もしくは長期の安心を得たりして）いるのかもしれない（Carr, 1974 ; Rachman & Hodgson, 1980）。たとえば確認強迫の患者は，確認行為の繰り返しがイライラや不安の増大につながっても，コンロの火が消えているかどうかを確認しつづける。より深刻な長期的な結末——消し忘れによる出火——の発生を防ぐために，いっときの苦痛は厭わない。

3. 実証研究による支持

検証可能な仮説がOCDの行動モデルから数多く生み出されており，Rachman, Marks, Foa, Emmelkampらが精力的に実験研究を行ってきた。強迫観念は古典的条件づけによって不安を伴うようになるとされているため，強迫観念の出現には外的なトラウマやストレッサーが関与していなければならない。実際，外的な刺激によって強迫観念が生じる可能性を支持する実証的なエビデンスが，かなり報告されている（Steketee et al., 1985 ; Roper, Rachman, & Hodgson, 1973）。しかし，強迫観念や望まない侵入思考の20～30％は外的刺激のない状態で生じているし，強迫観念の内容と実際の出来事の関連は乏しい場合が多い（Rachman & Hodgson, 1980）。ストレスに満ちたライフイベントや環境は，確かにOCDに影響を及ぼしているように思われるが，行動理論モデルにおける古典的条件づけが暗に示しているとおり，強迫症状の出現に直接影響することはめったにない（Steketee, 1983）。強迫観念は外傷やひどい嫌悪をもたらす体験と結びついて生まれるという仮説は，実証研究が総合的に支持しているとは言え，十分説得力のある支持があるとまでは言えない。

強迫観念に主観的な不安や苦痛，生理的な不安や苦痛が伴うことに関する実験的エビデンスはかなり集積されている。汚染恐怖，間違いをしでかしたの

ではないかという疑念などの強迫観念が生じると,主観的な苦痛が増大したり生理的な過覚醒が生じたりして強迫儀式を行うことになる(Boulougouris, Rabavilas, & Stefanis, 1997 ; Boulougouris & Bassiakos, 1973 ; Hodgson & Rachman, 1972 ; Roper et al., 1973 ; Roper & Rachman, 1976 ; Rabavilas & Boulougouris, 1974 など)。さらに否定的な気分(すなわち不快気分や不安など)があると,望まない侵入思考を意識から追い払ったり取り除いたりするのが難しくなる。たとえば抑うつ状態にある人は,望まない認知への対処法である気そらしや思考の置換を,あまりうまく使えなくなる(Conway, Howell, & Giannopoulos, 1991 ; Reynolds & Salkovskis, 1992 ; Sutherland, Newman, & Rachman, 1982 など)。

行動モデルでは,強迫観念をもちやすい人は望まない侵入思考や強迫観念に対する反応性や感受性が高いとされている。OCD 患者は非臨床群(対照群)と比べて,望まない侵入思考や強迫観念の強度や不快さ,苦痛,受け入れがたさをより強く感じる(Calamari & Janeck, 1997 ; Rachman & de Silva, 1978)。しかし OCD 患者であれ非臨床群(対照群)であれ,強迫観念が繰り返し体験されると,その強度や反応性が低下するとわかっており,これは行動モデルの予測と逆である(Janeck & Calamari, 1999 ; Parkinson & Rackman 1980 ; Rachman & de Silva, 1978)。

最後にもうひとつ,行動理論の重要な仮説がある。強迫行為やその他の中和化は,苦痛を一時的に軽減させ強迫観念に対するコントロール感を増大させる,というものである。洗浄や確認のようなオバート強迫行為が行われると,主観的な不快感が即座に大きく減少する点については,実験的証拠が数多く存在する(この実験研究に関する文献の総説は,Rachman & Hodgson, 1980 ; Rachman & Shafran, 1998 参照)。さらに,この結果はカバート中和化にも適用することができる。最近の研究では(Marks et al., 2000),強迫観念の影響を打ち消すようなイメージを思い浮かべる——たとえば,正確さにこだわる強迫観念をもつ人が,帰宅していつもの場所にないものをいつもの場所に戻すところを想像する——と,主観的な不快感が大きく軽減すると OCD 患者が報告している。

ところが,強迫行為やその他の中和化を行ったからと言って,不安は必ずしも軽減するわけではない。一部の強迫行為(およそ 20%)では,主観的な不安が上昇する。その上,中和化によって不安が一時的に軽減するのは強迫観念

に限ったことではなく，不安なイメージなど他のタイプの思考を中和化するときにも見られる現象である（Marks et al., 2000）。後者について，行動理論で説明するのはなかなか難しい。

まとめると，行動理論による説明の一部は多くの研究によって実証的に支持されている。表3.1は，行動モデルに関する実証研究の概観である。ほとんどの強迫観念は不安や不快感をもたらし，OCD傾向のある人はある種の望まない思考や強迫観念に対する反応性が強く，多くの場合に強迫行為やその他の中和化が一時的に不快感を軽減させる。しかし行動モデルには，実証的知見と一致しがたい重要な側面がある。強迫観念がトラウマ体験や不快な体験と結びついてもたらされる，という見解を支持する証拠はほとんどない。不安を発生させない無意味な強迫観念の存在（特定のフレーズやメロディなどの侵入）や，不安を軽減させるどころか増大させる強迫行為の持続は，行動モデルでは証明が難しい。

条件づけ理論のもうひとつの問題は，多くのOCD患者が複数の強迫観念をもっていて，その内容が時とともに変化するという事実である。さまざまな中立的思考と不快体験の無数の組み合わせに曝露したからと言って，強迫観念が変化するとは考えにくい。加えて，ランダム分布に従わない強迫観念の実態は，古典的条件づけ理論では説明が難しい（すなわち，恐怖の範囲は限定されることが多く，古典的条件づけの説明と一致しない）。さらに，恐怖の2段階理論がもつ問題点は，OCDの行動理論にも当てはまる（Rachman, 1976b, 1977参照）。以上のような理由から，強迫観念と強迫行為の2段階条件づけモデルはもはや支持されていない（Carr, 1974 ; Emmelkamp, 1982 ; Rachman & Hodgson, 1980 ; Salkovskis, 1989b）。

II　OCDの行動療法

1．曝露反応妨害法（ERP）

Victor Meyer（1966）は，OCDの治療に曝露反応妨害法（ERP : exposure and response prevention）を用いた最初の症例報告を公にした。Meyerの考えでは，OCD患者を説得して恐怖状況に留まらせ儀式行為をできないようにすれば，患者は起きると恐れていた結果が実際には起きないことを学ぶはず

表 3.1　OCD の行動モデルの実証研究の状況

肯定的知見
・たいていの強迫的な思考，イメージ，衝動は，不安や不快感を生み出す。
・OCD 傾向のある人は，特定の望まない侵入思考や強迫観念に対する反応性が強い。
・強迫行為やその他の中和化は，しばしば不安や不快感を一時的に軽減する。

否定的知見
・強迫観念がトラウマ体験と結びついてもたらされるという証拠はほとんどない。
・少数の強迫観念（無意味なフレーズやメロディ，正確さ／対称性など）は，不安や不快感を発生させない。
・強迫行為が不安や不快感を増大させることもある。
・OCD 患者の多くが複数の強迫観念をもっている。
・強迫観念の内容はランダム分布に従わない。
・強迫観念の内容や形態は，しばしば時とともに変化する。
・強迫行為は，他の否定的な感情に反応して生じたり，想像した惨事が起こる可能性を減らすために生じたりする。

だった。OCD における結果の想定が修正され，ひいては強迫行為が止まることになると考えたのである。Meyer(1996)は強迫的に手洗いを繰り返す患者と，神を冒とくする性的強迫観念を儀式的行為の繰り返しで中和化していた患者に，ERP を使った治療を行い，その成果を報告した。いずれの患者も入院して，Meyer から直接 20〜25 時間の ERP を受けている。後年実施された ERP の治療に関する研究では，治療対象となった 15 人の OCD 患者のうち，10 人が「かなり改善」もしくは「完全に無症状」のいずれかとなり，3 分の 2 の患者は種々のフォローアップ期間ののちも治療効果を保っていた（Meyer et al., 1974）。

1）曝露

治療では，まず治療介入を構成するふたつの主要な要素——曝露と反応妨害

——の原理を患者に説明する。最初にするのは不安階層表の作成で，不安や強迫症状を引き起こすため患者が苦痛と感じたり避けたりしている状況や対象をリストアップする。表3.2は，強迫的な洗浄儀式をもつ患者の不安階層表の一例である。各状況と結びついた不快感と強迫的な衝動を評定したあと，患者が自ら進んで取り組もうと思うものの中で，最も恐怖の強い状況や最も不快な状況を選んでもらう（de Silva & Rachman, 1992）。

　治療効果を上げるためには，3つの点に注意する必要がある。まず各セッションの最中は，高レベルの不安を発生させ，それを維持しなければならない。たとえば表3.2の洗浄強迫患者の場合，セッションと次のセッションの間のホームワーク（宿題）として，自分の前に他人が座ったさまざまな椅子に座るという課題が出た。この患者には汚れや感染に関する強迫的な思考があったため，この曝露はかなりの不安を発生させることになった。たとえば職場で上司の椅子に座ると，主観的不安は90／100と評定されるほどだった。そして数分間座りつづけると，不安のレベルは30に下がった。曝露で効果を上げるためには，高レベルの不安が生じる状況に何度も曝露し，不快感のレベルがかなり下がるまで，留まりつづけることが大切である（de Silva & Rachman, 1992 ; Steketee, 1999）。

　次に，患者が苦痛を感じる状況にチャレンジするとき，治療者はしっかり患者をサポートして勇気づける必要がある。OCD患者は，強い苦痛を伴う状況への曝露をいやがることが多い。患者をサポートするときには，治療者の勇気づけが患者の不安を低減させる中和化にならないよう，注意しなければならない。より正確に言うなら，不安はひとりでに消えていく事実を患者に思い出してもらうことが肝要である。恐怖刺激に曝露しても悲惨な結果は起きないなどと言って，患者を安心させる介入は控えるべきである。これは，曝露によるセッションがターゲットとすべき中核的な恐怖だからである。

　最後に治療者は，それぞれの曝露に対する最も適切な反応の手本を示す必要がある。患者が曝露に取り組むのは，それからである（Rachman, Hodgson, & Marks, 1971 ; Rachman, Marks, & Hodgson, 1973 ; Roper, Rachman, & Marks, 1975）。患者は適切な反応を示してもらうことによって，多少の不快感はあるものの，刺激に接触しても強迫行為や中和化（手洗いなど）をしないでよいことを理解するようになる。

表 3.2 強迫的な洗浄儀式をもつ患者の不安階層表の例

項目	不安のレベル[a]
友だちのアパートで座る	10
2日間同じ服を着る	15
アパートに掃除機をかけ，汚れに触れる	25
職場で備品に埃(ほこり)がたまっているのに気づく	30
たぶん誰かが触った本に触れる	30
公共の建物のドアノブに触れる	50
公園のベンチに座る	55
アパートの床にパジャマを接触させる	65
床に落ちた服を着る	65
コインランドリーで服を洗う	75
公衆電話を使う	90
親しくない人と握手する	90
公衆トイレを使う	100

[a]：0＝不安なし〜100＝最大の不安／パニック

2）反応妨害

　ERP を構成するもうひとつの要素である反応妨害は，強迫観念によって不快感が発生しても，それを緩和したり中和化したりする強迫儀式などの反応を抑え込む治療法である。曝露を30分ほど続けてから，中和化をしないようにという指示が出る。反応妨害は治療者が同伴して，最長2時間まで継続する。治療者は，患者の強迫行為を物理的に止めようとしてはならない。気そらしや会話，勇気づけによって，患者が強迫的な儀式をしないでいられるよう手助けする（de Silva & Rachman, 1992）。加えて，患者に保証を与えないよう努めることも必要である。たとえば「確認しなくても，悪いことは本当に起こりませんか？」と訊かれたら，「どうなるか成り行きを見守りましょう」と言って患者を勇気づける。また患者は曝露中，ちょっとした代替的な儀式や心の中の

中和化によって不安を軽減しようとすることがあるので,治療者はそれにも目を配らなければならない。曝露と反応妨害の過程で患者が体験する不安を肯定的に認めることも大切である。治療者は患者の苦痛についての理解を示し,大きな恐怖に直面するために要している勇気を称賛する必要がある。

お勧めするのは,段階的曝露方略を用いて中等度の恐怖状況から始めるやり方である。中等度から重度の OCD には,90 分程度のセッションを毎日行うことが推奨されている(Kozak & Foa, 1997 ; Steketee, 1993, 1999)。それよりも軽い OCD は,週 1 回のセッションで十分だろう。しかしほとんどの治療研究は,ほぼ毎日行う 3 週間で 15 セッションというスケジュールを用いている。このような集中的な介入を実行できる臨床的環境は多くない。Abramowitz, Foa, Franklin(2003)は,週 2 回の介入でも,特に長期にわたる場合,毎日集中的に行う介入と同じ効果を示しうると報告している。多くの治療者が行っている週 1 回のセッションが,臨床的に有意な治療効果を上げるのに十分かどうかは,明らかになっていない。

実際の恐怖状況に曝露する「現実曝露」の方が,「イメージ曝露」よりも望ましい。ただ現実曝露の準備として,まずイメージ曝露を行う場合はある(de Silva & Rachman, 1992)。またイメージ曝露は,大切な人に災難や事故などの恐ろしい大惨事が起きるのではないかという心配から生じる強迫観念にも,役立つ可能性がある(de Silva & Rachman 1992 ; Foa & Kozak, 1997)。セルフコントロール曝露は,治療者アシスト曝露と同様の効果があり(Emmelkamp & Kraanen, 1977 ; Emmelkamp, van Linden, van den Heuvell, Ruphan, & Sanderman, 1989),外来で行う曝露法では家族や配偶者を協働治療者として活用することができる(Emmelkamp & DeLange, 1983 ; Emmelkamp, 1982 も参照)。以上の研究結果は,セルフコントロール ERP を外来患者に提供するという現在のやり方が,OCD の効果的な治療法であることを示している。

2. 強迫観念の行動療法

OCD と診断される患者のおよそ 20%が,はっきりわかるオバート強迫行為のない状態で強迫反芻に苦しんでいる(Freeston & Ladouceur, 1997a)。残念ながら,ERP は強迫反芻の直接的な治療にはふさわしくなさそうである(Rachman, 1976a)。行動療法家はこの状況への治療的対処法として,思考停止法,逆説志向,思考飽和法すなわち馴化訓練,オーディオテープを使う馴化

訓練など，さまざまな介入方法や ERP の修正版を提案してきた。以下，それぞれの方法について論じていく。

1）思考停止法

思考停止法は，おそらく強迫反芻の治療で最も幅広く用いられている介入法だが，その効果ははっきりしていない（Beech & Vaughan, 1978 ; Emmelkamp, 1982 ; Rachman, 1983 ; Reed, 1985）。これは，現実からかけ離れた不穏な思考の出現頻度を下げる技法として，Wolpe（1958）が導入したものである。患者は，適応性を欠く思考の中の典型的なものを言葉にするよう指示されて従うが，治療者は途中でいきなり，「ストップ！」と大きな声を上げて，患者の行動を中断する。この一連のプロセスを何度か繰り返すことで，患者は，その思考が意識に侵入する度に心の中で「ストップ！」と言うようになる。思考停止法を何度も繰り返すと，その思考は以前ほど簡単には浮かんでこないようになり，たとえ浮かんでも徐々に楽に中断できるようになる。もし「ストップ！」と言葉で言っても思考の侵入が減らない場合は，ブザーを使って思考の流れを中断してはどうかと Wolpe（1958）は勧めている。中には，机を強く叩く，電気ショックを与える，手首にはめた輪ゴムを引っ張って，パチンと手首を打つなど，強い嫌悪感をもたらす方法を用いる者もいる（Reed, 1085）。

　数多くの症例報告とわずかな割付研究が，思考停止法の効果を調査している（Bass, 1973 ; Leger, 1978 ; Likierman & Rachman, 1982 ; Stern, 1970 ; Stern, Lipsedge, & Marks, 1973 ; Tryon & Palladino, 1979 ; Yamagami, 1971 など）。結果は，よくても「まちまち」と言える程度で，多くの研究が，思考停止法は強迫反芻の持続的な低下にはあまり効果がないと報告している。さらに，強迫思考にあえて繰り返し曝露させる方法など，思考停止法とは正反対の介入法が，思考停止法と同じ効果を上げることも明らかになっている（Emmelkamp & Kwee, 1977 ; Hackmann & McLean, 1975）。Salkovskis と Westbrook（1989）は複数の研究の治療効果を計算し，患者の 46％（13/28）が強迫観念の頻度において改善を示し，12％（2/17）のみが強迫観念の苦痛評価で改善を示したと結論している。Rachman（1976a）は，思考停止法はその場しのぎの技法であり理論的根拠を欠いていると指摘している。思考停止法は，今でも臨床の現場で使用されてはいるものの，強迫反芻の直接的な治療法として使いつづける根拠となる実証的なデータは不十分である。

2）逆説志向

　逆説志向は，強迫観念を引き起こす状況や対象に対して現実曝露を行う介入である。患者は治療者の指示を受け，自分の強迫観念についてあえてじっくり考え，その妥当性に確信をもてるよう詳しく説明し誇張する。Solyom, Garza-Perez, Ledwidge, Solyom（1972）は逆説志向を用いる根拠について，多くの強迫的な考え方には相容れない思考や逆説的な考えがはっきり認められることを挙げている。以下は，逆説志向に基づいた曝露法の一例である。

> 自分は発狂するという恐ろしい思考を繰り返し体験している患者が，自分自身に向かって以下のように語りかけるよう指示された。「確かに，私は発狂しつつある。ゆっくりだが，確実にそうなっている。気違いじみた思考や習慣がひどく増えている。そのうち精神病院に入院して拘束衣を着せられ，死ぬまで誰にも相手にされず病院で過ごすことになるだろう。自分の名前すら思い出せなくなる。結婚して子どもがいることも忘れ，ゾンビになるのだ。容姿を気にかけなくなり，動物のようにがつがつ食べるようになるのだ」（Solyom et al., 1972, 293頁）

　Solyomら（1972）が10人のOCD患者を逆説志向で治療した報告のほかには，強迫反芻での効果を検討した研究はほとんどない。しかし，強迫反芻を対象とした現行のCBTが用いている曝露プロトコルには，逆説志向を少し変形させたものが取り入れられている（Freeston, & Ladouceur, 1997a ; Salkovskis & Westbrook, 1989）。

3）馴化訓練（飽和訓練）

　Rachman（1976a）は，長期曝露に基づく強迫観念の認知的技法について述べている。**飽和訓練**では，患者は強迫観念を発生させて，最低でも15分以上その強迫観念を保持するよう指示される。治療者は患者を励まし，その強迫観念は矛盾を含んだ無意味なものだと考えるよう言い，強迫観念を中和化しようとする試みはすべて——内的なものであれ外的なものであれ——控えるよう促す。この試みを続けると，患者は次第に強迫観念を発生させて保持するのが難しくなっていく。逆説志向とは異なり，飽和訓練では強迫的思考の結果を誇張する必要はない。飽和訓練は，「物事をあるべき正しい状態にしたい」という

強い衝動を伴う強迫反芻の治療に最も適している（Rachman, 1976a）。

LikiermanとRachman（1982）は，飽和訓練をわずかに変化させた**馴化訓練**と呼ぶ方法を導入している。飽和訓練では，患者は苦痛がほぼなくなるまで強迫的な思考やイメージを保持するのに対して，馴化訓練では特定の時間（5分）強迫的な思考やイメージを保持するよう指示される。飽和訓練と馴化訓練の効果について検討した少数の研究によれば，セッション内での強迫的思考の減少はいくらか見られたものの，セッション間での改善を一貫して支持する証拠は少ない（Emmelkamp & Kwee, 1977 ; Emmelkamp & Giesselbach, 1981 ; Gurnani & Vaughan, 1981 ; Likierman & Rachman, 1982 ; Vogel, Peterson, & Broverman, 1982）。

4）オーディオテープを使う馴化訓練

馴化訓練の効果が小さい理由のひとつは，患者が強迫観念にうまく曝露できない点にあるのかもしれない。強迫観念は個人的な心的体験であるため，曝露のセッション中に患者が強迫的な思考やイメージに注意を向けつづけているかどうか，治療者は確かめることができない。気そらし，思考の置換，合理化などの認知的回避方略が使われて，強迫観念への曝露の効果が損なわれているかもしれない。そこで認知的回避を軽減させるため，Salkovskis（1983）はオーディオテープを使うイメージ曝露を提唱した。

最初の症例研究では，Salkovskis（1983）は**オーディオテープを使う馴化訓練**によって，洗浄強迫と確認強迫をもつ男性患者を治療した。10分の音声テープを作成し，A面に，患者本人が強迫反芻について語る内容を（カバートな中和ができないよう）高頻度で録音し，B面に過去に不快な態度を取ったり暴力を振るったりした人物の名前を録音した。患者は毎晩20～90分，家でこのテープを聞きつづけた。その結果，患者の加害強迫観念に有意な減少が報告され，治療効果は6カ月後のフォローアップでも維持されていた。この症例報告が発表されて以来，多くの研究がオーディオテープを使う馴化訓練の有意な治療効果を報告している（Headland & McDonald, 1987 ; Martin & Tarrier, 1992 ; Salkovskis & Westbrook, 1989）。

5）強迫観念に対する行動療法の現状

強迫反芻に対する行動的技法は，どれも十分に効果があるとは言えず，無条

件での採用はお勧めできない。思考停止法など，思考をブロックしたり取り除いたりする方法はあまり効果はなく（Emmelkamp, 1982 ; Reed, 1985），標準的な馴化訓練やオーディオテープを使う馴化訓練など曝露に基づく治療法は，効果について結論づけるだけの十分な検討が行われていない。

　思考停止法など，思考をブロックしたり取り除いたりする技法が適している状況もあれば，思考に曝露する方法が適している状況もあるだろう。思考停止法は，思考のコントロールを増大させようとする場合や，馴化に対する抵抗や中和化が相対的に少ないときに思考を除去する力を高めようとする場合に，効果を上げることがあるかもしれない。しかし，中和化反応や回避と結びついた強い苦痛を伴う強迫観念の場合は，馴化訓練によって曝露を長期に行う方が効果的だろう（Rachman & Hodgson, 1980）。思考停止法は，精神的強迫行為（無意味なフレーズの繰り返し，考えたことの予行演習，言語化など）をブロックするための「カバートな反応妨害法」として，適しているかもしれない（de Silva & Rachman, 1992 ; Salkovskis & Westbrook, 1989 ; Albert & Hayward, 2002 の事例参照）。この場合，患者はある強迫観念を中和化しようとして新たに発生させた思考を，ブロックしたり取り除いたりするよう指示される。表3.3 は，どういうケースで思考停止法や曝露に基づく馴化訓練が強迫観念の治療に役立つかを判断する際の実例である。

3. 行動療法（ERP）に関する実証研究の現状

1）短期的な効果と長期的な効果

　行動療法（ERP）の OCD に対する有効性と効果には定評がある。アメリカ心理学会の第12部門「心理学的治療推進普及特別作業班」は，ERP を実証的裏づけがあり広く定着している OCD 治療法としている（Chambless et al., 1998 ; DeRubeis & Crits-Christoph, 1998 も参照）。専門家の総意によるガイドライン（March, Frances, Carpenter, & Kahn, 1997）は，OCD の専門家69人を対象とした調査に基づき，ERP に重きをおく CBT を，OCD のファーストライン治療として推奨している。より重症な場合は，CBT と薬物療法を組み合わせる必要がある。専門委員会は,CBT を週1回の個人セッションで開始し，セッションとセッションの間に,現実曝露と反応妨害法をホームワーク（宿題）として，自主的に行うか，治療者のサポートを得て実施することを推奨している。標準的な患者の場合，CBT のセッションは13〜20回が適切と考えられ

表 3.3　思考停止法と馴化訓練の使い分け

強迫観念の例	強迫観念の特徴	推奨される介入法
家族や友人に降りかかる事故や死について考える（親が飛行機の墜落事故で死んでしまう，など）。	中等度の苦痛を伴う侵入思考で，強迫行為や回避が繰り返される。	馴化訓練 反応妨害法
他者への暴力や攻撃について考える（私は子どもに淫らなことをしそうだ，など）。	強い苦痛を伴い，顕在的な強迫行為は見られないことが多く，多くの場合回避が生じている。	馴化訓練 反応妨害法
左右対称に並べられていない本や雑誌を，じろじろ見ないではいられない。	不安は伴わないが，並べ直し行動を強迫的に繰り返す。	反応妨害法，可能性として思考停止法
映画「タイタニック」のことが頭から離れない。	不安は伴わない。顕在的な強迫行為は見られず。多少の快楽を伴う。	思考停止法
「自分や他人に悪いことが起こらないようにするには，正しい考えをもったり，ものを数えたり，線や文字をしっかり見たりしなければならない」	強い不安があり，繰り返しややり直し，数え直しが儀式的に行われる。	馴化訓練 反応妨害法
「私は神に試されている。私は神を満足させているだろうか？」	他の思考や行為に反応する。精神的強迫行為がある。	思考停止法
特定のフレーズや祈りを繰り返す。	精神的強迫行為か中和化反応がある。	思考停止法

ている。迅速な治療反応が必要なときや重症な場合は，3週間にわたって毎日（計50時間ほどの）治療を行うなど，集中的なCBTを提供しなくてはならない。

　ERPの治療機序と有効性について，包括的で重要な総説がこれまでに数多く発表されている（Abramowitz, 1997, 1998；Foa et al., 1998；Foa & Kozak, 1996；Foa et al., 1985；Foa, Steketee, Grayson, & Doppelt, 1983；Rachman

& Hodgson, 1980 ; Stanley & Turner, 1995 ; Steketee & Shapiro, 1995 ; van Balkom et al., 1994)。さまざまな臨床試験研究における治療後の改善率は40〜97％で，加重平均値は83％である（Foa & Kozak, 1996)。治療セッション数は3〜80（平均15）で，曝露法と反応妨害法を組み合わせたものは，どちらか一方よりも優れている。Foaら（1985）が少し前の総説で明らかにしたところによると，ERPの治療を受けたOCD患者のうち，51％が治療後に症状がなくなるか，かなり改善し（最低でも70％の治療効果があり)，39％が中等度に改善し（31〜69％の治療効果)，10％の患者が反応しなかった。

ERPの長期的な効果も，多くの効果研究で実証されてきた。FoaとKozak（1996）は，16の研究の376人の患者について，平均29カ月間（6〜72カ月）のフォローアップ期間における改善率を計算している。治療に反応した者のうち，フォローアップで治療効果を維持した割合は76％であり，研究によって50〜100％の幅があった。12の研究は，治療に反応した者の70〜85％が長期的に効果を維持していたと報告している。さらに再発予防に計画的に取り組むと，治療効果の維持率が向上した（Hiss, Foa, & Kozak, 1994 ; McKay, 1997)。

ERPの治療効果は，最低でも薬物療法と同じであり，多くの場合薬物療法を上回っている（Foa & Kozak, 1996 ; Abramowitz, 1997も参照)。フォローアップを考慮に入れれば，行動療法による治療を受けた患者の方が，薬物療法を中断した患者よりもはるかに治療効果を維持している。ERPによる治療を受けた患者と，フォローアップ期間も薬物を服薬しつづけている患者では治療効果に大差はない。StanleyとTurner（1995）は総説の中で，ERPによる治療後の改善率は80〜90％であるのに対して，クロミプラミンによる薬物療法を受けた患者の改善率を50〜60％と結論している。さらに，ERPのドロップアウト率と拒否率は薬物療法よりも少ない。Balkomら(1994)のメタ分析では，強迫症状の自己評定において，セロトニン作動性の薬物療法の効果量($d = 0.95$)に比べ，行動療法は有意に高い効果量（$d = 1.46$）を示している。しかし第3者による重症度の評定においては，ふたつの治療法の効果量に有意な差は見られなかった。OCDのクロミプラミン治療と行動療法の共同比較が，国立精神保健研究所（NIMH）の後援で行われた。予備調査結果によると，治療後および3カ月のフォローアップにおいて，ERPは薬物療法より優れていた（Kozak, Liebowitz, & Foa, 2000)。しかし，ERPと薬物療法の組み合わせがERP単独よりも優れているという証拠はない。それでもなお，セロトニン再取り込み阻

害薬を服薬している患者が ERP を開始すると，有意な効果がもたらされることがある (Franklin, Abramowitz, Bux, Zoellner, & Feeny, 2002)。以上の結果をまとめると，ERP は OCD に短期的にも長期的にも薬物療法単独より大きな改善をもたらす，となる。

ERP の効果に，多少の条件が付くことにも触れておかなくてはならない。およそ25％の患者がERPを拒否し，3〜12％の患者が治療を完遂できない(Foa, Stekettee et al., 1983)。拒否したりドロップアウトしたりする患者の割合を控えめに30％とすると，治療後の ERP の効果は治療を求めている OCD 患者の63％に落ちる。つまり，治療後36％の患者に少なくとも70％の症状軽減があり，27％に中等度の改善があり (31〜69％の軽減)，7％の患者が治療に反応しない (Stanley & Turner, 1995)。さらに，ERP の効果研究が対象としている大多数の患者は，洗浄強迫と確認強迫に限られているという問題もある。その他の強迫症状——強迫的疑念，原発性強迫性緩慢，溜め込み，整理整頓や対称性への強迫など——についての ERP の効果は十分わかっていない。ERP は，オバート強迫行為のある患者にはよく適しているが，治療プロトコルを大幅に変えないかぎり，オバート強迫行為のない強迫反芻ではあまり治療効果を望めない (Freeston & Ladouceur, 1999 ; Freeston, Ladouceur et al., 1999)。

2）誰が ERP の利益を受けるか？

ERP による治療の成功や反応不良が何から予測しうるのかを判断するために，さまざまな因子が検討されてきた。社会人口学的特徴は予測変数とはならないようだが，発症年齢と治療開始年齢が低いほど治療効果が増し (Foa, Grayson et al., 1983 ; Foa et al., 1985)，低所得者ほど ERP に対する反応が悪い可能性がある (Steketee & Shapiro, 1995 の総説参照)。

治療前の重症度や OCD 罹患歴の長さでは，治療成果を予測できない (Foa, Grayson et al., 1983 ; Foa et al., 1985 ; Steketee & Shapiro, 1995)。しかし，特定の症状は ERP に対する反応の悪さと関連している。たとえば，顕著な溜め込み症状は治療の失敗を予測する重要な変数になるかもしれない (Black et al., 1998 ; Frost et al., 1999)。ERP は，はっきりわかる行動的要素 (すなわちオバート強迫行為) のある OCD 治療には適しているが，OCD の認知的要素の治療にはあまり効果がない (Foa et al., 1985 ; Rachman & Hodgson, 1980 ; Reed, 1985)。したがって，強迫観念があるだけでオバート強迫行為のない患者，

あるいは認知的な強迫行為や中和化反応のある患者では，標準的 ERP に対する反応は悪くなるだろう（Rachman, 1983 ; Salkovskis & Westbrook, 1989）。前章で論じたように，優格観念をもつ患者や自分の強迫観念や強迫行為の過剰さに関する病識のない患者は，ERP への反応が弱くなるだろう。

抑うつ症状が ERP の反応に与える影響についての研究は数多くあるが，その結果は，一貫性を欠いている。一般的に，軽度から中等度の抑うつ症状は ERP に対する反応を妨げないようである。しかし抑うつ症状が重いと，気分障害が治療効果を低下させる可能性が高くなる（Foa, Franklin, & Kozak, 1998 ; Stanley & Turner, 1995 ; Steketee & Shapiro, 1995）。重度の抑うつがある患者は，たとえわずかでも薬物療法による反応が見られるまでは，ERP を延期すべきである（Franklin et al., 2002）。一方，治療前の強い不安状態が ERP への反応を妨害することはない（Foa, Grayson et al., 1983）。

儀式行動をいったん停止することや，曝露中の苦痛に耐えることができない場合，もしくは，その気になれない場合，ERP の効果は損なわれる（Rachman & Hodgson, 1980）。さらに，治療に対する意欲が乏しく治療手続きが順守されない場合も効果は失われる（Foa, Franklin, & Kozak, 1998）。Ⅱ軸のパーソナリティ障害がある場合も，ERP への反応が鈍る可能性がある。特に，統合失調型パーソナリティ障害や境界性パーソナリティ障害は，薬物療法と ERP 双方への反応低下を予測する変数となりうる（Foa, Franklin, & Kozak, 1998）。ともあれ，併存するパーソナリティ障害が OCD 治療に与える影響について結論を出す前に，信頼性と妥当性のあるパーソナリティ障害の尺度を用いた前向き研究が必要である。

Ⅲ　まとめと結論

OCD に関する行動理論にさまざまな発見を促す大きな価値があることは疑いようがない。行動モデルが開発されて OCD の治療で用いられるようになるまでは，OCD 研究での心理学的な寄与はごくわずかであった。行動モデルは恐怖の 2 段階理論に基づいて，強迫観念と強迫行為の概念化を初めて実証的に行った。行動理論由来の実験研究は，強迫観念と強迫行為の持続に関する心理学的メカニズムの理解を推し進めた。以下に，今日わかっている知見を列挙する（de Silva, Menzies, & Shafran, 2003 ; Roper et al., 1973 ; Rachman et al., 1976）。

1. ほとんどの強迫観念は不安喚起刺激であり，他の恐怖刺激と類似している。
2. OCD 患者は強迫的な侵入思考に対する反応性が高い。
3. ほとんどの強迫的儀式や他のタイプの中和化は，短期的に不快感を軽減する。
4. 高まった不安と中和化の衝動は，オバート強迫行為とカバート強迫行為を妨害することで自然に消えていく。

　行動モデルの最も重要な遺産は，曝露反応妨害法（ERP）という治療様式である。ERP は実証的に支持された OCD の治療法と見なされており，特に洗浄強迫と確認強迫の治療効果は誰もが認めている。軽度から中等度の OCD に最適な治療法であり，重度の場合には，薬物療法と組み合わせて用いる必要がある。長期的な効果も実証されており，その効果は症状の改善や臨床的に有意な回復として現れる。
　こうした進歩は，OCD の行動理論のおかげで生まれたとも言えるのだが，この治療法に重大な限界があることがわかっている。表 3.1 に，OCD の行動理論と研究の短所がまとめて記されている。表 3.4 は，ERP に関して明らかになった限界を示したものである。これだけの問題が行動理論と OCD の行動的治療から生じたことで，多くの卓越した OCD 研究者が取り組み方を見直すことになった。
　ここ数年，研究者は OCD の認知的な基盤に焦点を移してきている。認知－臨床理論と認知療法と行動理論を統合することで，OCD の心理学的メカニズムの理解と OCD の治療が促進されるだろうか？　後続の章で論じる OCD の認知行動理論と CBT は，行動的アプローチに基づく基盤を維持している。CBT が出現したのは，OCD の行動的な研究と治療に認知的な見解を加えることで，純粋な行動理論の限界に取り組もうとした結果である。そして現代の心理学的理論，研究，治療には，OCD の認知的基盤を重視する方向に向かう劇的な変化が生じている。

表 3.4　ERP の限界

- 少数ながらも無視できない数の患者（20〜30%）が ERP を拒否する。
- ERP を行った者のうち，およそ 25% が改善しない。
- 強迫観念の治療効果は，行動療法だけでは不十分である。
- OCD の特定の亜型，たとえば溜め込み強迫，原発性強迫性緩慢，整理整頓や対称性への強迫などでは，あまり効果が認められない。
- 治療を受けても，一部の症状が残る。
- 抑うつなどの併存症があると，治療効果が低下する可能性がある。
- 自責感など OCD に伴う一部の否定的な感情は，ERP では改善しにくいことがある。
- 治療後も，患者の社会的役割や職業的役割の遂行に問題が残る。
- 意欲の乏しさ，ホームワークをきちんとこなす姿勢の欠如，治療に対する悲観的な態度などの要因は，治療効果を減じる可能性がある。
- OCD では，認知機能障害や認知バイアスが顕著に見られる。
- ERP の効果を行動理論で厳密に説明しても，説得力を欠くところが残る。

第4章
強迫性障害の神経心理学と情報処理

　OCDの症状として具現化する思考の異常は，特定の情報処理機能になんらかの欠損や不備があることを示唆している。OCDの認知的基盤を例示するために，確認強迫が認められた35歳の女性のOCDケースを供覧してみよう。この女性は家を離れると，家電のプラグを抜き忘れたのではないかと心配でたまらなくなり気が動転した。彼女が何度も家に戻らずにはいられなかったのは，災害（自宅の火事）の原因になりうることは，たとえ**ほんのわずかな可能性**であっても自分が取り除かなくてはならない，自分には**その責任がある**と誤って**信じていた**ためである。彼女は，繰り返し確認すれば恐ろしい結果を招く可能性が減ると**信じていた**ので，プラグが抜いてあると**確信する**必要があった。しかし強迫行為を終えると間もなく，彼女は再び苦しくなった。今度は，本当にプラグを抜いたかどうかが**疑わしくなり**，自分の記憶に**自信をもてなかった**のである。
　認知行動療法（CBT）が登場するはるか以前に，Reed（1968）はOCD研究の総説の中で，OCDの精神力動理論と行動理論は双方とも強迫観念の内容——すなわち意味——のみに焦点を絞っていると指摘している。両者は，強迫的な思考の形式面の特徴に見られる異常にはほとんど注目しなかったのである。ReedにとってOCDの病態で重要なのは，患者が**何を**考えるかではなく**どう**考えるか，もしくはどう判断するかであった。
　OCD患者と強迫観念のない人の思考の相違については，2種類の心理学が研究を続けている。そのひとつの神経心理学は，脳と行動の相互作用に焦点を絞り，特に「脳はいかにして，言語，視空間能力，記憶，推論などの高次認知機能をコントロールしているか」（Savage, 1998, 254頁）という点に着目している。神経心理学的研究は一般的な認知機能（注意，記憶，組織化，抑制など）の測定に基礎を置き，その検査では，**関連のない内容（content**

independent），すなわち OCD でそのとき問題となっている脅威とは関係のない刺激を使用する(McNally, 2001a)。たとえば OCD の記憶に関する研究は，症状とまったく関係のない情報（汚染，疑念，ミスなどと無関係の物，単語，フレーズなど）の符号化，保存，再現に焦点を絞る。神経心理学的研究は，一般的な認知機能の特定の障害が「OCD の脳の機能障害」と「OCD の症状の特徴」を媒介しているかどうかを調べている。

今ひとつは，OCD の情報処理異常に対する，実験認知心理学の取り組みである（MacLeod, 1993 ; McNally, 2001a)。こちらでは，OCD の症状と**関連のある内容**の刺激を使って情報処理実験を行い，OCD 特有の情報処理バイアスを特定する。この実験的観点は，他の不安障害（D. M. Clark, 1999 ; Williams, Watts, MacLeod, & Mathews, 1997）やうつ病（Clark & Beck, 1999）の情報処理バイアス研究で広く用いられてきたものである。この観点からの研究は，疾患の重要な特徴の主因となる情報処理の異常やバイアスに焦点を絞ることが多いため，当該疾患の病因や持続に関する新しい手がかりを提供する。加えて情報処理実験は，患者自身の主観的症状評価に基づく研究に付随する問題を避ける形で，認知−臨床モデルの重要な仮説を検証することもできる。

本章では，初めに OCD の認知障害に関する神経心理学的なエビデンスを検討する。次に，確認強迫特有の神経心理学的プロフィルのエビデンスを論じ，OCD の認知障害に関する研究を批判的に概観する。つづいて，OCD の情報処理バイアスに関する実験認知的研究を検討し，その研究成果が診断分類に寄与できる点に言及する。

I　強迫性障害の神経心理学

Freud と Janet は，基本的な認知処理機能の障害が OCD の背景にあるに違いないと臨床観察から推測していた（Tallis, 1995, 1997)。以来研究者は，記憶機能，経験の組織化と統合，選択的注意，認知的抑制，カテゴリー形成，前頭葉機能などの欠陥に着目して，OCD が一般的な認知処理障害を特徴としているかどうかの検討を続けてきた。以下，OCD の実証的な神経心理学的研究の現状を概観する。このテーマについては，数々の総説が包括的な議論を行っている（Greisberg & McKay, 2003 ; Savage, 1998 ; Tallis, 1995, 1997)。

1. 一般的な知的機能

　第1章で記したように，OCD患者は一般的知能が若干高い可能性があるという指摘がある。特に，標準化された知能検査を用いた初期の研究は，この見解を支持する傾向にあった（Black, 1974 ; Rachman & Hodgson, 1980，双方の総説参照）。しかし近年の研究では，結論の一致は見ていない（Coryell, 1981 ; Steketee et al., 1987 など）。現状で結論めいたことを述べるなら，ウェクスラー尺度（WAIS, WISC）に代表される標準化された知能検査でのIQの差はわずかで，有意差は認められないとするのが最も説得力があるだろう（Rasmussen & Eisen, 1992 ; Tallis, 1997）。また知能検査の成績が悪い場合，それが強迫症状――たとえば，緩慢，慎重さ，疑念，決断不能など――によるものである可能性に留意しなくてはならない。当然ながら，強迫症状があれば，時間制限のある下位テストで，特に成績が悪くなるだろう。

2. 実行機能の障害

　OCDは実行機能の障害を特徴としている可能性があり，これについてはエビデンスが存在する。**実行機能**とは，感覚，運動，認知，記憶，感情などの基礎的機能を調整する高次のコントロール作用を指す。この高次機能のおかげで，状況の特徴を詳細に検討し，目標や計画に優先順位をつけ，時々刻々変化する周囲からの要求に応じつつ行動方略を実行し，モニタリングし，修正することができる（Savage, 1998）。言い換えると実行機能が働くからこそ，新しい刺激に対する複雑な反応を方略として組織化し，柔軟に対応することができるのである（Purcell, Maruff, Kyrios, & Pantcils, 1998）。実行機能に分類される認知的課題は，心的構えのシフト，反応抑制，試行錯誤学習など数多くある。実行機能を測定する最も代表的な検査としては，ウィスコンシンカード分類検査（WCST : Wisconsin Card Sorting Test）とトレイルメイキングテスト（TMT : Trail Making Test）が知られている。

　OCD患者はWCSTでルールが変わるときや，TMTのパートBでカテゴリーが切り替わるときにうまく対応できないという結果を，多くの研究が報告している（Greisberg & McKay, 2003 ; Savage, 1998 の総説参照）。この知見は，前頭葉−線条体ネットワークの代謝増加（前頭葉過活性プロフィル）が，OCDの特徴であることを示す神経画像所見と一致している（Cottraux & Gérard,

1998 ; Savage, 1998 参照)。

　Savage (1998) は OCD の神経心理学的モデルを提案し，認知障害が，根底にある脳の機能障害と臨床症状をどう媒介するかについて説明している。すなわち，OCD の 1 次的な脳機能障害は前頭葉−線条体システムにあり，この脳機能障害が実行機能に障害を引き起こし，非言語性記憶にも 2 次的な障害を引き起こすと想定したのである (Savage, 1998)。この認知機能障害は，OCD の症状に影響を与える。たとえば，計画立案や方略的行動の実行，生産性を高める行動への切り替えなどがうまくできないと（すなわち実行機能に障害がある と），無意識のうちに確認を繰り返す可能性がある。臨床症状として表現されたこの変化が，脳の機能障害にフィードバックするため，脳機能障害，認知障害，臨床症状の 3 者間に悪循環が形成される。Savage の仮説は，OCD の発症と持続において神経心理学的な障害が担いうる中心的な役割をうまく説明している。また，従来の OCD の神経心理学的な研究に対する批判に，「一般的な認知障害が，どのように臨床像を生むのかについての説明が欠けている」という内容 (Salkovskis, 1996a) があったが，Savage の仮説はこうした批判に応えている。

　しかしこの研究を根拠にして，OCD に実行機能の障害があることが，神経心理学的な検査によって裏づけられると結論するのは時期尚早だろう。さまざまな研究の結果は，一貫性を欠いている。WCST や TMT などの低成績が，強迫症状ではなく抑うつ症状の影響を受けている可能性もある (Moritz et al., 2001)。さらに，OCD の実行機能の障害は全般的なものというより，ある特殊な領域でのみ認められるものかもしれない。たとえば Purcell ら (1998) は，もっぱら自己判断を用いて反応を選択する場合には実行機能の障害が認められるが，外部情報が利用可能な条件下では実行機能の障害は見られなかったと報告している。Tallis (1995) は，前頭葉機能を測定する 9 種類の検査に関する研究を再検討して，OCD の認知機能障害のエビデンスは十全ではないと結論している。心的構えのシフト障害と干渉効果のコントロール不良に関しては諸研究の結果がおおむね一致し，ある程度エビデンスが存在するが，その他の実行機能の障害，たとえば，言語流暢性，抽象的推論，問題解決などの障害については，確実に出現するとは言えないとみなす研究がある (Greisberg & McKay, 2003 参照)。

3. 記憶の障害

　臨床的観察からOCD患者，特に確認強迫患者は記憶機能に偏りがあると考えられている。一方で，OCD患者はどうやら「記憶過剰」状態にあるようであり，健常者なら取るに足らない余計なことだと考えて思い出さない細部を，しっかり思い出せることがある（Reed, 1985）。他方，病的な疑念や決断不能，自信の乏しさ，強迫的確認が目立つという臨床的事実は，OCDの病態に一般的な記憶障害が関わっている可能性を示唆している（Tallis, 1995）。

　OCDの記憶機能に関しては，しっかりデザインされた実験研究が数多く報告されている（以下の総説参照。Amir & Kozak, 2002 ; Greisberg & McKay, 2003 ; McNally, 2000 ; Reed, 1985 ; Tallis, 1995, 1997）。初期の研究の中には，一般的な記憶能力を対象としているものもあるが，近年は特定の記憶障害に焦点が絞られることが多くなっている。記憶機能の偏りが，強迫関連の心配や記憶に関する自己評価に限定されている可能性を示唆する研究もある。

1）非言語的記憶の障害

　OCD患者には，非言語的な記憶の障害があるようである（Savage, 1998 ; Tallis, 1995）。Tallis, Pratt, Jamani（1999）は，OCD患者を非臨床群（対照群）と比べると，非言語的な即時再生／遅延再生および即時再認／遅延再認の成績が悪いと報告している。またSher, Frost, Kushner, Crews, Alexander（1989）は，確認強迫群と非確認強迫群を鑑別しうる唯一の神経心理学的検査として，幾何学模様の再生課題を挙げている。しかし，すべての研究が有意差を報告しているわけではない。たとえばTolin, Abramowitz, Brigidiら（2001）は，安全なものや中立的なものを再生する場合，OCD患者と対照群（その他の不安障害患者，非臨床群）の間に，成績の有意差は認められないとしている。さらに確認強迫患者が記憶成績で劣るのは，非言語的な課題に限られているようである。言語的な再生や再認では，OCD患者と非臨床群の間に，差が認められない傾向にある（MacDonald, Antony, MacLeod, & Richter, 1997 ; Sher et al., 1989）。

　非言語的記憶の障害がOCDに特異的ではないことは，すでに明白である。Purcellら（1998）は，調査対象となったOCD患者は，パニック障害やうつ病の患者，非臨床群よりも空間再認課題の成績が悪いが，パターン模様の遅延

再認や遅延再生では差はないと報告している。また OCD 患者は非臨床群と較べて，レイ（Rey-Osterrieth）複雑図形の即時再生の成績が悪かったが，遅延再生では差がなかった（Savage et al., 1999）。さらに，非言語的記憶の低成績が OCD のすべての亜型に当てはまるのか，確認強迫だけに該当するのかは明らかになっていない（Sher et al., 1989；Tallis et al., 1999 など）。しかし Tallis ら（1999）は，非言語的な記憶障害と Padua Inventory の得点には相関が認められないと報告している。それでも Savage ら（1999）は，OCD で見られる非言語的即時記憶における低成績は，組織化方略の障害に由来すると述べている。OCD 患者は，レイ複雑図形を模写している最中に情報を符号化するのが不得手であり，そのために即時再生得点が振るわないようである。Savage らは，OCD では 1 次的記憶障害は認められないとしている（Savage, 1998 も参照）。むしろ，OCD の問題は組織化方略における拙劣さにあり，この特徴は前頭葉－線条体の機能障害から生じる実行機能障害と一致している。

2）先行行為に関する記憶の障害

　確認強迫患者の記憶に見られる障害が，先行行為に関する記憶に特有かどうかを多くの研究者が検討してきた。行動に関する記憶を検査する場合，初めに強迫のテーマと関連のない課題を行ってもらい，その後各課題の内容を手短に説明するよう求めることが多い。アナログ研究〔一般の非臨床群に見られる心理面の問題を調べることを通して臨床研究を進める方法論〕と臨床研究の双方で，確認強迫がある参加者とない参加者（対照群）を比較すると，前者の方が先行行為の再生得点が低いという結果になっている（Ecker & Engelkamp, 1995；Rubenstein, Peynircioglu, Chambless, & Pigott, 1993；Sher, Frost, & Otto, 1983；Sher et al., 1989）。しかし Radomsky, Rachman, Hammond（2001）の報告によれば，確認強迫患者は，重い責任を課せられている状況で，脅威と関連のある情報（コンロに何回触れたかなど）を，脅威と関係のない情報よりも多く想起している。Constans, Foa, Franklin, Mathews（1995）も，確認強迫患者と非臨床群（対照群）の先行行為の記憶を比較したところ，不安の少ない状況下では差がないが，不安の強い状況下では OCD 群の得点の方が高いと述べている。

　確認強迫患者は先行行為の再生を苦手としている可能性があるが，近年，強迫症状と関連のある状況の記憶については，むしろ再生得点が高いかもしれな

いという報告が出てきている。さらに先行行為の記憶低下は，疑念や決断不能の症状が顕著な確認強迫に限られるようである。先行行為の記憶の障害が，OCDの他の亜型でも認められるかどうかは明らかになっていない。

3）現実モニタリングの障害

　JohnsonとRaye（1981）は現実モニタリングの定義を，「**過去**の知覚と想像上の**過去**の行為を区別するプロセスであり，いずれも最終的には記憶となる」と記している（67頁，強調は原著による）。確認強迫では，ある事柄を行ったかどうかに関する自信の欠如や疑いが顕著に認められるため，現実モニタリングの障害が病態と関連している可能性がある。そもそも確認強迫は，患者が「実際の行為の記憶と，想像上の行為の記憶」（McNally, 2000, 110頁）を区別できないことに起因しているのかもしれない。

　確認強迫で現実モニタリングの障害が認められるとする研究もあるが（Ecker & Engelkamp, 1995），確認強迫の有無による差はないという報告もある（Constans et al., 1995 ; Sher et al., 1983）。McNallyとKohlbeck（1993）は，確認強迫のあるOCD患者，確認強迫以外のOCD患者，非臨床群（対照群）の3群で現実モニタリングを比較した。カードに書いてある単語や線画を，単に見る，キャップをしたままのペンでなぞる，想像の中でなぞるという3種類の行為を行ってもらってから，自分がしたことをどの程度正しく想起できるかを調べたところ，3群の成績に有意差は認められなかった。一方 Brown, Kosslyn, Breiter, Baer, Jenike（1994）は，OCD患者と非臨床群（対照群）で「実際の視覚体験の記憶」と「心の中のイメージ体験の記憶」（すなわち，実際の行為と想像上の行為）を弁別する能力を比較した。すると予想に反して，OCD群は非臨床群よりも「実際の視覚体験」と「心の中のイメージ体験」の区別がしっかりできていた。最近発表された確認強迫患者と非不安障害患者(対照群）を比較した研究では，「強迫症状と関連のないニュートラルな行為」と「強迫症状と関連のある行為」の現実モニタリングに関して，両群に差は見られなかった(Hermans, Martens, De Cort, Pieters, & Eelen, 2003）。以上のデータは，確認強迫の病態に現実モニタリングの障害が深く関わっているという仮説に強い疑問を投げかけている。

4）記憶に関する自信の低下

　Radomskyら（2001）は記憶障害それ自体ではなく，記憶に関する自信の欠如がOCDの発症と持続の誘因になっている可能性も示唆している。実際に多くの研究結果が，OCD患者は非臨床群（対照群）と較べて記憶判断に関する自信が乏しいと指摘している（Ecker & Engelkamp, 1995 ; MacDonald et al., 1997 ; McNally & Kohlbeck, 1993 ; Tolin, Abramowitz, Brigidi et al., 2001）。

　Radomskyら（2001）は調査対象となったOCD患者について，記憶課題に関する自信の評価得点が有意に低かったが，それは重い責任が課せられている状況で，脅威と関連のある事柄を想起する場合に限られていたと報告した。しかしHermansら（2003）の報告はまったく逆で，OCD群はニュートラルな行為の記憶に関する自信を低く評定していたが，強迫症状と関連のある行為の記憶ではその所見は認められなかった。一方Constansら（1995）は，確認強迫患者が，先行行為の記憶に疑念を抱かないためには，より鮮明な記憶が必要なためかもしれないと述べている。またDar, Rish, Hermesh, Taub, Fux（2000）は，確認強迫患者と非臨床群（対照群）を較べると，一般常識を問う質問の正答率に差がないのに，解答への自信はOCD群で低かったことを明らかにしている。この所見から，確認強迫で見られる自信の欠如は記憶の問題だけにあるのではなく，幅広い領域の行為で認められる可能性があるとわかる。

　Tolin, Abramowitz, Brigidiら（2001）は，OCD患者と対照群（不安障害患者，非不安障害患者）に対し，あらかじめOCD群が，安全，危険，ニュートラルと判断した品をセットにして提示した。その品をテーブルの上にランダムに置いて，参加者に10秒間よく見るよう指示した（学習段階）。次いで今見たものを思い出し，同時に再生の正確さに関する自信を自己評価するよう依頼した。この「学習→再生→自信評価」の連続作業が，5回繰り返された。その結果OCD群は，安全なもの，ニュートラルなものの再生で対照群より劣っていることはなく，危険なものの再生で対照群より優れていることもなかった。しかしOCD群では，危険なものの記憶の自信が時間とともに有意に低下していた。もっとも，危険なものについての記憶の自信が低下したのは，実験1週間後のフォローアップ評価の際に生じただけであった。

　OCDの記憶機能について数多くの研究が行われてきたが，対象を確認強迫に限定したとしても，OCDに一般的な記憶障害が存在するというエビデンスには，あまり説得力がない。OCDで非言語的記憶の即時再生に障害があると

いうエビデンスはある程度蓄積されているが，これも1次的な記憶障害（つまり保存の障害）によるものではなく，組織化方略における問題によるものかもしれない。先行行為を再生する能力の低下でも記憶障害を説明できるかもしれないが，OCD 患者は強迫関連の行為や状況に関する優れた記憶力をもっているようである。記憶研究の結果から結論を引き出すとしたら，確認強迫患者には記憶能力の1次的な障害は認められないということになる。ただし，記憶判断の正確さに関する確認強迫患者の自信は明らかに有意に低い。

　OCD の記憶機能に関する現状での結論は，あくまで暫定的なものにならざるをえない。非臨床アナログ群や複数の OCD 亜型患者が混在する群を対象としている研究も存在することが，実験操作の一般性と感度に疑問を付している。また，記憶機能に関する有意差を報告している研究であっても，その多くで記憶障害と強迫症状の重症度の相関を示していない点も問題である。さらには，多くの研究は臨床的な対照群を設定していないため，障害が OCD に特異的か否かが不明である。加えて記憶課題の標準化が不十分であり，研究間の比較が困難となっている（Tallis, 1997 参照）。Tallis は，一般的な記憶障害に関する仮説では，確認儀式が行われる状況が極度に限定されている事実（すなわち，確認強迫患者は特定の行為のみに疑念を抱いて確認を繰り返すが，他の事柄には無頓着である事実）を説明できない点も指摘している。最後に，明確な結果が報告されているテーマに関しても，研究間の結果の不一致が多く存在するという問題がある。たとえば強迫に関連のある事柄についてのみ，OCD で記憶の自信の評価得点が低いという報告がある一方で（Radomsky et al., 2001），まったく逆の結果を報告している研究もある（Hermans et al., 2003）。こうした不一致が生じるのは，実験デザインの微妙な差異が自信の評価に影響を与えているからかもしれない。あるいは，記憶判断の評価が状況に大きく左右されるためかもしれない。

4. 指示による忘却と認知的抑制

　効果的に先行行為を再生できるかどうかは，無関係な情報を無視したり遮断したりして目下の課題に集中できるかどうかによって決まる面がある。OCD における記憶成績の低下は，無関係なことや気を散らす材料の遮断が十分でないために干渉効果が生じて起きているとも考えられる。また，望まない強迫観念が繰り返し侵入してくるという OCD の特徴的な体験が，認知的抑制過程の

失敗を反映している可能性もある。ここでは，実験認知心理学の研究に基づいて調査が続けられてきたふたつの抑制メカニズム，指示による忘却（directed forgetting）と認知的抑制（cognitive inhibition）について述べる。

1）指示による忘却

強迫反芻などの頭にこびりついている考えを意図的に払いのける能力は，「指示による忘却」という実験パラダイムを用いて研究されてきた。強迫観念のコントロールに問題が生じるのは，脅威情報が精巧に符号化されるためか，あるいは忘却メカニズムに異常が発生するためなのかはわかっていない（McNally, 2000）。Wilhem, McNally, Bear, Florin（1996）は，3種類の語彙（脅威をもたらす言葉，ポジティブな言葉，ニュートラルな言葉）を忘れる能力と思い出す能力について，OCD患者と非臨床群（対照群）を比較した。OCD患者は，「忘れる」よう指示された脅威語の再生と再認が有意に高く，ポジティブな言葉やニュートラルな言葉と較べて，脅威語を忘れるのが難しかったが，対照群にこの結果は見られなかった。さらに，脅威をもたらす言葉の忘却が難しいのは，注意の集中度が高まり，より深い符号化が行われるためと推定されている（Maki, O'Neill, & O'Neill, 1994参照。ここでは，アナログ・サンプルでの反対の結果が報告されている）。

2）認知的抑制の低下

OCD患者が脅威刺激にとらわれつづけるのは，無関係な情報を遮断する能力が低下していることに原因があるのかもしれない（McNally, 2000）。OCDで前意識の認知的抑制が低下しているかどうかを調べるために，負のプライミング実験が行われてきた。この実験では，異なる色で描かれたふたつの刺激が同時に提示され，まず片方の刺激物の名前（＝ターゲット語）のみを言い，他方の刺激を無視するよう指示が出される。次に初回に無視された単語がターゲット語になると，その言葉を読むのにかかる時間が長くなる。これは初回にその単語が非ターゲット語（すなわち，注意をそらすもの）と判断され，能動的抑制を受けた（つまり，負のプライミング効果が生じた）ためである。このように，注意をそらすものには能動的抑制が加わるため，次に同定するとき時間がかかる（McNally, 2000）。

EnrightとBeech（1990, 1993a, 1993b）は一連の研究を通して，OCD患者

は他の不安障害患者よりも，注意をそらす情報を遮断する能力が低いと報告している。他の不安障害患者と非臨床群（対照群）では，先行する試行で注意をそらす刺激を能動的に抑制しているため，通常の負のプライミング効果が認められた。区別の目安になるこの効果は，ストループ検査に似た負のプライミング課題や意味に関する負のプライミング課題で得られたものである。Enright と Beech が行った別の研究（1993b）では，OCD 患者は他のすべての不安障害（ただしパニック障害と恐怖症を除く）患者よりも，負のプライミングが有意に少なかった。Enright と Beech は認知的課題が複雑になればなるほど，OCD 患者の認知的抑制の障害は他の不安障害患者よりも増大するという結論を記している。認知的抑制に障害が認められる点で OCD は他の不安障害と異なっており，この特徴において OCD は統合失調型パーソナリティ障害と似ているかもしれないと述べている。

ところが追試を行った他の認知臨床研究者は，Enright と Beech の結果を再現できないでいる。McNally, Wilhem, Buhlmann, Shin（2001）は，26 名の OCD 患者（確認強迫）と非臨床群を比較したが，脅威語やニュートラルな言葉における負のプライミング効果での有意差は認められず，脅威語への認知的抑制の障害も，非臨床群（対照群）と比べて過度に見られることはなかった（有意差を認めていない報告は，以下も参照。MacDonald, Antony, MacLeod, & Swinson, 1999 ; Maki et al., 1994）。

最後に，Clayton, Richards, Edwards（1999）の報告を紹介しよう。OCD 患者をパニック障害患者および非臨床群と比較したところ，OCD 患者は 4 種類の選択的注意課題の中の 3 つで成績が低く，すばやい注意の切り替えや注意の持続が困難であった。3 人は結論として，瑣末な外的（感覚）刺激や内的（認知的）刺激を無視する能力が OCD で低下している可能性があると述べている。

現時点では，指示による忘却と認知的抑制の低下に関する研究は予備的な段階にある上，結果も一致していないため，認知的抑制プロセスの一般的な障害を OCD の特徴と結論づけることはできない。OCD で認知的抑制能力が低下しているとすると，おそらく強迫症状と関連のある刺激（不潔，感染，傷害に関する脅威など）に限局してこの特徴が認められる。仮に，抑制メカニズムに障害が認められるとすると，それが全般的なものであれ選択的なものであれ，思考抑制の逆説的効果や強迫観念の侵入性およびコントロール不能感に関する文献内容と結びつけて考えることができるだろう（第 2 章参照）。認知的抑制

と忘却における低成績は，強迫症状と関連のある脅威刺激に対する選択的注意や記憶のバイアスにも寄与しているかもしれない。いずれにしても，OCD患者は無関係な情報の処理を抑制する能力が乏しいと結論づけるには，今後さらに多くの研究が必要である（McNally, 2000の総説参照）。

5. 確認強迫における記憶障害

確認強迫の臨床像は，OCDのこの亜型に記憶障害という特徴がある可能性を示唆している。ある状況に直面すると，確認強迫患者は確認したい衝動に駆られる（玄関の鍵を閉めただろうか，コンロの火を消しただろうか，電気を点けっ放しにしてはいないだろうか，など）。しかも確認行動は1回では到底足りず，何度も繰り返される。それにしても，なぜ確認しても疑いが残り，何度も何度も確認を繰り返すことになるのだろう？　本章でこれまで引用した研究の多くは，確認強迫に焦点を絞っている。それは，確認強迫で疑念が持続して確認が繰り返される背景に，先行する行為に関する記憶の不十分さ，現実モニタリングの障害，記憶に関する自信の低下が存在する可能性が想定されたためである。確かに，先行行為をうまく思い出せなければ確認を繰り返しやすくなるだろう。

既述したように，確認強迫で一般的な記憶障害が認められるか否かは明らかになっていない（van den Hout & Kindt, 2003aの総説参照）。記憶検査で見られる確認強迫患者と非臨床群の差異は一貫性を欠き，記憶成績と確認強迫の重症度の相関は強くない。しかし，確認強迫で記憶に関する自信が乏しいというエビデンスは，比較的一致して報告されている。van den HoutとKindt（2003a）は，「確認を繰り返すせいで，記憶への不信が生まれる」（303頁）ために確認行動が続くという仮説を提唱した。ある状況の想起に対して反復確認が与える影響を見ると，その状況の熟知度は高まるが記憶の鮮明度と明細さは低下する。というのも，確認の反復によって知覚処理よりも意味処理が優先されるためである。その結果，皮肉なことに，確認を繰り返すことで疑念が増して自信が失われる。

このテーマに関連して，対話型のコンピュータ動画を用いたふたつの実験が行われている（van den Hout & Kindt, 2003a）。学生を無作為に二分し，一方に，バーチャルのガスコンロの火を消したかどうかを確認させ，もう一方に，ガスコンロと関係のない確認をさせたのである。その結果，ガスコンロの火の確認

を繰り返した群では，確認行動に関する記憶の鮮明度と明細さ，記憶に関する自信がいずれも低下していた。ちなみに，先行する確認行為に関する記憶の正確さでは両群に差がないにもかかわらず，こうした結果が出た。さらに別の実験（van den Hout & Kindt, 2003b）でも同じ結果が再現され，反復確認が確認記憶において矛盾した感覚を誘発することが明らかにされた。

van den Hout と Kindt（2003a, 2003b）は，確認強迫の持続メカニズムにおける記憶障害の役割について，新しい見方を提示している。ふたつ目の論文で論じられているように，確認強迫で生じる疑念が特定領域に限られているという特徴は，一般的な記憶障害の見地と折り合いをつけるのが難しい。確認強迫患者に一般的な記憶障害があるのなら，もっと多くの状況で疑念と自信のなさが生じるのではなかろうか？　確認強迫が一般的な記憶障害によって生じるとする立場に立つと，記憶障害がごく限られた状況でのみ現れる理由を説明するのが難しい。しかし，確認強迫の主たる記憶の問題が記憶に関する自信の低下であれば，確認強迫は自信をもてない特定の状況で生じることになるだろう（van den Hout & Kindt, 2003b）。

OCDの記憶バイアスと自信低下に関する最近の研究は，強迫症状の持続（特に確認強迫の持続）における記憶の役割について斬新な見解を示している。その研究は OCD の症候学と緊密に結びついているため，標準的な記憶検査に基づいて行われてきた従来の神経心理学的研究よりも，治療にとって実際的な価値をもつものとなりうる。

6. 神経心理学的研究への批評

表4.1 は，OCD に関与しているとされてきた認知障害をまとめたものである。表の項目の多くはまだ十分検討されていないため，暫定的な内容と考えていただきたい。しかし，比較的一致した結論が得られている項目として，実行機能の低下（すなわち組織化方略の乏しさ），非言語素材の即時再生における低成績，記憶に関する自信の低下があり，おそらく先行行為の記憶の低下も挙げることができるだろう。ただし最後のふたつは，確認強迫のみで見られるものかもしれない。

いくつかの有望な知見が報告されているが，OCD の神経心理学的研究にはたくさんの限界がある（以下の総説参照。Greisberg & McKay, 2003 ; Tallis, 1995）。認知プロセスに関する研究は十分練られておらず，数少ない神経心理

表 4.1　OCD における一般的な認知障害のまとめ

認知障害	予想された差異	実証研究の結果
一般的な知能	高い。	わずかに高い。
実行機能	認知セットのシフト，計画立案，言語流暢性，方向定位，概念形成，注意のシフト，時間予測の成績が悪い。	調査結果は一貫性を欠く。例外的に，認知セットのシフト能力が低く，干渉効果が大きい点は，ある程度一致している。
一般的な記憶能力	再生能力が高い。	一致した結果は得られていない。
先行する行為の記憶	確認強迫で，先行する行為の再生と再認の成績が悪い。	先行行為に関する記憶低下のエビデンスが，いくつか報告されている。
現実モニタリング	確認強迫で，行動の記憶（視覚体験）と想像の記憶（心の中のイメージ）の区別が難しい。	エビデンスは説得力に欠け，一貫していない。
記憶に関する自信	OCD 患者（特に，確認強迫患者）は記憶に関する自信が乏しい。	記憶機能に関する自信低下について，強力なエビデンスがある。
指示による忘却	強い関連のある思考を意図的に取り除く能力が低い。	結論を出せるだけの研究が行われていない。患者の目下の関心事において，指示による忘却が特にうまくいかない可能性がある。
認知的抑制	関連のない情報を抑制する能力が全般的に低い。	一致した結果は得られていない。

学的研究の中には，サンプル数が少ない，異なる測定方法を用いている，実験方法に相違がある，などの問題をもつものが存在する。測定結果の有意差の多くは再現されておらず，個々の結果では有意差が認められなかった報告を寄せ集めて初めて有意差が生じたものもある（Amir & Kozak, 2002）。検査成績と強迫症状の重症度の間には弱い関連のみが認められることが多く，その知見が本当に病態と深く関わっているかについての疑問が生じる（Bolton, Raven, Madronal-Luque, & Marks, 2000 ; Savage et al., 1999 ; Tallis et al., 1999 など）。あるいは神経心理学的検査の所見には，治療上重要な内容はごくわずかしか含まれていないのかもしれない（Bolton et al., 2000）。多くの神経心理学的検査が複雑であることを考慮すれば，成績の低さは，いくつかの異なる認知障害を反映している可能性もある。

　大多数の研究は他の精神障害からなる対照群を設定していないため，成績の低さがOCDに特異的かどうかが明らかになっていない。さらに，うつ病や他の併存疾患を対照群とする研究を行わなければ，認知機能の低下が強迫症状以外の併存症によるものである可能性も否定できない。たとえばMoritzら（2001）が提示したエビデンスによれば，OCDで見つかった実行機能の障害はOCD自体から生じたものではなく，併存している抑うつ症状によるものかもしれないという。

　Tallis（1995）は，特定の認知障害（認知セットのシフトの障害など）と強迫症状の発現（洗浄強迫や確認強迫など）の関連はまったく明らかになっていないと記している。Salkovskis（1996a）は，一般的な記憶障害仮説ではOCD患者が特定の状況でのみ記憶障害を示す理由を説明するのが難しいと指摘している。この最後の批判に関しては，OCDの症候学との結びつきを従来よりも強く意識して行われた近年の記憶研究によって，ある程度検討されている。さらにOCDの神経心理学的モデル——たとえばSavage（1998）が提唱したモデル——では，脳の機能障害，神経心理学的障害，臨床像の3者間の関連が強調されている。それでも，標準化された検査や実験室で見つかった認知障害が，他の神経精神疾患で見られるような重篤な日常的な機能障害を引き起こすわけではないとすれば，神経心理学検査で得られた結果の病態論的な妥当性も疑問視されかねないだろう（Greisberg & McKay, 2003）。

　最後に，最大の関心が寄せられている問題に触れよう。それは，神経心理学検査で低く評価された事項は，OCDの臨床症状が悪化させている可能性があ

るという点である。たとえば実行機能の障害は，過度の緩慢，疑念，細部へのこだわりに苦しむ OCD 患者の病的反応スタイルが原因となって生じているのかもしれない（Greisberg & McKay, 2003）。また，Purcell ら（1998）は，実行機能の検査の一部で反応が有意に遅れるのがはっきりわかると述べている。要約すると，神経心理学検査の結果で示されている障害が，OCD の原因となっているかどうかは現状では不明だということである。現時点では，一般的認知障害が OCD の病因と持続で果たしている役割は，明らかになっていない。

II OCD での情報処理バイアス

ここ 20 年以上にわたって，不安障害の情報処理バイアスの本態を明らかにするために，実験認知心理学の手法を用いて広範な研究が行われてきた。この方法論では，偏向的（biased）もしくは選択的な情報処理システムの観点から，OCD の精神病理に見られる認知的特徴を検討している。偏向的／選択的情報処理システムでは，背後にある特定のスキーマが活性化して特定の刺激の情報処理を優先するため，その刺激が注目され，解釈され，想起されることになる（Clark & Beck, 1999 ; Gotlib & Neubauer, 2000）。認知理論の大前提として，不安の中核的な機能は「脅威が生じうる環境で，危険や脅威を見つけやすくすること」という見解がある（M. W. Eysenck, 1992, 4 頁）。不安障害では危険検出機構が過度に働くため，環境内の脅威や危険の数と重大性を誇張して受けとめがちになる（M. W. Eysenck, 1992）。数多くの理論的論文や批判的な実証的総説が，不安障害における適応性を欠く情報処理スタイルについて詳述している（Barlow, 2002 ; Beck & D. A. Clark, 1997 ; D. M. Clark, 1999 ; Dalgleish & Watts, 1990 ; M. W. Eysenck, 1992 ; Mathews, 1997 ; Mathews & Macleod, 1994 ; Mineka & Sutton, 1992 ; Wells & Matthews, 1994 ; Wiliams et al., 1997）。

OCD の注意バイアスは，これまでにも多くの実験で検討されてきた。OCD 関連の脅威語と中性語を用いた二分聴取（dichotic listening）を行うと，OCD 患者が中性語よりも脅威語を，管理下にないルートを使って有意に多く検出することが判明している（Foa & McNally, 1986）。この検出傾向は，ボタン押しの回数と皮膚電位反応の強さで示されたものである。治療終了後，脅威刺激に対するこの差異は消失していた。Summerfeldt と Endler（1998）は，OCD 群

における洗浄強迫の割合が大きすぎることを理由に，この研究を批判している。

　情動ストループ課題（emotional Stroop task）は，OCDの注意処理バイアスを調べる際に最も頻用される実験パラダイムである。この検査では，種々の情動的意味合いをもつ単語（中性語，特定の脅威語，一般的な脅威語，非脅威語）が，異なる色で印刷されたものを被験者に提示する。被験者は，単語の意味を無視して，単語の色の名称をなるべく早く答えるよう指示される。色の名前を答えるまでに生じる遅延は，単語の意味に注意が向いた程度を反映する。つまり，色の名前を口にするまでの時間が長くなればなるほど，単語の意味に注意が選択的に大きくシフトしたことになる。こうして，色名呼称で生じる干渉は注意バイアスの指標となる（McNallly, 2000）。

　Foa, Ilai, McCarthy, Shoyer, Murdock（1993）は，OCD患者（洗浄強迫患者，それ以外のOCD患者）と非臨床群（対照群）に，情動ストループ・プライミング課題を課し，汚染と関連のある語，一般的な脅威語，中性語，無意味語の色名を言うよう指示した。色名が出てくるまでにかかる時間——色名呼称潜時——を分析すると，洗浄強迫群では，汚染と関連のある語の呼称で中性語よりも有意に長い時間かかっていたが，一般的な脅威語や無意味語ではその現象は認められなかった。洗浄強迫群は対照群よりも汚染語の色名呼称に有意に時間がかかっていたが，洗浄強迫以外のOCD群とは差がなかった。結論として，洗浄強迫群では当人にとって脅威となっている対象への処理バイアスが明らかとなったと，著者らは記している。しかしここで示された結果は，ひいき目に見ても根拠が薄弱と言わざるをえないだろう。特異性を示す反応潜時の比較で，多くの場合統計学的に有意な差は認められていない。また，ストループ干渉得点とOCD症状の重症度の間に相関は認められていないため，ここで得られた知見の臨床的な妥当性に，疑問が投げかけられている（Summerfeldt & Endler, 1998）。

　ふたつ目の情動ストループ研究を行ったCalamariら（1993）は，一般的な脅威語，他の不安障害に関連する脅威語，肯定的生活語，否定的生活語と強迫関連の脅威語を較べても，OCD患者が後者で強い干渉を示すという仮説を支持する結果は得られなかったと述べている。総体的に見て，ここで記されている結果は，「OCDでは個人的に脅威となっている対象への特異的な注意バイアスが認められる」という仮説を支持していない。McNallyら（1994）も，OCD群でパニック関連語や一般的な脅威語で有意な干渉が起こる知見は得ら

れなかったと報告している。SummerfeldtとEndler（1998）は，身体や汚染，暴力などOCDと関連のあるテーマについての単語がたくさん含まれているため，この結果は意外だと指摘している。

強迫的な心配に特異的な注意バイアス（すなわち疾患特有のバイアス）がOCDに存在するというエビデンスを，何人かの研究者が報告している。Lavy, van Oppen, van den Hout（1994）は情動ストループ課題を使い，OCD患者（確認強迫，洗浄強迫）では否定的な強迫関連語のみで有意に強い干渉効果が認められ，ポジティブな強迫関連語や一般的なポジティブ語およびネガティブ語では，有意差は認められないことを明らかにした。

KyriosとIob（1998）はOCD患者と非臨床群（対照群）各15名に対して，中性語，強迫関連の脅迫語，一般的な脅威語をふたつの条件（マスク条件，非マスク条件）で提示した。マスク課題での干渉効果は，自動的で前意識的な注意バイアスのエビデンスと解釈され，非マスク課題での干渉効果は，意識的で努力を要するあとの段階における情報処理の注意バイアスを表している。結果は予想に反したもので，OCD患者は非マスク提示（閾上提示）で，中性語よりも強迫関連の脅迫語への反応が速かった。一方マスク提示（閾下提示）では，強迫関連の脅迫語へのOCD患者の反応は有意に遅れた。

以上の結果から示唆されるのは，OCD患者には強迫的心配に特異的な脅威刺激に対する注意バイアスがあり，その注意バイアスは情報処理の自動的なレベルで作動するが，方略的なレベルでは作動しないという内容である。しかし，いくつかの他の情動ストループ研究では，意識の閾下／閾上のいずれにおいても，OCOに特異的な注意脅威バイアスは認められなかった（Freeston, Ladouceur, Letarte et al., 1992 ; Kampman, Keijsers, Verbraak, Naring, & Hoogduin, 2002）。

Tata, Leibowitz, Prunty, Cameron, Pickering（1996）は修正ドット・プローブ（modified dot-probe）課題を使い，OCD患者（13人の洗浄強迫患者）と対照群（18人の高不安非臨床群）で，中性語，汚染脅威語，社会脅威語での注意バイアスを比較した。OCD患者は汚染脅威語に続くプローブの検出が有意に速かったが，社会脅威語では差は認められなかった。一方，対照群は社会脅威語に続くプローブの検出が速かったが，汚染脅威語では差はなかった。以上の結果は，前意識的自動処理レベルで機能している（強迫関連刺激への）注意バイアスの存在を支持する有力なエビデンスである。しかしSummerfeldt

と Endler (1998) は，OCD 群で多くの外れ値が除外されており，タイプ I エラー値を調整することなく多重 t 検定を行っている点を指摘して，本報告を批判している。

McNally (2000) は，OCD に脅威刺激に対する注意バイアスが存在するエビデンスがあるが，他の不安障害の場合とは異なり，個人の強迫症状の内容に特異的な刺激に限定されていると結論を述べている。一方 Summerfeldt と Endler (1998) は，OCD における脅威刺激への処理バイアスに関するエビデンスは，他の不安障害で見られるものほど安定したものではないと述べている。そして，OCD の情報処理を調べた研究が少なすぎること，これまでの研究には重大な方法論上の問題があること，報告結果がしばしば一致していないことを指摘している。さらに，OCD は不均質な症候群であるというエビデンスが示されはじめており，ある亜型の所見を一般化することの妥当性に疑問が付されている。したがって，個人にとって脅威となる刺激への注意バイアスは，洗浄強迫に限られるということになるだろう。

OCD における情報処理バイアスは，注意よりも記憶の領域ではっきり認められる可能性がある。たとえば Radomsky と Rachman (1999) は，OCD 患者では清潔な物の記憶より汚染物の記憶の方が優れているが，対照群（他の不安障害患者，非臨床群）ではこの差は認められないと報告した。また，OCD 群と対照群の一般的な記憶機能には，差は認められなかった。しかし，その他の研究では，洗浄強迫患者の汚染物に関する記憶が優れているという結果は得られていない (Ceschi, van der Linden, Dunker, Perroud, & Brédart, 2003)。脅威に関連する偏向的処理スタイルが OCD のさまざまな亜型で見られるかどうかを判断するためには，今後さらに研究を進める必要がある。OCD にはいくつかの亜型があり，亜型を越えた共通の注意バイアスを見出すことには困難が伴う。OCD 患者と他の不安障害患者を較べると，OCD 患者は自分の強迫的心配と直接関連のある狭い範囲の刺激を選択的に処理している可能性がある。Amir と Kozak (2002) は，OCD で見られる脅威への注意バイアスが疾患特異的なものか，内容特異的なものかは明らかでないと指摘している。少なくとも，疾患に特異的な脅威に対する一貫性のある処理バイアスが見出されないことから，OCD と他の不安障害における不安が同じ性状のものかどうかには疑問が残る (Summerfeldt & Endler, 1998)。

III まとめと結論

　疑念や反復確認，緩慢などの症状が OCD に認められることから，研究者は，特定の一般的認知処理障害が OCD に存在するか否かを調べてきた。神経心理学的研究の結果は，実行機能，非言語的記憶，記憶判断に関する自信における障害が OCD の特徴である可能性を示唆している。この結果は，前頭葉 - 線条体システムの機能障害が OCD の病態に関わっている可能性を示唆する神経生理学的知見と一致している。OCD にこのような神経心理学的障害が認められるとすると，環境学習の結果との相互作用を通じて強迫症状の発生に関与している可能性がある (Greisberg & McKay, 2003)。現在行われている OCD の治療に，より効率的な組織化方略や記憶スキルを学ぶ訓練プログラムを加えることで，治療効果が増大するかもしれない (Greisberg & McKay, 2003)。しかし，前述したようにこれまで発表されてきた神経心理学的な研究にはいくつかの欠点があるため，この種の治療応用は時期尚早と言えよう。OCD における一般的な認知障害の役割は，まだはっきりしていない。

　OCD の情報処理バイアスの研究は，脅威に対する疾患特異的なバイアスの存在をいまだ確認できずにいる (Amir & Kozak, 2002)。現時点で引き出せる最も適切な結論は，強迫状態で見られる注意バイアスは，各人が抱いている不安に特異的ということである。このことは，OCD で認められる情報処理の特徴が，脅威に対する広範な注意バイアスが確立している他の不安障害とまったく異なることを示唆している。この知見は，個々の患者に特有の認知バイアスに合わせた介入を行うよう治療的アプローチの種類を増やす必要があることを示しているのだろう。後続の章で述べる認知的方略は，OCD 患者の個別の不安症状と関連のある特定の認知機能障害に合わせた内容を提供できるかもしれない。

第5章
強迫性障害の認知評価理論

　認知臨床的側面からアプローチする心理学の理論，研究，治療は，精神病理現象に特徴的な思考，評価，信念の内容に着目する（McNally, 2001a）。この方法論は Beck や Ellis ら先達が開発したもので，実験と自己記入法に基づく調査を通して研究が進められてきた。OCD の認知行動的な理論，研究，臨床では，「評価」の視点が殊に重視されている。後続の章で述べるように，評価の視点は，前章で触れた神経心理学や情報処理研究よりはるかに大きな影響をOCD の治療に与えてきた。

　正常な情動状態と異常な情動状態は，「ある状況，事物，出来事が自分にとってどういう意味をもつのかについて主観的に下す判断または評価であり，その判断や評価は数々の要因や基準に基づいている」（Scherer, 1999, 637頁）という見方が，評価理論の中心テーゼである。このため臨床心理学の評価理論は，さまざまな精神障害で見られる非機能的情報処理システムの内容と結果を，精神病理体験の出現と持続を理解する上で最も重要な概念レベルと考える。そこで注目されるのは，患者が**どう**考えるかではなく，**何を**考えるかである。これまで認知臨床心理学の評価理論に対して幾多の批判が寄せられてきたが（MacLeod, 1993）各種臨床患者の治療の改良に多大な貢献を行ってきたことなどを理由として，その妥当性が大いに支持されている（McNally, 2001a）。

　本章では，近年脚光を浴びつつある OCD の認知評価理論（cognitive appraisal theories）を検討する。いくつかのモデルの特徴を紹介し，実証研究の論評を試みる。OCD の CBT は理論に基づくアプローチであるため，治療の実践には本章で論じる理論的で実証的な治療基盤の検討が不可欠である。初めに，OCD に関する認知臨床的視点の初期の業績に触れる。次にこの章の本題に入り，Salkovskis, Rachman, 強迫認知ワーキンググループ（OCCWG : Obsessive Compulsive Cognitions Working Group）が提案している OCD の認

知行動モデルを詳しく紹介する。

I　初期の OCD の認知評価理論

　認知理論および認知療法と OCD の関連が示唆されたのは，強迫症状を認知行動的に分析した Salkovskis（1985）の論文を嚆矢とする。実際，Beck が気分障害の認知的定式化について論じた初期の文献（1967, 1976）には，強迫症状に関する言及がほとんどない。Beck と Emery（1985）の論文は不安障害を対象としているにもかかわらず，OCD の認知療法に触れていない。Hollon と Beck は 1986 年に発表した論文で，最も有効な OCD の治療法として曝露反応妨害法（ERP）を紹介する一方，「OCD できめ細かな認知的介入を行っても，見合った効果を期待するのは難しいだろう」（467 頁）と断じている。

　Carr（1974）は，当時行動心理学者が広く受け入れていた不安低減仮説（anxiety reduction hypothesis）の限界を踏まえ，揺籃期の OCD の認知理論を提案した。その中核的な見解は，「好ましくない結果が生じる可能性を主観的に異常に高く評価することが，強迫状態の特徴である」というものであった。OCD では，潜在的な危害（すなわち，きわめて主観的な損害）を孕む状況が強い恐怖や不安をもたらす。というのも，望んでいない結果に至る可能性を，当人が高く見積もるからである。強迫儀式は，自分が見積もった可能性を小さくするために働く脅威軽減行動として発展していく。ある状況で強迫症状が出現するか否かは，当人が主観的な損害（危害）と望まない結果が生じる主観的な可能性をどの程度に見積もるかによる。脅威を軽減するのにふさわしい強迫行為が見つからない場合には，心の中で強迫行為（認知的強迫行為）が行われる。当人は，こうすることが好ましくない結果に至る可能性を小さくできる最良の方法と考えているため，強迫行為は――オバートであれ，カバートであれ――徐々に儀式のようになっていく。しかし Carr 自身も認めているとおり，この脅威評価モデルは，そもそもなぜ好ましくない結果に至る可能性が主観的に高く見積もられるのかを説明していない。また脅威の過大評価は，OCD よりも恐怖症などの他の不安障害で，さらに重要な役割を果たしている可能性もある（たとえば，Volans, 1976 参照）。

　McFall と Wollersheim（1979）は Carr（1974）の理論に基づいて，脅威の 1 次的な誤評価――たとえば，脅威や好ましくない結果が生じる可能性の過大

評価――をOCDの病態要因と考えた。加えて，脅威に対する自分の対処能力を低く見積もる2次的な誤評価も関与するとみなした。このふたつの誤評価は，いずれも以下のような適応性を欠く前意識的信念に基づいている。

1. 完全でなくてはならない。
2. ミスは罰せられるべきである。
3. 魔術的な儀式や反芻思考によって，悲劇的な結末は防ぐことができる。
4. 災厄をもたらすような考えは容認しがたい。
5. 自分の感情に向き合うよりも，中和化活動を行う方が容易で効果的である。
6. 確信がもてない，コントロールできないという感覚は耐えがたい。

1次的な誤評価と2次的な誤評価は，確信のなさ，コントロール不能感，不安を生む。OCD患者は，こうした苦痛に現実的で適応的な方法によって対処するのは無理と考えるため，不安を和らげる最適な選択肢として魔術的な儀式や強迫方略に頼る。McFallとWoolersheim (1979) はこのモデルを踏まえた上で，ふたつの誤評価を直接修正する方法として，論理情動療法（RET：rational emotive therapy）に基づいた行動練習と認知再構成を推奨した。

Salkovskis (1985) はMcFallとWollersheimの仮説を批判する中で，次の3点を指摘した。

1. 行動理論と精神分析理論の溝を埋めようとしている。
2. 前意識的な無意識的認知を重視しているが，その概念の直接的な認知行動的表現型を精述していない。
3. 脅威の1次的誤評価が，OCDと他の不安障害でどのように異なるかが明確になっていない。

このSalkovskisの指摘は確かに正鵠を射ているが，現在の認知モデルのキー概念に，McFallとWollersheimの仮説に登場する概念（たとえば，責任の過大評価，思考と行為の混同，思考コントロールへの過度の関心など）と似たものが数多く認められる事実は，興味深く感じられる。

II　現在の認知行動理論

　この 10 年間に数多くの認知行動モデルが提唱され，認知が OCD の発症と持続にどう関与しているかを説明している。諸モデルの相違点は，強迫症状の主な病因として，どの認知構成要素を重視しているかにある。一方，適応性を欠く認知の役割と機能を基本的な病因とみなす点は共通している。多くの OCD の認知行動的評価理論が依拠している理論的枠組みを，図 5.1 に示した。

　このモデルの大半は，Rachman と de Silva（1978）が初めて存在を指摘した望まない侵入体験（思考，イメージ，衝動）を強迫観念の原型とみなしている。通常，このように自我違和的で自分でも望んでいない侵入体験は，なんらかの同定可能な外的刺激が引き金となって発生する（Parkinson & Rachman, 1981a）。たとえば，地下鉄の駅のホームにいるときにだけ，入線してきた地下鉄に思わず飛び込みたくなるとか，外出するときにだけ玄関の鍵を確認したくなる，という体験である。望まない侵入思考が頭をよぎったあとに強迫観念になるかどうかは，それがどう評価されるかによって異なってくる。

　さまざまな認知行動理論は，どの誤評価が，あるいはどの誤評価の組み合わせが，強迫観念の発生に最も寄与するかについての見解を異にしているが，誤評価が強迫観念出現の必要条件であり，十分条件でないという点で一致している。侵入体験を誤評価すると，やがて思考をコントロールしようとしたり，侵入体験と結びついた苦痛や恐ろしい結末を中和化しようとしたりするようになる。そして誤評価に，中和化や強迫行為，その他のコントロール方略の使用が加わると，望まない侵入体験は，主にこのふたつのプロセスの中で強迫観念に格上げされていく。短期的に見ると，強迫行為は不安や苦痛を減らして，強迫観念をコントロールできるという感覚を強める。しかし長期的に見ると，誤評価やコントロール方略は侵入体験の強度と出現頻度を増大させる。

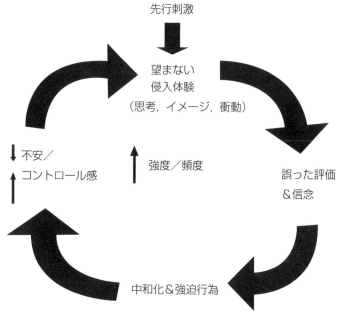

図5.1 OCDの認知行動的評価理論の概要

III Salkovskis の「責任の過大評価モデル」

1. モデルの説明

1） 望まない侵入思考

一般の健常人でも，自分が望んでいない侵入思考やイメージ，衝動を体験して受け入れがたいと思うことがよくあるが，Salkovskis の「責任の過大評価モデル（inflated responsibility model）」は，そのような侵入体験を強迫思考の起源としている（Salkovskis, 1985, 1989a, 1996a, 1996b, 1998, 1999）。侵入体験は，形式も内容も強迫観念とよく似ていて，その時点の当人の関心や興味を反映しているだけでなく，そのとき進行中の問題解決の一過程を示している可能性もある（Salkovskis, 1996a）。問題解決の過程でさまざまなアイディアが生み出されるため，侵入思考を「アイディア創成マシーン」の産物とみなすこ

とが可能かもしれない。そのような侵入思考は問題解決に役立つため，さらに評価され分析されることになる。ある思考を評価したところ，なんらかの行動が必要になりそうだという場合，その思考に関する情報処理の優先度は高まり，その思考はかなりの強制力をもつものとして体験される（Salkovskis & Freeston, 2001）。すなわち，当人のそのときの関心にとって重要な意味があるとみなされた認知的侵入体験は，優先的に処理されるのである。一方そのときの関心には役に立たない，無関係，などと判断されると，その侵入体験（思考，イメージ，衝動）は無視される。

2）責任の過大評価

普通の侵入思考と強迫観念を比べても出現形式や内容に違いはなく，コントロール不能性でさえ両者に差は認められない。侵入思考は，どう評価され解釈されるかによって，その病理性が判断される（Salkovskis, 1999）。侵入思考に伴う感情は当初はニュートラルだが，当人の先行経験や思考の発生状況によって意味合いが変わり，肯定的なものにも，否定的なものにも，ニュートラルなものにも変容する（Salkovskis, Richards, & Forrester, 1995）。どのような思考であれ，当人にとって強い責任性や重要性がありそうだと解釈されると，強迫観念に変わる可能性がある。

強迫観念の発生には，**責任の評価**と**中和化活動**の発生というふたつのプロセスが必須と考えられる。このモデルのキーとなる仮定は，強迫観念自体には問題はなく，強迫観念に付与される意味に問題があるという見解である。Salkovskis と共同研究者らは，責任を次のように定義している。

> 「人は，自分が重大で有害と感じている結果を，引き起こすことも予防することもできる」という信念。そのように想定された結果は，現実のものとなる──すなわち実際に起き，かつ／または道義的なレベルで起きる──可能性がある（Salkovskis, 1998, 40 頁）。

Salkovskis（1985, 1989a, 1996a, 1996b, 1998）は，責任をふたつの概念レベルで論じている。ひとつ目は，OCD のハイリスク者特有の**責任に関する信念（responsibility beliefs）**である。この信念があるため，OCD のハイリスク者は自分の精神活動を個人的な責任を示すものと誤って解釈する傾向がある。

ふたつ目は，OCD への脆弱性をもつ個体が侵入思考に対して行う**責任の評価 (responsibility appraisals)**，もしくは解釈(interpretation)である。いったん，強迫的な体験（思考，イメージ，衝動）を「重大な個人的責任を意味するもの」と誤って解釈してしまうと，次の事象が続くことになる（Salkovskis & Wahl, 2003）。

- 侵入体験が，強い苦痛，不安，抑うつ状態をもたらす。
- 侵入体験とそれに関連する思考の侵入頻度が増し，強度が高まる。
- 侵入体験とそれを引き起こすトリガーに注意が集中する。
- 責任を回避したり逃れたりすることを目的として，中和化反応が始まる。

　責任の過大評価は，その焦点を侵入思考の発生自体に絞ることもあれば，侵入思考の内容に絞ることもある（Salkovskis & Wahl, 2003）。たとえば複数の強迫観念をもつ患者は，侵入思考を退けられなかったことを誤解釈して，いつか自分は自制心を失っておぞましい暴力沙汰を起こし，責任を追及されるかもしれないと思い込む可能性がある。この場合，責任の過大評価は望まない侵入思考が発生したこと自体と関連している。しかし，侵入思考の内容が特定の反応を示唆している場合は，コントロール操作（強迫行為）が生じて強迫観念の内容を制限しようとする。実際，「気分が悪くなって，吐いてしまうかもしれない」という考えが頭から離れなかったある強迫患者は，この強迫観念を誤解釈して，自分には自分の健康にまつわる責任があり，必ず気分が悪くならないようにしなくてはならないと思い込んだ。ここで見られるのは，侵入思考の内容をコントロールしようとするプロセスであり，侵入思考の発生自体への反応ではない。

　Salkovskis（1989a, 1998）は，危害に対する責任の評価は強迫思考に特異的であると主張している。強迫観念とその他の不安や抑うつ的思考の違いは，前者が責任の評価と結びついている点にある。ある思考が危害や危険の評価しかもたらさない場合，感情として生じるのは不安であり，自分の負けと評価すれば抑うつを生むだろう（Salkovskis, 1999）。さらに Salkovskis は「責任の評価がなければ，強迫観念は生じない」（Salkovskis, 1989a, 678 頁）として，侵入体験が病理性を帯びるためには責任の過大評価という誤解釈が必要であると主張した。強迫観念に伴う有害な気分（苦痛，自責感，不安など）は，責任の誤

解釈から生じるとされる（Salkovskis, 1999）。

　前掲の定義からも明らかなように，責任は脅威や危険の評価と密接につながっている。強迫思考を特徴づける過度の責任は，「そういう考えを抱いたことに対する責任があると気づく」ことよりも，「暴力的で忌まわしい考えが，否定的な結果や恐ろしい結果をもたらす**かもしれない**と気づいたからには，そういう結果を防ぐ責任があると思い込む」ことに関わっている（Salkovskis & Wahl, 2003）。脅威を評価すると不安が生じるため，安心するための試みがなされる。

　O'Connor と Robillard（1995）はこの見解をさらに一歩進め，OCD の主観的体験世界に不安や否定的な結果が登場するのは，まったく起こりそうもない――あるいは，おそらく完全に架空の――恐ろしい結末を未然に防止しようとしているためと解釈できると指摘している。たとえば，ある女性 OCD 患者は冷凍庫の傍を通るたびに，中の様子を確認しないではいられなくなった。誰かが中に閉じ込められているのではないか，と気になってしかたなかったのである。確認強迫の「責任の定式化（responsibility formulation）」によれば，冷凍庫に閉じ込められている人を助けたいという気持ちから強迫行為が行われたわけではない。というのも，この患者は自分の危惧が実際にはありえないナンセンスなものと自覚していたからだ。要は，心の中で高じた責任の感覚を和らげるために，そうしていたのである。

3）中和化

　OCD の病態で重視されるふたつ目の因子は，中和化反応の発現である。中和化は，次のように定義される。「自分が感じた責任の軽減を目的として，自ら進んで行う行為。オバートの場合（強迫行為）もカバートの場合（思考儀式）もある」（Salkovskis, 1989a, 678 頁）

　強迫傾向のある人は，強迫観念が示唆する否定的な結果に関する責任を減らそうとして，中和化反応を行う。その中和化反応が，いったん定着すると，繰り返し行われつづける。それが，責任と不快感の軽減につながることに気づくからである。ほとんど起こりえない惨事について，自分がその防止責任を負うべきと思っている OCD 患者は，中和化を繰り返すせいで自分の推論の反証作業ができなくなる。災難を回避できたのは中和化儀式のおかげと考えるからだ。先程の例で言えば，繰り返し冷凍庫を確認したので誰かをその中に閉じ込めた

責任がなくなり，患者は安心しえたのである。

4) 精神活動の過度のコントロール

責任の評価が及ぼすもうひとつの影響は，侵入体験を過度にコントロールする傾向を生むことである（Salkovskis et al., 1995）。Salkovskis（1998）は，望まない侵入思考を抑制しようとする努力が，本来の意図に反して強迫観念に伴う苦痛を増大させる理由を，次の4項にまとめている。

1. 侵入思考をコントロールしようとする努力によって，思考内容が変わる。
2. コントロールの試みが失敗に終わって，侵入体験の出現頻度がかえって増す。
3. 危害と関連のある思考の強度と出現頻度が増す。
4. なんとしても災厄を未然に防がなければならない，という信念を否定できなくなる。

このように，「OCDの問題が生じるのは，神経質な個体が，自分は危害を発生させていないと確信することに**躍起になりすぎる**からである」（Salkovskis, 1999, S34頁, 強調は原著）。OCDは責任の過大評価によって生まれ，強迫観念をコントロールしようと躍起になりすぎることで維持される（Salkovskis & Wahl, 2003）。SalkovskisとFreeston（2001）は，個人の誤った仮定や信念のせいで強迫観念に過大な脅威が伴うことを前提としてみると，患者が強迫観念を過度にコントロールしようとするのも，当人なりに筋が通っている（妥当性がある）と記している。

5) バイアスのかかった認知プロセス

Salkovskis（1996a, 1998 ; Salkovskis & Wahl, 2003）は，OCD患者の思考には，明らかにいくつかの認知の誤りがあるという仮説を提唱している。この認知の誤りは，OCD患者が以前から抱いていた信念から生まれたものである。さらに，この誤りによって責任に関する誤解釈の発生確率が増大する。以下は，OCDに特徴的な認知の誤りの例である。

1. **責任バイアス**：好ましくない結果が起きたことに関して，自分が実際に及ぼした影響と自分の責任を同一視しがちである。
2. **不作為バイアスの欠如**：人は普通，実際に自分が行った行為が悪い結果を生んだ場合には強い責任を感じるが，ある行為を「しそこなって」（不作為から）好ましくない結果に至った際には，さほど責任を覚えないものである。たとえば，釘が打ち込まれている板を自分が道に落としたせいで誰かが怪我をした場合には重い責任を感じるが，落ちている釘つきの板を拾わなかったために誰かが怪我をしても，さほどの自責感は生じない。しかし OCD 患者では，強迫のテーマにまつわる事柄に関しては不作為バイアスが認められない。
3. **自分の働きに関する誤解釈**：OCD 患者は，好ましくない結果をあらかじめ予測しうる（予感がある）と誤って想定しがちである。悪い結果が想定されるのに行動を起こさない場合，その選択をしたことで悪い結果が生じる可能性が高まると考えるため，責任を過大に感じる。
4. **思考と行為の混同**：思考と行為の混同，すなわち思考と実際の行動の同一視は，はっきり言及はされていないものの，責任の過大評価に直結する認知の誤りである。
5. **意思決定の誤り**：OCD 患者は，強迫行為や中和化活動をやめるタイミングを決めかねている。強迫儀式が完了したと納得する基準は甚だ主観的で曖昧であり，状況による変動がすこぶる大きい。

6) 機能しない仮定

Salkovskis（1985, 1996a, 1998）は OCD への脆弱性について，以前からあった仮定や信念が望まない侵入思考をきっかけにして，先ほど述べた責任に関する認知バイアスや過大評価を生み出すという観点から眺めている。この根強い信念は，長い期間をかけて育まれることもあれば，尋常ならざる出来事や重大事件の結果生じることもある（Salkovskis, 1998 ; Salkovskis & Freeston, 2001 ; Salkovskis & Wahl, 2003）。Salkovskis は機能しない仮定について次のように説明しているが，この内容はすべて責任のテーマと関連がある。

1. **責任に関する信念**：自他の危害を防ごうとしないのは，実際に危害を及ぼすのと同じことだ，など

2. **思考と行為の混同に関する信念**：なんらかの考えをもつことは，それを行動に移すのと同じようなものである，など
3. **思考のコントロールに関する信念**：自分の精神活動はコントロールできるし，コントロールすべきである，など
4. **中和化に関する信念**：他人に及びうる危害を予防するために，中和化を行うべきである，など

　Salkovskis, Shafran, Rachman と Freeston（1999）は，OCD の素因者が責任に関して適応性を欠く信念を抱くようになる契機として，次の5事項を提案している。

- 子ども時代に，脅威を防ぐ責任をもつように意図的または暗示的に奨励されたり促されたりして——すなわち過度に責任を課せられて——広く全般に責任を感じるようになる経験。
- 行動や義務に関する厳格で極端な規範にさらされる経験。
- 子ども時代に過保護などが理由となり，本来負うべき責任を負わずに育てられた経験。責任をもつ経験が乏しすぎると，当人は自分を役立たずと感じやすくなり，それが責任感覚を過度に高める場合がある。
- 自分の行為や怠惰が，自他の災厄の大きな一因となったという出来事の存在。
- 自分の考えや行為，怠惰が災厄の一因になったと誤って決め込んでしまった出来事の存在。

　以上の遠因に加えて，近接因子も責任の過大評価に関わっている場合がある。具体的には，集団内で槍玉に挙げられる／スケープゴートにされる，立場上担う責任が増大する，緊急事態における危害や危うい失敗の責任を現実に負ったり，そのことで非難されていると思い込んだりするなどの経験があるだろう（Salkovskis et al., 1999）。しかし現時点では，責任の過大評価の起源に関するこれらの見解を支持する実証的エビデンスは存在しない。Salkovskis ら（1999）にしても，具体的な症例に基づいて裏づけに乏しい支持を論じているに過ぎない。Salkovskis らは，責任に関する適応性を欠く信念がどのように生まれるかを調べる研究に役立つ提案をいくつか提示する一方で，責任の過大評価の発生

に関与する因子よりも維持因子に重きをおく方が,臨床上得るところが大きいと記して注意を喚起している。

2. 実証研究の現状

　責任の過大評価は,強迫状態の認知的構成概念の中で最も研究が進んでいるテーマのひとつである。Salkovskis の定式化は,「危害予防に関する責任の過大評価は,強迫観念維持の必要条件である」というエビデンスを拠り所としている。Salkovskis の所論は,表 5.1 に要約した 4 つの主要な仮説によって検証されている。

1） 仮説 1

　Salkovskis のモデルは,責任の過大な評価と信念をあらゆる強迫的な思考の中核的な特徴と仮定している。責任の過大評価を欠く強迫症状が存在するというエビデンスと,本モデルの折り合いをつけるのはそう容易ではないだろう。多くの研究が,責任の評価／信念の得点と,自己記入式の強迫症状得点の間に,有意な相関が認められると報告している（OCCWG, 2001, 2003a ; Rhéaume, Freeston, Dugas, Letarte, & Ladouceur, 1995 ; Rhéaume, Ladouceur, Freeston, & Letarte, 1994 ; Salkovskis et al., 2000 ; Smári & Hólmsteinsson, 2001 ; Steketee, Frost, & Cohen, 1998 ; Wilson & Chambless, 1999）。加えて,OCD 患者は対照群（OCD 以外の精神障害群,非臨床群）よりも,危害の責任評価尺度で高得点を示すというエビデンスもある（OCCWG, 2001, 2003a ; Salkovskis et al., 2000 ; Steketee, Frost, & Cohen, 1998）。しかし責任の感覚が説明しうるのは,重要ではあっても数少ない一部の強迫症状に限られている可能性がある（Emmelkamp & Aardema, 1999 ; Wilson & Chambless, 1999）。

　責任の過大評価は一定の性格特性ではなく,当初定式化された以上に,状況によって決まる特異的な特性かもしれない（Rachman, Thordarson, Shafran, & Woody, 1995）。Rachman と Shafran（1998）は,確認強迫や強迫的疑念では責任の過大評価が特徴的であるが,洗浄強迫ではさほど顕著ではないと結論している（Menzies, Harris, Cumming, & Einstein, 2000 も参照）。しかし,韓国の学生を対象として侵入思考に関する調査を行った Lee と Kwon（2003）は,望まないセックスや暴力に関する侵入思考より,不潔／汚染に関する侵入思考において,責任の過大評価得点が有意に高いと報告している。さらに,OCD

表 5.1　Salkovskis による OCD の責任理論における主な仮説

責任仮説	実証研究の現状
責任に関する過大な評価と信念が，OCD の中核的な特徴である。	完全とまではいかないが，部分的な支持がある。
危害に関する責任を過大に評価するのは，強迫思考に特異的である。	わずかながら，限定的な支持がある。
過大な責任を体験すると，中和化の衝動が強まり，不快感が増して，強迫観念の出現頻度と強度が増す。	少なくとも確認強迫に関しては，確実なエビデンスが存在する。
中和化は，強迫観念の出現頻度，強度，主観的な不快感を増す。	支持が生まれつつある。

　患者はどのような状況でも過度の責任を感じるわけではないという知見や，特定の否定的な出来事では過度に責任を感じるのに，好ましい出来事では通常レベルの責任しか感じないという事実を踏まえると，責任の過大評価を病因とする考え方には限界があると思われる（Rachman & Shafran, 1998）。

　以上をまとめると，仮説 1 の支持は部分的なものに留まっているという結論になる。OCD 群は，危害に関する過大な責任尺度で高得点を示し，過大な責任の評価得点には強迫症状の評価得点との相関が認められる。しかし，責任の過大評価によって説明しうる強迫症状の相違は，当初推測されていたよりはるかに限定されるようであり，その性格は状況依存的かつ特異的で安定性を欠いている。またその概念は，Salkovskis の想定したように OCD 全体に深く関わっているわけではなく，一部の強迫症状や亜型にしか適用できない可能性がある。

2）仮説 2

　本モデルは，危害に関する責任の過大評価について，強迫思考に特異的な認知的構成概念であると仮定している。この仮説を支持するものとして，相関関係を調べたさまざまな研究の知見がある。そうした研究は，種々の認知的構成概念に関する自己記入式質問紙を用いて行われ，その中で責任の評価点は，OCD と関連があると考えられる他の認知概念の評価点と高い相関が認められると報告されている（OCCWG, 2001, 2003a, 2003b；Steketee, Frost, & Cohen, 1998）。

Salkovskisら（2000）は，責任の疾患特異性を強力に支持するデータを報告している。そのデータは，責任の評価／信念は強迫症状のみと関連があり，不安や抑うつ症状とは関連がないことを明らかにしている（同様の結果を報告しているSmári, Glyfadóttir, & Halldórsdóttir, 2003も参照）。このモデルを部分的に支持するものに，Foa, Amir, Bogert, Molnar, Przeworski（2001）の研究がある。この研究では，一般的にはリスクは小さいながら，強迫とは関連があるとされる状況で，責任の評価を調べている。その結果，他の不安障害群や非臨床群と比べてOCD群の責任得点が有意に高いことが明らかになった。しかし，再現研究では，責任の得点や状況を変えようとする衝動の得点が高くなったのは，確認強迫が関係しているケースのみであり，非確認強迫群ではその傾向は見られなかった（Foa, Sacks, Tolin, Przeworski, & Amir, 2002）。したがってこの研究は，OCDの病態で責任の過大評価が決定的な役割を果たしているのは確認強迫に限られる可能性があると結論している。仮説2に反して，責任の過大評価は，確認強迫以外の亜型の重要な特徴ではないのかもしれない。

　他の相関研究でも，責任の過大評価の疾患特異性は認められていない。強迫認知ワーキンググループ・ステージⅢ研究（OCCWG stage Ⅲ study）では，強迫症状の条件を統制したのちにも，責任と心配などの否定的な感情の間に有意な相関が認められている（OCCWG, 2003a）。その後，不安と抑うつ症状の条件を統制して行われた回帰分析では，責任の信念との相関が予測されたOCDは加害強迫に限られていた（OCCWG, 2003b）。一方Foaら（2001）は，OCDより程度は低いが，社交恐怖群にも責任の過大評価が認められると報告している。加えて，リスクが高い状況での責任の評価は，OCD群，社交恐怖群，非臨床対照者群の3群で，差は認められなかった。このことから，責任の過大評価は状況次第で変化する可能性があることがわかる。

　現段階では，責任の過大評価という構成概念をOCDの他の認知的特徴と差別化できるかどうかは，まだ明らかになっていない。強迫認知ワーキンググループ（OCCWG）の研究では，責任の評価／信念と，強迫と関連のある他の認知の間にきわめて高い相関が示された（OCCWG, 2003a, 2003b）。Salkovskisのモデルでは，危害に関する責任の過大評価は強迫思考に特異的（あるいは特徴的）とされているが，この仮説には疑義も付されており（Rachman & Shafran, 1998），確認強迫に限定される可能性がある。

3）仮説3

責任の意識が強まると中和化の衝動が強まって不快感が増し，強迫観念の出現頻度と強度が増すと仮定されている。数多くの実験研究が，感じている責任のレベルを操作することで，強迫症状が一時的にどう変化するかを調査してきた。この種の実験研究が特に重要なのは，危害に対する責任の過大評価が強迫症状を引き起こしうるか否かについて，判断することができるからである。

責任の操作実験を最初に報告したのは，Lopatka と Rachman である（1995）。この実験で，責任感覚を低いレベルに操作された被験者は，不快感，確認衝動，危害や批判の予測が有意に低下したが，高いレベルに操作された対照群は，不快感，確認衝動，危害や批判の予測に関して，有意に増す傾向を示すには至らなかった。しかし報告者らは，洗浄強迫患者の責任感覚を操作するのは困難なため，洗浄強迫で責任の過大評価が実際に重要な役割を担っているかどうかには疑問が残るとしている。

Ladouceur, Rhéaume ら（1995）は，非臨床群を無作為に異なる責任条件（重い責任 vs 軽い責任）に割り付けて行ったふたつの研究の結果を報告している。最初の研究では，2群間の確認行動に有意な差異は認められなかった。ふたつ目の研究では，重い責任を負った群の方が，タスク分類中の躊躇と確認行動が有意に増えて不安が高まり，なんとしてもミスを避けたいという気持ちが強まった。しかし Bouchard, Rhéaume, Ladouceur（1999）は，好ましくない出来事に関する責任の過大評価が完全主義によって生じる可能性を指摘している。Shafran（1997）も，異なる責任感覚下で曝露反応妨害法（ERP）を行っている患者の状態を調べ，重い責任感覚下の患者の方が軽い患者よりも，中和化の衝動，主観的な不快感や不安，脅威の発生予測が，いずれも高かったことを明らかにしている。

好ましくない結果についての責任感覚が強いと主観的な不快感が増し，強迫儀式などの中和化方略を行おうとする衝動が高まるという Salkovskis の主張は，おおむね支持されていると言えよう。現時点で十分明らかになっていないのは，この現象が洗浄儀式など，すべての強迫行為で見られるかどうかという点と，完全主義や脅威の評価度といった他の認知変数も，強迫衝動の増進で重要な役割を担っているのかどうかという点である。さらに，この仮説と矛盾する知見もいくつか報告されている。たとえば，主観的な責任の評価得点とコントロールの評価得点の間には，ほとんど関連がないとするものもあれば

(Shafran, 1997) 重い責任条件でも強迫衝動や確認行動が有意に増加しなかったとするものもある (Kyrios & Bhar, 1997 ; Lopatka & Rachman, 1995)。

4) 仮説 4

仮説 4 は，強迫観念の中和化が，強迫観念の出現頻度と強度を増し，主観的な不快感も強めるという内容である。Rachman ら (1996) は，思考と行為の混同バイアスのある学生を対象に，中和化の効果を調べた。望まない有害な思考を惹起する課題を終えたあとに中和化を行うと，自責感，脅威の発生予測，脅威に対する責任，不道徳とみなす評価，中和化の衝動が，いずれも有意に減少した。報告者らは，中和化には，オバート強迫行為と似た機能があると結論している。

中和化は短期的には不快感や否定的な評価を弱めるが，長期的に見ると不快感を増やして，中和化衝動を強める。学生を被験者にした実験で，当人の望まない侵入思考の録音テープを聴いた学生のうち中和化を行った者は，さらに侵入思考を聞かされつづける間に不快感が強まり，中和化したいという衝動が強まるのを体験し，実際に中和化が多くなった (Salkovskis et al., 1997)。

3. まとめ

強迫観念の認知バイアスに関する Salkovskis の理論と研究が，OCD への関心を呼び起こす決定的な役割を果たしたことは間違いない。Salkovskis のモデルのふたつのキー概念，責任の過大評価／信念と中和化が，強迫観念の持続において重要な役割を担っていることは明らかである。しかし以下のように，問題は多々残っている。

1. 危害に関する責任の過大評価が中核的な役割を果たしていることを，十分に実証しえていない。
2. 責任の過大評価が文脈や状況によって決まる側面をもつ点について，さらに調査が必要である。
3. 責任の過大評価が OCD のすべての亜型に共通する疾患特異的な特徴であることについて，疑問が残っている。
4. 強迫観念と強迫行為が持続するプロセスの中で，責任の過大評価が果たしている役割や機能について，さらに研究を進める必要がある。

強迫状態で責任の過大評価がしばしば認められるのは確かだが, Salkovskis の仮説では, 責任の重要性が誇張されている可能性がある。このことから認知行動研究者は, さらに強力な OCD の認知的特徴が存在しないかどうか探究を続けている。

Ⅳ　Rachman による意義の誤解釈理論

1. モデルの説明

1980 年に行動理論に基づく共著『Obsessions and Compulsions（強迫観念と強迫行為）』(Rachman & Hodgson, 1980) を著した Rachman (1997, 1998, 2003) は, 後年自らの理論を修正・改善して OCD の認知理論を提唱した。D. M. Clark (1986) のパニック障害に関する認知理論や Salkovskis (1985) の強迫観念の認知行動的定式化を踏まえて,「正常な」望まない侵入思考が強迫観念に移行するのは, 侵入思考を自分にとって脅威となる重要な事象だと誤って解釈するためだと主張したのである。責任の過大評価モデルと同様, Rachman の認知理論も望まない侵入体験（思考, イメージ, 衝動）は普遍的に認められる体験であるという前提から始まっている。自然発生する望まない侵入思考は, 当人がそれを自分にとって脅威となる重要なものと誤認したとき, 強迫観念のベースになる (Rachman, 2003)。Rachman は,「正常な」望まない侵入思考が執拗に続く強迫観念に移行する際には, 数多くの重要な認知的概念とプロセスが関わると提唱している。

1) 意義の誤解釈

Rachman の認知理論の中核には, 強迫観念は「侵入体験（思考, イメージ, 衝動）の意義を破局的に誤って解釈する」ことによって生じる (Rachman, 1998, 385 頁) という理念がある。意義の誤解釈が続くかぎり強迫観念は持続し, 誤解釈が力を失って削除されれば強迫観念は消退する (Rachman, 1997, 2003)。

意義の誤解釈には, 侵入思考が当人の性格特性について何か重要なことを示しているという誤った見方が含まれている。侵入思考に結びつけられた意味は, 重要である。というのもその意味は, 当人と関係のある何かがすこぶる深刻な災厄につながりうることを知らせているからである。想定される有害な結果に

は，コントロール不能状態に陥る，他者に危害を加える，暴力を振るったり予測不能な行動を取ったりする，過ちを犯す，事故や病気や外傷を引き起こす，などがある。

侵入体験の意義を，破局的なまでに誤解釈した例をあげよう。デイケアに勤務するその女性職員は，仕事で接する子どもに不適切な触れ方をしているのではないかという侵入思考を繰り返し体験し，とても動揺していると訴えた。彼女がその侵入思考にひどく苦しんだのは，本当はそれが，自分の内に潜んでいる小児虐待の欲求を意味しているのではないかと心配したからである。彼女が最も恐れたのは，子どもにきつい言葉を浴びせて自制できなくなり，実際に危害を加える事態に陥ることだった。その結果，彼女は子どもとの身体接触を極力避け，仕事を辞めるべきかどうかを真剣に悩むようになった。興味深いことに，彼女はオバートな強迫行為や中和方略，カバートな強迫行為や中和方略を，いっさい行っていなかった。代わりに，もっぱら回避することで強迫反芻を止めようとしていたのである。

Rachman（1997, 2003）は，意義の誤解釈を次の5項目に分けて説明している。

- **重要性**：侵入思考は取るに足らないものではなく，意味のある重要なものと捉えられる。当人の本質の一面を表現している，とみなされるためである。
- **個人的**：侵入思考は「自分にとって大変重要な自分自身の考え」であるため，その意義は私的なものである。
- **自我違和的**：侵入体験の内容やテーマが，「自分らしくない，自分にそぐわない」特徴をもつ。
- **起こりうる結果**：侵入思考は，たとえどんなにありそうもない内容であっても，実際に起こる結果を示している可能性があると捉えられる。
- **深刻な結果**：侵入体験から深刻な結果が想定され，耐えがたい脅威や危害，危険を伴うとみなされることが多い。

Rachman（1998）は，望まない侵入思考が執拗な強迫観念に発展しうるのは，それが**自分にとって重要**であり，**脅威を意味している**と誤って解釈された場合だけだと述べている。さらに，どの侵入思考が強迫観念に発展するかは，当該の侵入思考が「患者の価値観の中で重要」（Rachman, 1998, 390頁）とみなさ

れるかどうかによるという。たとえば，礼儀正しく温和であることを大切にしている人が他人を攻撃する内容の侵入体験をすれば，ひどくいやな気持ちになり苦悩するだろう。すなわち，ある侵入思考が強迫観念になるか否か，あるいは元来中立的な事物が脅威刺激になるか否かは，侵入体験の内容次第ということになる（Rachman, 2003）。

　OCDを発症しやすい人は，自我違和的な侵入思考を過度に重要なものと感じやすい。たとえば，受け入れがたい性的関心，加害／攻撃衝動，奇妙で困惑をもたらす考え，ショッキングで過激なテーマなどの侵入思考を体験すると，それを性的逸脱，危険，狂気，反社会性の徴候と解釈するだろう（Rachman, 1998, 2003）。言うまでもなく，どの侵入思考が特に重要だと誤って解釈されるかは，当人の価値観，現在の興味関心や気分などによって異なってくる。この点に関して，O'Connor（2002 ; O'Connor & Robillard, 1995）は強迫思考の背景に誤った推測があるために，ほとんどありそうもない可能性に基づいてまったく架空の怖ろしい物語を生み出すことができると主張している。加えて抑うつ状態に陥っているときに，侵入思考の意義を誤って破局的に解釈する可能性が高くなるようである。

2) 強迫観念の出現頻度と持続

　Rachman（1998）は，望まない自我違和的な侵入思考の出現頻度を増す因子として，次のふたつを挙げている。ひとつ目は，「ある考えが自分にとって重大な意味がある」と誤って受け止めることで，この種の誤解釈は脅威刺激の範囲を広げて危険度を強める。その結果，元来よくも悪くもない中立的な事柄が，侵入思考を呼び起こしうる脅威に変貌する。これが強迫的な侵入思考を惹起する状況の増加につながり，強迫観念の出現頻度を高めるのである。

　ふたつ目は，不安の自覚に伴う症状（震え，発汗など）を自己制御不能のサインと誤解してしまうことである。不安症状を生む刺激を回避すると楽になるため，誤った信念がさらに強化される。「こうして侵入思考の破局的な誤解と不安の破局的な誤解は，お互いを強め合って悪循環を形成する（Rachman, 1998, 386頁）」。強迫観念を生む外的な刺激と内的不安の予兆は，双方とも潜在的な脅威の存在を知らせるものとなり回避行動を促す。そしていったん回避が始まると，当人が抱いている想像上のリスクに曝露することがなくなり，誤った信念を覆す機会が乏しくなる。出現頻度の高い侵入思考は制御困難な厄介な

存在であるため悪循環が加速し，望まない侵入思考はいっそう頻繁に頭をよぎることになる。

　中和化反応や回避行動は，強迫観念が示唆する破局的な結末の反証を妨げるため強迫観念が持続する（Rachman, 1998, 2003）。加えて，身体感覚（すなわち不安）の自覚を危険切迫の前触れと誤解するため，侵入思考に法外な重要性を付与することになる。強迫観念を何度制御しようとしても，結局失敗におわることから，自分には衝動をコントロールする力がないという信念も生まれる。こうして，望まない自我違和的な侵入思考がますます頻繁に出現するようになり，これが侵入思考の重要性をさらに立証することになる。

3）その他の認知プロセス

　Rachman（1997, 1998, 2003）は，ほかにも数多くの認知プロセスが個人的な意義の誤った破局的解釈を発生させ，強迫観念の出現と持続に関与していると述べている。最初に提案したのが，**思考と行為の混同（TAF）**という概念である。これは，思考と行為を同等に捉える傾向を示す術語である（Rachman, 1993）。TAFは，以下のように定義されている。「OCD患者が，強迫思考と禁じられた行為の実行を道徳的に等価とみなす心理現象。あるいは，強迫思考がおぞましい結果の発生確率を高めると感じる心理現象」（Rachman & Shafran, 1998, 72頁）

　OCDのTAFには，ふたつのタイプがある。ひとつは，「見込みTAF（Likelihood TAF）」もしくは「可能性TAF（Probability TAF）」と呼ばれるもので，「嫌なことを考えると，それが実現しやすくなる」とする信念をいう（たとえば「事故について考えると，実際に事故が起きる可能性が高くなる」）。今ひとつは道徳TAF（Moral TAF）と呼ばれるもので，「強迫思考を体験することは，禁じられた行為を実行するのと同じくらい背徳的である」とする信念をいう（たとえば「露出狂めいた考えを抱くことは，実際に露出行為を行うのと同じくらいおぞましく忌まわしいことだ」）（Rachman & Shafran, 1998 ; Shafran, Thordarson, & Rachman, 1996）。この2種類のTAFは，双方ともOCDに対する脆弱性を構成する認知バイアスと考えられている。TAFバイアスのある個体は，望まない自我違和的な侵入体験に対して誤った個人的な解釈を行ったり，過大な責任の評価をしたりしやすい。

　Rachaman（1997, 2003）は，**責任の過大評価**が侵入思考の過大評価という

形を取ったり，特定の信念という形を取ったりすることを認めている。責任に関する信念のせいで，望まない侵入思考について誤った破局的解釈をする可能性がある。さらに責任の過大評価は，TAFバイアスの原因にも結果にもなりうる。いずれにしても，望まない侵入体験（思考，イメージ，衝動）に関する責任の過大評価は，恐ろしくおぞましい侵入体験をしたことに対する自責の念につながる。

4）中和化

中和化は，「強迫観念を矯正しようとしたり，その効力をなくそうとしたり，恐ろしい結果を未然に防ごうとしたりする試み」（Rachman & Shafran, 1998, 53頁）と定義されている。中和化が持続するのは，それが部分的には「うまくいく」からである。確かに，中和化は一時的な安泰（すなわち不安／不快感の有意な軽減）をもたらす。しかし長期的に見ると，中和化が間接的に作用して侵入思考に関する誤解が解けないままになり，非現実的な結果が想定されつづける（Rachman, 1997, 2003）。中和化が「うまくいく」と，中和化反応は恐ろしい結果を未然に防ぐ優れものであり，中和化なくして強迫観念による不快感の消退なしという信念が強化される（Rachman, 1998）。このように，中和化は望まない侵入体験の破局的な誤解釈によって発生して，誤解釈を強化する働きをする。

中和化の役割を要約すると，以下の仮説になる。「強迫観念に対して繰り返し中和化が行われると，強迫観念に付与された重要性が維持され増加する」（Rachman, 1998, 393頁）。中和化は一時的な安堵をもたらすため，「望まない侵入思考や強迫観念は危険な存在であり，中和化は厄介な強迫観念に対する不可欠な対処法である」という誤った信念を強化してしまい（Rachman, 2003），このプロセスを介して強迫観念がエスカレートする悪循環を助長する。

Rachman（1998）は誤った解釈から生じるものとして，**過度の思考コントロール**も挙げている。侵入体験の意義が大きくなり重要性が増すにつれて，ますます当人はその考えを抑え込んでコントロールしようと躍起になる。しかし，この努力が報われることはなく，あまつさえ侵入思考の出現頻度は逆に増え，それがまた重要性を高めることにつながる（Rachman, 2003）。

5) 認知の脆弱性

　Rachman（1993, 1997, 2003）は，自我違和的な望まない侵入思考やイメージ，衝動を体験したときに，人によってはその意義を破局的に誤解する脆弱性や傾向をもつことがあると指摘している。そして，脆弱性から強迫観念の結実に至るプロセスと考えうる次の4つを明らかにしている。

1. **道徳的完全主義**：「自分が価値があると判断した考えはすべて非常に重要であり，何を考えて行うにせよ道徳的でなくてはならない」と教えられる場合。
2. **既存の認知的信念とバイアス**：責任の過大評価にまつわる信念（「自分には邪な考えを抑え込む責任がある」など）や，思考と行為の混同バイアス（「不埒な考えを抱くのは，それを実行するのと同じくらいの悪行である」など）を元々もっている場合。
3. **抑うつ**：抑うつを生むスキーマが活性化しているため，認知的侵入体験を否定的に解釈する傾向が強まる可能性がある。
4. **不安傾向（高い特性不安）**：さまざまな刺激に対して不安を体験しやすい個体は，ストレスに直面した際により多くの侵入思考を経験する。

6) 確認強迫の認知理論

　Rachman（2002）は，認知理論を用いて確認強迫の持続機序を説明することを提案している。危害を防ぐ重い責任を自覚しているのに，危害を十分に減らしえたかどうか，あるいは取り除きえたかどうかについて，確信をもてないときに確認強迫が生まれる——これがこの提案の主な内容である。悪い結果が起きないという確信を得ようとして，当人は安全確認を繰り返す。確認によって一時的に不安／不快が軽くなるものの，それには数多くの逆効果が伴うため，逆説的であるが，確認行動は確実に延々と繰り返される。

　安全確認をいくら繰り返したところで，自他に災厄が振りかかる可能性を絶てたと安堵できる状態に至ることはない。というのも，何よりもまず未来の出来事に関するそのような確信に「絶対」はないからである。このため，確認強迫は際限なく続くことになる。2番目の理由は，確認行為を反復している不安が強い状態では記憶が曖昧になりやすいという事実である。脅威と自分の情動反応に心を奪われているために，確認行動を細部までしっかり思い出すことが

できなくなる。記憶に自信をもてないため，安全確保にも自信をもつことができなくなり，さらに確認行為を繰り返すことになる。加えて，「はっきり憶えていない」ことの意味を破局的に悪く取り違えるため，確認行動がいよいよ多くなる（「鍵をちゃんとかけたかどうか自信がないだなんて，私はなんて間抜けで無責任なんだろう」など）。

3番目の理由は，過大な責任を感じている個体が確認行動を繰り返していると，悪い結果が起きる可能性が高くなるように感じられがちなことである。そのため，なんとか安全確認を完遂しても，その後の当人の個人的責任感がさらに増してしまう。安全確認が生むこうした逆効果のせいで，終わることのないサイクルができ上り，確実に，「一度の確認では十分ではなくなる」のである。

確認強迫の認知バイアスは，ふたつのキー概念に立脚している（Rachman, 2002）。ひとつは，自分は自他を危害から守る過大な責任を負っているという信念で，これが確認強迫の最も重要な認知的要因である。今ひとつは，自分のコントロール不能状態や反復確認，記憶の乏しさに関する適応性を欠く誤解釈であり，この誤解釈も，もっと確認しなくてはならないという確信を強める。この定式化に基づいて，Rachman（2002）は確認強迫のCBTが含むべき内容として，次の3項目を挙げている。

- 自他を危害から守る特別な責任があるという信念を修正する。
- 確認行動と記憶への不信感に関する誤解釈を改める。
- 反応妨害法を活用し，安全を確保して災厄の可能性をゼロにしなくてはならないという信念に取り組む。

Rachmanの定式化は，認知モデルをOCDのさまざまな亜型に適応する例のひとつである。この仮説が発表されたのはごく最近であるため，確認強迫の認知的メカニズムに関するRachmanの予測はまだ実証的に検証されていない。

2. 実証研究の現状

1）仮説1

強迫観念の本質的な特徴は，脅威など当人が自分にとって重要で意義があるとしている内容について，破局的に誤解釈することにある――これがRachmanモデルの最も重要な仮説である。実際，OCD患者は強迫観念を

過度に重要と感じている場合が多いという観察報告がある（Thordarson & Shafran, 2002 による総説参照）。この仮説は，強迫思考と非強迫的な侵入思考を比べると，前者の方が個人的に重要と評価されること，OCD 患者は非臨床群よりも自我違和的な侵入思考を重要と誤認しやすいことの 2 点を予測している。

　OCD 患者は非臨床群（対照群）よりも，強迫観念を重要で意義深い体験と評価しているという実証的なエビデンスがある。加えて，出現頻度の高い強迫的な侵入思考は，重要性，受け入れがたさ，個人的な意義の評価得点が高く，当人にとって個人的な意味合いが強いというエビデンスもある（Clark & Claybourn, 1997；Freeston et al., 1991；Freeston & Ladouceur, 1993；Parkinson & Rachman, 1981a；Rachman & de Silva, 1978 など。思考抑圧実験を用いた以下の報告も参照。Janeck & Calamari, 1999；Purdon, 2001）。Rowa と Purdon（2003）が学生を対象として行った研究によれば，学生が特定の侵入思考について，気持ちを動転させる作用が強いと評価したのは，その侵入思考が自己イメージの重要な側面と矛盾している場合であった。OCCWG が行ったふたつの研究では，OCD 群は対照群（非強迫不安群，非臨床群）よりも，侵入思考解釈調査票 Ⅲ（Interpretations of Intrusions Inventory Ⅲ）の下位尺度である「思考の重要性」で有意に高い得点を示している（OCCWG, 2001, 2003a）。思考の重要性尺度は，思考と行為の混同（TAF），侵入体験の意義，侵入体験の発生自体に付与される意義を評価している（OCCWG, 1997）。以上の知見は Rachman の仮説，すなわち「強迫観念は個人的意義に関する誤解釈に特徴があり，自己イメージの重要な側面と矛盾する侵入思考ほど意義と苦痛が強まる」という見解を支持している。

　望まない自我違和的な侵入思考の破局的誤解釈に関する Rachman の定式化は，個人的な意義だけでなく脅威の過大評価という要素も含んでいる。侵入思考が重視されるのは，次の内容を知らせていると解釈されるためである（Purdon, 2002 参照）。

1. 何か悪いこと，恐ろしいことが起きるかもしれない。
2. 強迫観念が発生したせいで，なぜか悪い結果が起こりやすくなる。
3. 侵入思考のせいで，自制心を失いやすくなる。

他の研究者も，危害や脅威の実現可能性と深刻度を過大評価するところにOCDの特徴を見ている（Carr, 1974 ; Kozak, Foa, & McCathy, 1988 ; Steketee, Frost, Rhéaume, & Wilhelm, 1998 ; Sookman & Pinard, 2002）。

　OCD患者は脅威の実現可能性と深刻度を過大に評価するため，一般的にリスクを犯す頻度が少ないというエビデンスがある。OCD群と非臨床群を比較したところ，前者のリスク実行得点は，日常的な活動に関してですら有意に小さいと報告されている（Steiner, 1972 ; Steketee & Frost, 1994）。Foa ら（2001）は，全般性の社交恐怖患者や非臨床群と比べてOCD群の方が，特に低リスクで心配のいらない状況での脅威を過大評価して，その危害を未然に防ぐ責任を強く感じていると報告している。またJonesとMenzies（1997）は，さまざまな変数の中で危険予測のみが，不安，洗浄への衝動，手洗いに費やす時間を有意に予測すると報告しており（Menziesら, 2000も参照），これは不潔／汚染に曝露したのちに病気に罹患する確率と深刻度に関する評価でも同様に示されている。

　一方，矛盾する内容の報告も見られる。Woods, Frost, Steketee（2002）の報告では，主観的なコーピング能力の大小は，Padua Inventoryで評価した強迫症状を予測するが，強迫関連のある恐ろしい出来事が起きる可能性や深刻度は強迫症状を予測しないことが明らかになっている。また脅威の過大評価は，必ずしも他の強迫関連の認知構成要素（責任の過大評価など）と相関を示すわけではない（Lopataka & Rachman, 1995）。脅威の過大評価は，心配などの他の不安でも見られると指摘されている（Constans, 2001 ; Suarez & Bell-Dolan, 2001）。

　総括すれば，OCD患者は強迫観念の意義を誤って解釈し，悪い結果が生じる可能性や深刻度を過大評価しているエビデンスがある。しかし，こうした認知プロセスは不安の別の形態，特に心配において認められることも明白である。今後明らかにする必要があることのひとつは，個人的な意義と脅威の誤解釈が果たしている役割が，OCDと他の病態（不安状態など）でどのように異なるかという点（たとえば，個人的な価値基準に対する自我違和的な関係性の特徴など）である。

2）仮説2

　Rachman（2003）は，責任の過大評価，思考と行為の混同（TAF）などの

認知バイアスには，OCD の脆弱性との関連があると推測している。Rachman による強迫観念の再定式化に出てくるいくつかの認知的特徴の中で，最も注目されるもののひとつが思考と行為の混同（TAF）である。この TAF と呼ばれる認知バイアスは，強迫思考の意義の増大に寄与すると想定されている（Rachman & Shafran, 1999 ; Thordarson & Shafran, 2002 も参照）。TAF には見込み TAF／可能性 TAF（悪いことを考えると，本当にそれが起きる確率が高くなるなど）と，道徳 TAF（悪い考えを抱くことと実際に実行することを，同じくらいの背徳行為と考えるなど）があり，双方とも責任の過大評価と密接に関わっている。

　OCD 患者は非臨床群（対照群）よりも，見込み TAF／可能性 TAF 得点が有意に高いと一致して報告されているが，道徳 TAF の結果は一致を見ていない（Shafran et al., 1996 ; Rassin, Merckelbach, Muris, & Schmidt, 2001）。道徳 TAF は，当人が抱いている信仰心と密接に関連している可能性がある（Rassin & Koster, 2003）。一方，非強迫不安障害群と OCD 患者群とでは，TAF バイアスに有意差は認められないとする報告もある（Rassin, Diepstraten, Merckelbach, & Muris, 2001 ; Rassin, Merckelbach et al., 2001）。また TAF は，抑うつや心配より，少なくともあるタイプの OCD に特異的な認知バイアスである可能性があり，これを支持するエビデンスも報告されている（Coles et al., 2001 ; Emmelkamp & Aardema, 1999 ; Rachman, Thordarson, & Radomsky, 1995 ; Rassin, Merckelbach et al., 2001）。一方，強迫症状との関連ほど深くはないとは言え，TAF は他の不安症状（病的な心配など）の評価との相関があり，抑うつ症状とも相関している可能性があるという報告がある（Hazlett-Stevens, Zucker, & Craske, 2002 ; Muris, Meesters, Rassin, Merckelbach, & Campbell, 2001）。臨床群・非臨床群を問わず TAF は，強迫観念の出現頻度，惹起される感情の強さ，主観的コントロール感と有意な相関を示すという報告がある（Clark et al., 2000 ; Purdon & Clark, 1994a, 1994b ; Smári & Hólmsteinsson, 2001）。可能性 TAF，特に悪い出来事が友人や親族に起きるという内容の可能性 TAF は，道徳 TAF よりも OCD との関係が密で疾患特異的である可能性がある（Clark et al., 2000 ; Shafran et al., 1996）。

　TAF バイアスが意義の過大解釈と関連しているとしたら，TAF と思考抑圧の間に相互作用があるかもしれない。Rassin, Muris, Schmidt, Merckelbach (2000) は非臨床群を対象とした相関研究を行い，TAF バイアスが抑圧効果

を生み，その抑圧が強迫症状を生み出す可能性があると報告している。しかしのちに行われた臨床研究では，TAFと思考抑圧の関連は確認されていない（Rassin, Diepstraten et al., 2001）。そこでは，TAFバイアスと思考抑圧傾向に相関は認められず，治療により双方とも有意に減少していた。また治療前のTAFと思考抑圧が強くても，OCD群，その他の非強迫不安障害群を問わず，治療反応への影響は認められなかった。

Amir, Freshman, Ramsey, Neary, Brigidi（2001）は，TAFバイアスが好ましい出来事でも見られるかどうか——たとえば，好ましい出来事について考えると，実際にそれが起きる確率が高まるかどうか——を調べている。その結果，強迫症状調査票（Obsessive-Compulsive Inventory）で高得点を示した学生は，悪い出来事だけでなく好ましい出来事でも可能性TAFの得点が高かった。Amirらは，TAFは強迫関連状況以外でも見出しうる，案外一般的な「魔術的」思考のひとつかもしれないと結論づけている。

いくつかの実験研究で，TAFバイアスがOCDの病因のひとつである可能性を支持するエビデンスが報告されている。TAFの操作を行った最初の実験研究を発表したRachmanら（1996）は，TAFバイアス傾向をもつ学生をTAF操作状況におくと，不安や自責感が増して中和行為の実行が増加したと報告している。一方Rassin, Merckelbach, Muris, Spaan（1999）は，45名の非臨床群を実験条件と統制条件のいずれか一方に割り付けて偽脳波実験を行い，TAF，責任，強迫的侵入体験の因果関係を調べた。その結果，TAF操作が施された実験条件群（「りんごについて考えると仲間に危害が及ぶ」というTAFを想定した群）では，統制条件群よりもりんご関連の侵入思考の出現頻度と苦痛が高まり，りんごについて考えるのを避ける努力も大きかった。この結果から，実験的に導入されたTAFによって侵入思考の出現頻度と苦痛が増し，抵抗が強まり，約半数の侵入思考に対して中和反応が行われたと判明した。

Rassin（2001）は，40名の学生に対してTAF操作実験を行い，まず親友や家族が交通事故に遭うことを望んでいるという内容の文を学生に書かせた。こうしてTAF操作を行った上で，半数の対象者には，交通事故に関する考えをすべて**抑える**よう指示し，残りの参加者には，何でも好きなことを考えて交通事故に関する思考を**抑えない**よう指示した。すると予想に反して，積極的な思考抑圧はTAF操作が生んだ不快感を軽減し，交通事故について考える時間を短縮しているようであった。Rassin（2001）は意図的な思考抑圧について，少

なくとも短期的には，TAF が生むストレスを軽減する有効な方略かもしれないと述べている。

3. まとめ

　強迫観念に関する意義の誤解釈理論の研究は，まだ端緒を開いたばかりである。しかし，このモデルの原則のいくつかについては，実証的に支持する結果がすでに報告されはじめている。意義の誤った過大解釈（特に TAF バイアス）と，おそらく脅威の過大評価は，臨床・非臨床群を問わず強迫的侵入思考の病因に関与している。加えて，TAF もしくは個人的な責任のいずれかを増すというやり方で実験的に意義を操作すると，望まない侵入思考の出現頻度と苦痛が増して中和化が増加するという結果は，特に TAF が OCD で病因的役割を果たしている可能性を示唆している。

　一方，TAF バイアスを含む意義の誤解釈が OCD に特異的でないことも明らかである。現在エビデンスが得られていないのは，TAF バイアス，責任の過大評価，その他の意義の評価が，OCD の病態で決定的な役割を担う脆弱性の真の構成要素であるかどうかという点である。これらの認知的特徴のどれが病理性を内包しているのかが，いまだ明らかになっていない。たとえば，他者に関する見込み TAF ／可能性 TAF と自己に関する見込み TAF ／可能性 TAF を比べると，前者の方が OCD との関連が深いかもしれない。一方，道徳 TAF は当初想定されていたよりも一般的であり，OCD での病理性は小さい可能性がある（Rachman et al., 1996）。TAF バイアスは疾患特異的な OCD の特徴ではなく，一般的に広く認められる「魔術的思考」の特徴のひとつかもしれない。そのため，TAF は OCD と関連する否定的な状況や脅威的な状況だけで認められるわけではなく，好ましい出来事でも見られる可能性がある。見込み TAF ／可能性 TAF は強迫思考と深い関連があるようだが，心配など他の不安現象でもわずかな関係が認められるエビデンスがあり，TAF バイアスは必ずしも OCD に特異的ではないことがわかる。

　意義の評価（TAF バイアス）と望まない侵入思考をコントロールして中和化しようとする積極的な試みの関係は，当初の予想より複雑であるかもしれない。中和化と意図的思考抑圧の両者には，意義の誤解（すなわち TAF）によって生じた苦痛を，少なくとも短期的には緩和する作用がある。本モデルの実証研究はまだ十分行われていないが，Rachman（2003）はこの認知的定式化に

基づく OCD の新しい CBT を提唱している。

V　強迫認知ワーキンググループ（OCCWG）

1. モデルの説明

　1995 年 7 月，デンマークで開かれた認知行動療法世界大会（World Congress of Behavioral and Cognitive Therapies）で，OCD の認知的基盤に関心をもつ少人数の研究者が会合を開き，OCD の認知的研究を進めるために，自己記入式調査票や実験方法の開発と評価を共同で進めることに合意した。これが強迫認知ワーキンググループ（Obsessive Compulsive Cognitions Working Group；OCCWG）の母体であり，現在では 9 カ国の 46 名が参加する大きな研究組織に成長している。Gail Steketee と Randy Frost の指揮のもと OCCWG はいくつかの研究会を主催し，「強迫的信念質問票（Obsessive Beliefs Questionnaire；OBQ）」と呼ばれる自己記入式尺度と，「侵入思考解釈調査票（III）」（Interpretation of Intrusions Inventory；III）と呼ばれる強迫観念の評価尺度を開発した。

　3 回目の研究会で，OCCWG は OCD の 1 次的信念および 2 次的信念に関する共同声明を発表した（OCCWG, 1997）。加えて，OCD の認知的基盤を構成する概念を次の 3 水準に分けて示した。

- **侵入体験**：意識に侵入してくる望まない思考，イメージ，衝動を指し，臨床的に問題となる重篤度に達すると強迫観念と呼ばれる。
- **評価**：望まない侵入思考など，特定の現象の意味に関する予測，解釈，評価。
- **仮定（信念）**：比較的持続性のある概念で，あらゆる状況で発生する。OCD に特異的なものもあれば，自分自身に関する一般的な仮定のこともある。また，他の精神障害に関連するものもある。

　OCCWG は，OCD の関連文献や既存の強迫的認知調査票を検討し，強迫的信念となりうるものを 19 種類同定した（OCCWG, 1997）。さらに，OCD での特異性と病態における重要性の観点から，それらをランクづけした。そして，

OCDの病態で重要な役割を担い疾患特異性も認められそうなものとして，主要な信念を6種類特定した（Freeston, Rhéaume, & Ladouceur, 1996 も参照）。表5.2は，OCCWG（1997）が提案する6種類の信念の定義である。この中の「思考コントロールの重要性」に関する信念については，強迫思考関連のメンタルコントロール方略がいくつか同定されているため，以下のような適応性を欠く側面があることを特記しておく必要がある。

1. ある種の心的経験を監視し警戒することを重要と考える。
2. 思考をコントロールできないことの道徳的影響を重大視する。
3. 思考をコントロールできないことの心理的かつ行動的影響を重大視する。
4. メンタルコントロール（すなわち「望まない考えの完全な抑制」）を非常に有効な方略と考える。

6種類の信念のうち，初めの5つはOCDに特異的と考えられているのに対して，6番目の完全主義は，重要性はあるものの疾患特異性は低いという見解がある（Taylor, 2002 も参照）。

2．実証研究の現状

OCCWG主導による大がかりな研究が行われる前にも，いくつかの研究がOCDの非機能的信念を調査している。そこでは，信念の測定に異なる尺度が用いられたにもかかわらず，比較的一致した結果が報告されていた。すなわち，責任，脅威の評価，曖昧さに対する不耐性，思考コントロールへのこだわり，思考の意味の過大評価に関する適応性を欠く信念の評価点と，強迫症状得点の間に有意な相関が認められ，適応性を欠く信念の評価点は，非臨床群よりOCD患者で高い傾向にあった（Clark, Purdon, & Wang, 2003；Freeston, Ladouceur, Gagnon, & Thibodeau, 1993；Sookman, Pinard, & Beck, 2001；Steketee, Frost, & Cohen, 1998など）。一方，責任，完全主義，思考コントロールの重要性などの特定の信念は，強迫症状得点だけと有意な関連を示すわけではないという報告もある（Emmelkamp & Aardema, 1999；Steketee, Frost, & Cohen, 1998；Wells & Papageorgiou, 1998）。しかし予備的な報告ながら，この結果と一致しないエビデンスを示すものもある。すなわち，思考の意味の過大評価（TAFを含む），思考コントロールの重要性，曖昧さに対する

表 5.2　OCCWG が提案した OCD の 6 種類の信念

信念	定義
責任の過大評価	「人は,自分が重大で有害と感じている結果を,引き起こすこともできれば,予防することもできるという信念」(OCCWG, 1997, 677 頁)
思考の意味の過大評価	「ある考えが存在するということは,その考えが重要であることを意味しているという信念」(OCCWG, 1997, 678 頁)
脅威の過大評価	「危害が生じる可能性や深刻度の過大評価」(OCCWG, 1997, 678 頁)
思考コントロールの重要性	「侵入体験(思考,イメージ,衝動)を完璧にコントロールする重要性の過大評価,および,完全制御は可能であり望ましいという信念」(OCCWG, 1997, 678 頁)
曖昧さに対する不耐性	曖昧であってはいけない,予期できない変化への対応は自分にはできない,曖昧な状況では適切に振る舞えない,という信念
完全主義	「どんな問題にも完璧な解決策がある,何かを完璧に(ミスなく)行うことは可能かつ必要である,些細な過ちでも深刻な結果を引き起こす,と信じる傾向」(OCCWG, 1997, 678 頁)

不耐性は,ある程度強迫に特異的であることが示唆された(Clark et al., 2003 ; Emmelkamp & Aardema, 1999 ; Steketee, Frost, & Cohen, 1998)。しかし現状は混沌としており,イタリアの非臨床群を対象とした研究では,曖昧さに対する不耐性と強迫傾向の関連は乏しく(Mancini, D'Olimpio, del Genio, Didonna, & Prunetti, 2002),曖昧さに対する不耐性と関係があるのは確認強迫だけであると示唆されている(Tolin, Abramowitz, Brigidi, & Foa, 2003)。

　OCCWG(1997)が着手した調査は,OCD の非機能的信念に関する最も信頼性のある研究となった。この共同調査の努力によって精緻に調整された強迫的信念評価尺度が開発され,研究参加者がもち寄った多様な治療データをもとに,膨大なデータベース(患者,非臨床群)が作成されている。そして

この調査を通して，ふたつの研究が行われた。ステージⅡデータ（Stage Ⅱ data）と呼ばれる最初の研究では，101 名の OCD 患者，374 名の学生，76 名の地域の非臨床成人を対象として，129 項目からなる強迫的信念質問票「OBQ」と 43 項目の侵入思考解釈調査票（III）を含む総合検査が行われた（OCCWG, 2001）。しかし測定結果の分析を行ったところ，両尺度とも項目数を減らしうると判明したため，次のステージⅢ研究では，248 名の OCD 患者，105 名の OCD 以外の不安障害患者，87 名の地域非臨床群（対照群），291 名の学生を対象として，87 項目の OBQ と 31 項目の侵入思考解釈調査票（III）を用いた調査が，総合検査の一部として行われた（OCCWG, 2003a, 2003b）。

この大規模な研究から，多くの知見が得られている。OCCWG が提唱した 6 種類の信念は，同グループが開発した自己記入式尺度を用いて確実に測定することができる。3 種類の信念（思考コントロール，思考の意味の過大評価，責任の過大評価）は，その評価点と強迫症状得点の間に実質的な相関が認められ，OCD 患者の評価点が対照群（非 OCD 群，非臨床群）を上回っていることからも明らかなように，特に OCD と密接な関連がある。しかし 6 種類の信念は，強迫症状以外にも，心配，不安，外傷後ストレス障害（PTSD）などとも有意な相関が――OCD との相関ほど強くはないものの――認められた。さらにステージⅢデータの分析を進めたところ，OBQ の責任の過大評価，完全主義, 曖昧さに対する不耐性の 3 項目が強迫症状の有意な予測変数であったが，曖昧さに対する不耐性については OCD 群と他の不安障害群の間で有意な得点差は見られなかった（OCCWG, 2003b）。一方，イタリアの臨床サンプルを対象とした研究では，曖昧さに対する不耐性，思考コントロール，完全主義の 3 項目が OCD にきわめて特徴的とされ，思考の意味の過大評価，責任の過大評価については，OCD 患者と非臨床対照群でほとんど区別がつかなかった（Sica et al., 近刊）。また自分の思考をモニターして内省する傾向は，思考の意味の過大評価，思考コントロールの重要性と関連している可能性があり，OCD に特異的な特徴であることが明らかになった（Janeck, Calamari, Riemann, & Heffelfinger, 2003）。

3. まとめ

OCD 特有の認知評価と信念に関する研究は，まだ始まったばかりである。つい最近まで，この領域の研究の足かせとなっていたのは，強迫に特異的な信

念や評価を測定できる信頼性と妥当性のある尺度がないことであった。こうした中 OCCWG は，強迫的評価と信念に関する包括的で正確な自己記入式尺度を作成した。研究者のコンセンサスが得られたこと，そして2種類の尺度——強迫的信念質問票（OBQ）と侵入思考解釈調査票 III——に基づくデータが各国から集まって調査が進んだことは，それ自体が大きな功績である。加えて現在では，責任の過大評価，思考の意味の過大評価，思考コントロール，脅威の過大評価，曖昧さに対する不耐性，完全主義という6項目の評価と信念が，OCD の認知プロフィルの主要構成要素であることが明らかになっている。これらの認知構造が病態や治療で果たしている意味合いは十分解明されておらず，今後の研究課題となっている。

　この研究には，厄介な課題も多々ある。たとえば，強迫的信念質問票（OBQ）と侵入思考解釈調査票 III に非常に高い相関関係が認められる点である。この結果は，信念と評価の区別が，少なくとも自己記入式尺度を用いたときには，そう容易ではないことを示唆している（OCCWG, 2001, 2003a, 2003b；Sica et al., 近刊）。また6種類の信念の間に高い相関が認められるため，各信念を異なる独自の認知構造と見なすかどうかに疑問が残る。さらに，一部の信念（責任の過大評価，思考の意味の過大評価，思考コントロール，曖昧さに対する不耐性）は OCD に特異的である可能性がある一方で，疾患特異性に欠ける因子（脅威の過大評価，完全主義）も存在するという問題もある。しかし研究結果は必ずしも一致しておらず，以上の記載についても留保が必要である。OCCWG 編纂による学術書には，6種類の信念に関する理論的で実証的な研究の総説が収められているので，詳細は以下を参照されたい。思考の意味の過大評価（Thordarson & Shafran, 2002），思考コントロール（Purdon & Clark, 2002），責任の過大評価（Salkovskis & Forrester, 2002），脅威の過大評価と曖昧さに対する不耐性（Sookman & Pinard, 2002），完全主義（Frost, Novara, & Rhéaume, 2002）。

VI　まとめと結論

　本章で紹介した3種類の OCD の認知評価理論は，いずれも OCD の発症と持続の重要な要因として，望まない侵入体験（思考，イメージ，衝動）の誤った評価と，それに続いて行われる望まない侵入体験を中和化する試みを想定し

ている。しかし侵入体験が強迫観念にエスカレートする現象は，脆弱性をもつ少数の個体でのみ認められるものである。強迫思考に向かうこの素因の特徴としては，ある種の適応性を欠く信念の保持，TAFなどの認知バイアスの存在，非機能的な思考コントロール方略（中和化，強迫行為，思考抑圧など）に過度に依存する傾向などが挙げられるだろう。どの認知構造を特に重視するかは評価モデルによって若干異なるが，OCDの認知臨床研究者の大半は，責任の過大評価，TAF，意義の誤解釈，脅威の過大評価，思考の意味の過大評価，思考コントロール，曖昧さに対する不耐性，完全主義を，OCDと関連の深い認知的特徴とすることで見解が一致している。

　OCDの新しい評価理論に関する実証研究は，つい最近始まったばかりであり，今後明らかにされるべき課題が山積している。現段階で言えるのは，責任の過大評価，見込みTAF／可能性TAFのバイアス，曖昧さに対する不耐性，思考の意味の過大評価，思考コントロールがOCDと深く関わっており，OCDへの疾患特異性が認められる可能性があるということであろう。さらに，こうしたテーマと関連のある望まない侵入思考（あるいは強迫観念）を誤って評価することで，侵入体験の出現頻度，苦痛，中和化衝動が増すというエビデンスもある。

　しかし諸研究の結果には一致しない部分が多々あり，現在我々が手にしているのは，問題の答えよりも疑問の方が多い。現段階で候補として挙げられている信念にどの程度疾患特異性が認められるかは，まだ実証されていない。こうした評価の多くは，OCDで比較的顕著に認められるに過ぎないのかもしれない。この種の信念や評価が他の精神障害（全般性不安障害など）で果たしている役割も，まだ明らかになっていない。加えて，ある種の評価がOCDの特定の亜型でのみ認められる可能性（たとえば，責任の過大評価が確認強迫に特異的である可能性）もある。また，異なる評価や信念の間に高い相関が認められることから，我々は別個に存在している事項に取り組んでいるのか，それとも広くオーバーラップしている事項に取り組んでいるのかも問われている。さらに，現在想定されている評価や信念がOCDの病態で果たしている役割も，十分判明していない。Rachman, Salkovskisらが指摘してきた誤った評価や信念が，実は強迫症状の原因ではなく結果である可能性もありうる。

　このように疑問は多数残ってはいるが，OCDの認知臨床研究者は本章で紹介したモデルに基づく新しい治療法を編み出すべく，弛まぬ努力を続けている。

第 6 章
思考抑制と強迫観念

　コントロールの問題は，強迫の病態における最重要事項のひとつである。このことは，OCD 患者が強迫観念を精神的にコントロールしようとしたり，強烈な強迫衝動に抵抗しようとしたりして，過度の努力をするところにはっきり見て取ることができる。しかし OCD で行われるコントロールは，逆説的な事態を引き起こす。

　強迫の当事者は動揺をもたらす強迫観念を食い止めたり，抑えつけたりしようとして果敢に努力する。Salkovskis ら (1995) が言うように，OCD 患者は「自分の認知機能をコントロールしようと躍起になりすぎる」(284 頁)。強迫儀式，回避，保証の希求，合理化などの逆効果をもたらす方略に頼って，自分の心をコントロールしうる感覚を取り戻そうとする。しかしそれだけ懸命に努力したにもかかわらず，強迫観念や強迫行為をほとんどコントロールできない事実に愕然とする。

　OCD の重症患者は，ほぼ四六時中，強迫思考で頭が一杯な状態が続くと訴えることが多い。強迫観念をうまく取り除くことができたと思えるのはほんの束の間で，再び浮かんできた強迫観念はさらに強度を増して心に迫ってくる。自分はメンタルコントロールがまったくできなくなってしまった——こんな思いが消えなくなるのも無理はない。

　本章では，Daniel Wegner (1994a) が提唱した意図的なメンタルコントロールの理論と研究を紹介する。Wegner らは，望まない思考を意図的に抑制しようとすると，即座に，あるいはその努力をやめた直後に，望まない思考の出現頻度や苦痛が逆説的に増すという現象を発見した。この研究成果は明らかに，強迫観念の持続を適切に説明している。OCD 患者は強迫観念が意識に侵入するのを防ごうとし，あるいはすでに生じた強迫観念を排除しようとして，とてつもない努力をする。それにもかかわらず，頻繁に襲ってくる強迫的侵入思考

に苦しむのである。

　強迫観念が逆説的に繰り返されるのは，当人が過度に思考をコントロールしようとするせいだ，などということがあるのだろうか？　もしOCD患者が強迫観念を意図的にコントロールするのをやめれば，その出現頻度と強度は低下するのだろうか？　OCD患者は，どのような思考であれ抑制する力が全般的に劣っているのだろうか（Wenzlaff & Wegner, 2000）？

　これから本章で明らかにしていくが，意図的な思考抑制の逆説的効果が強迫観念の病因としてどのような役割を果たしているかは，当初予想されたほど明白ではない。概念的な問題や方法論的な課題が多く，研究結果が一致していない上，一部の研究者は，思考抑制が強迫観念の持続において明確な役割を果たしていることに疑問を呈しはじめている。本章では思考抑制研究に関する批判的評価を紹介し，OCDのメンタルコントロール研究に対する別の実験的アプローチを考察する。

I　思考抑制実験

　望んでいない苦痛な思考やイメージを精神的にコントロールするのはなかなか難しく，特に不快で不安な状況でいっそう難しくなることは，内省や臨床観察をすればすぐにわかることである（Rachman & Hodgson, 1980 ; Wegner, 1994a）。OCD患者は，強い苦痛を伴って繰り返し現れる強迫的思考を無視したり抑制したりすることに，とりわけ苦労する（Likierman & Rachman, 1982 ; Rachman & de Silva, 1978）。また，望まない侵入思考が非常に重要だと解釈されたり，自分の思考の邪魔になりがち（すなわち，有無を言わせず入り込んで注意を奪いがち）であり，大きな苦痛をもたらす受け入れがたいものであったりする場合，その抑制はきわめて困難となる（Wegner, 1994a）。このように最もよいときですら，望まない思考を抑制する力は完璧にはほど遠い。ましてや，OCDの強迫観念は思考抑制にとって最悪とも言える精神状態で現れるため，OCDで思考抑制がままならないのは驚くに当たらない。

　SalkovskisやRachmanらは，重要性を誤って評価するために強迫的思考が持続すると主張している（第5章参照）。Daniel Wegnerらは，繰り返し出現する侵入思考の持続について，別の解釈をしている。すなわち思考抑制という行為やプロセスのせいで，侵入思考が繰り返し発生して持続すると主張してい

るのである（Wenzlaff & Wegner, 2000）。さらに Wenzlaff と Wegner は，抑制によって望まない思考が増えるのは，思考抑制のプロセスが当該思考へのアクセスを容易にするためだと述べている。

思考抑制（thought suppression）は，ある思考を意図的かつ意識的に注意からそらす作業であり，意図的でない「無意識の」忘却である**抑圧**（repression）と区別する必要がある（Beevers, Wenzlaff, Hayes, & Scott, 1999）。しかし Daniel Wegner の研究で重要なのは，メンタルコントロールの限界を示したことにあるのではない。精神的なコントロールが容易でない事情は，繰り返し頭に浮かびつづける鬱陶しいメロディやフレーズを，どんなに考えないようにしても思い浮かべてしまった経験のある人には，わかりきったことである。Wegner の研究で重要なのは，望まない侵入思考を抑制しようと意図的に努力しても逆効果であること，すなわち望まない侵入思考に対して何もしないでいたり，考えを思い切って表現したりする場合よりも，抑制しようとする場合の方が，当該思考の出現頻度が増し，出現しやすくなることを主張した点である（Wegner, 1994a ; Wenzlaff & Wegner, 2000）。望まない思考をコントロールして抑制しようとすればするほど，その考えに取りつかれやすくなる。Wenzlaff と Wegner は総説の結論の中で，思考抑制が抱える問題は単に効果がないことではなく，むしろ逆効果を招いて，避けようとしている心の状態を悪化させる点にあると記している。そして思考抑制は，この逆説的効果ゆえに PTSD や OCD，うつ病など，多くの精神障害の発症と持続の重要な原因となっていると結んでいる。

思考抑制の逆説的な効果は，1987 年に発表された Wegner らの画期的な論文で初めて報告された（Wegner, Schneider, Carter, & White, 1987）。クロスオーバー・デザインで行われた最初の実験では，参加した学生を，「白熊について 5 分間考えないようにする群」（1 群）と「5 分間，白熊に関する考えが浮かんだら表現する群」（2 群）に無作為に振り分け，次の 5 分間は，初めとは逆に 1 群は表現し，2 群は抑制するよう指示を出した。最初の抑制期中，1 分に一度以上白熊についての考えが浮かんだという事実を考慮すると，参加者（1 群）は抑制の指示を完遂できなかったことになる。さらに，表現期に移った 1 群が体験した白熊の侵入思考の数（M = 7.71）は，抑制期に移った 2 群が最初の表現期に体験した回数（M = 4.86）よりも有意に多かった。そこで著者らは思考抑制について，抑制努力をやめると，逆説的に**反跳効果**——すなわち，

当該思考の出現頻度の急増——が発生すると結論した。

次の実験で，反跳効果（抑制から表現に移行すると，当該思考の出現頻度が増す現象）が再現されたが，**即時増強**効果があることも明らかになった。また最初に抑制した群（1群）の思考体験回数（M = 9.17）は，最初に表現した群（2群）の回数（M = 4.13）よりも有意に多いこともわかった。加えて何か気をそらすものをひとつ与えると，抑制後の反跳効果が弱まるという結果も出た。Wegnerら（1987）の結論は，ある思考を抑制しようとすると，かえってその思考にとらわれる傾向が，直後にも，遅れてからも出るという内容であった。

1. 皮肉プロセス理論

望まない思考の意図的抑制が逆効果を生み，当人が避けようとしている体験をかえって増やしてしまうのはなぜか？　Wegnerらは，メンタルコントロールの成否に関わる因子を説明するために，皮肉プロセス理論（theory of ironic processes）を提唱した（Wegner, 1994b；Wegner & Erber, 1992；Wenzlaff & Wegner, 2000）。それによると思考抑制とその逆説的効果は，ふたつの認知プロセス——意図的操作プロセスと皮肉モニタリングプロセス——の相互作用に起因するという。

意図的操作プロセスは，抑制すべき思考から気をそらすのに役立ちそうな考えを抱くことで，精神状態をよくしようと試みる過程をいう。この操作プロセスは努力を要する意識的なものであり，それをうまく機能させるにはかなりの注意力を必要とする。操作プロセスがうまく機能したら——すなわち，気をそらしてくれるものにしっかり集中して，望ましい精神状態を作り出すことに成功したら——このプロセスは機能を停止する。

しかし，これで終わりではない。次の認知プロセス，皮肉モニタリングがある。皮肉モニタリングは意識の背景にあり，意図的操作プロセスよりはるかに自動的かつ継続的に機能する存在である。この自動モニタリングプロセスが「皮肉」と形容されるのは，望ましい精神状態を達成する試みの失敗をもたらすような精神活動を探索するためである。思考が抑制されているときでも，このモニタリングプロセスは望まない侵入思考の出現に目を光らせている。望まない思考がキャッチされたらメンタルコントロールが失敗したことになるため，意図的操作プロセスが作動する。思考抑制が終了し（抑制後の反跳が生じ）たり，なんらかの認知課題に従事して操作プロセスが中断したりすると，抑制される

べき考えは再現しやすくなる。というのも，気をそらすものを意図的に捜索する操作プロセスが終了した後も，それより自動的に働き努力も要らないモニタリングプロセスが，長い間，望まないターゲット思考を探索しつづけるからである。

　WenzlaffとWegner（2000）は，皮肉プロセス理論が思考抑制現象を最もうまく説明できると結論づけている。複数の実験で，望まない思考を抑制しようとする際に認知負荷（たとえば，数字を3つずつ減らしながら逆にカウントするなど）を加えると，思考抑制の逆説的効果が増すことが示され（総説は，Wegner, 1994b；Wenzlaff & Wegner, 2000を参照），こうした実験がこのモデルを支持している。しかしこのモデルには，自動モニタリングプロセスがいつ停止するのかが明確に示されておらず，思考抑制への動機づけ因子の影響も考慮されていないという問題点がある（Wenzlaff & Wegner, 2000）。加えてこのモデルの最大の難点として，即時増強や反跳効果に関するデータが諸研究で一貫していない点がある。

2. 思考抑制に関する実証研究の現状

　思考抑制の逆説的効果が，当初提唱者が主張したほど確固たるエビデンスに支えられた存在であるか否かは，研究が始まって10年以上経つ現在も不明である。このテーマに関しては，多くの総説が発表されている（Abramowitz, Tolin, & Street, 2001；Purdon, 1999；Purdon & Clark, 2000；Rassin, Merckelbach, & Muris, 2000；Wenzlaff & Wegner, 2000）。

　Abramowitzら（2001）は，自分たちが設定した基準を満たす28の思考抑制実験研究のメタ分析を行った。その結果，小さな負の効果量（$d^+ = -0.35$）が示され，即時増強のエビデンスは認められなかった。予測に反して負の効果量となったことは，対照群（思考を表現／モニタリングする群）よりも思考抑制群の方が，開始当初の時期に体験する侵入思考が少なかったことを示唆している。しかし，反跳現象に関しては，中等度の平均効果量（$d^+ = 0.30$）が得られ，その存在が肯定された。また反跳の効果量は，初期増強効果よりも有意に大きかった。以上より，初期増強効果が認められないことから，短時間ならばある程度思考を抑制できるが，長時間にわたったり抑制の努力が減じたりすると，ターゲット思考が再出現しやすくなると著者らは結論づけている。しかし反跳の有意な効果量が認められるものの，0.30という低値である点にも言及してい

る。したがって抑制後の反跳効果は，従来推測されていたよりも弱く一過性のもののように思われる。

1）中性的な思考の抑制

非臨床ボランティアを対象とした**中性的なターゲット思考**の思考抑制実験に関する総説に当たると，結果の不一致が目立っている。反跳効果のエビデンスありとする研究結果（D. M. Clark, Ball, & Pape, 1991；D. M. Clark, Winton, & Thynn, 1993；Harvey & Bryant, 1999；Kelly & Kahn, 1994, experiment 2；Wegner et al., 1987, experiment 1 and 2；Wegner, Schneider, Knutson, & McMahon, 1991）と，エビデンスなしとする報告（Davies & D. M. Clark, 1998；Gaskell, Wells, & Calam, 2001；McNally & Ricciardi, 1996；Merckelbach, Muris, van den Hout, & de Jong, 1991；Muris, Merckelbach, & de Jong, 1993；Roemer & Borkovec, 1994；Rutledge, Hollenberg, & Hancock, 1993, experiment 1, Smári, Sigurjónsdóttir, & Sáemundsdóttir, 1994；Wegner, Shortt, Blake, & Page, 1990）に分かれている。一方，初期増強効果を報告しているのは，ごく少数の研究者である（Lavy & van den Hout, 1990；Muris, Merckelbach, van den Hout, & de Jong, 1992；Wegner et al., 1987, experiment 1）。

Rutledgeらは4つの実験結果を通して（Rutledge, 1998；Rutledge et al., 1993, experiment 2；Rutledge, Hancock, & Rutledge, 1996, experiment 1 and 2），反跳効果を示すのは少数に留まると報告している。非臨床的な参加者を対象として白熊ターゲット思考を調べた3つの研究によると，「反跳効果あり」と判定された人の割合は19〜23％であった（Rutledge et al., 1993；Rutledge, Hancock, & Rutledge, 1996）。以上より，少なくとも非臨床群の中性思考を対象とする思考抑制の逆説的効果は，一貫性に欠けた説得力のない現象であることが明らかである（異なる見解に関しては，Rassin, Merckelbach, & Muris, 2000参照）。

2）個人的思考や感情的思考の抑制

Wegnerは能動的で意図的な思考抑制が，多くの精神障害で認められる望まない思考の病因的な役割を果たしていると提案し（Wegner, 1994a；Wenzlaff & Wegner, 2000），「強迫観念は，思考を抑制しようとする願望からのみ生まれる」と述べている（1994a, 167頁）。思考抑制が，強迫観念のような望まな

い否定的思考の持続で重要な役割を担っていると仮定するなら，思考抑制の逆説的効果は，個人的なターゲット思考や感情的負荷のかかったターゲット思考，さらには臨床例においても顕著に見られると予想される。少なくとも，中性的思考の抑制に関する実験結果を，精神障害で見られるさまざまな持続的認知活動に一般化しうるかどうかに疑問が呈されている（Muris et al., 1992 ; Purdon, 1999）ことを考えれば，臨床例での思考抑制研究は必要不可欠である。

感情的思考の抑制に関する初期の研究のひとつに，Wenzlaff, Wegner, Roper（1988）らの報告がある。強い不快感情を体験している学生に，否定的な出来事にまつわる思考を9分間抑制してもらったところ，最後の3分間にターゲット思考が有意に多く出現した。不快感情が乏しい学生では，ターゲット思考が出現する頻度は低下した。また，不快感情の強い学生が肯定的な出来事を抑制したときには，はっきりした変化は見られなかった。さらに分析を進めると，不快感情の乏しい学生はターゲット思考から気をそらすために肯定的な思考を用いる傾向があるのに対して，不快感情の強い学生が気をそらすために用いたのは別の否定的な思考であり，そうなるのは否定的な思考の方がアクセスしやすいためと判明した。Wenzlaffら（1988）は，精神障害のある人がその障害と関連する思考の抑制がうまくできない（すなわち，望まない思考の再出現を経験する可能性が高まる）のは，効率の悪いコントロール方略を用いる（たとえば気をそらす際に，抑制された思考を思い起こすきっかけになりやすい考えを選択する）ためだろうとしている。

過去10年間，他にも多くの研究者が個人的思考や否定的な思考の抑制について研究を行ってきた。自分にとって標準的な否定的出来事，もしくは，特異的な否定的出来事を抑制した非臨床群で，初期増強効果や抑制後の反跳現象が認められたと報告している研究もある（Davies & D. M. Clark, 1998）が，他の報告では否定的であった（Gaskell et al., 2001 ; Muris et al., 1992 ; Rassin, 2001 ; Roemer & Borkovec, 1994 ; Rutledge et al., 1993, experiment 1）。実際 KellyとKahn（1994）は，白熊に関する思考の抑制では反跳効果が見られたが，個人的な侵入思考の抑制では反跳は認められないと報告している。そして個人的な思考を意図的に抑制すると，該当する思考はその後出現しにくくなると結論している。残念ながらアナログ研究や患者を対象とする調査では，明確な結論に至っていない（Becker, Rinck, Roth, & Margraf, 1998 ; Conway et al., 1991 ; Harvey & Bryant, 1998, 1999参照）。一方SalkovskisとReynolds（1994）

は，禁煙を試みる人がタバコ関連の侵入思考を抑制しようとすると初期増強効果は認められるが，反跳効果は見られないというエビデンスを示した。

以上の研究結果を概括すると，非臨床群が個人的な考えや不快な思考を抑制する際の逆説的効果は強いものではないという内容になる。実際のところ，個人的な意味をもつ望まない思考を抑制する方が，中性的思考や無関係な思考(たとえば白熊に関する考え)を抑制するよりも効果を上げる可能性がある。否定的感情の強い人や精神障害のある人の場合，苦痛を伴う認知を抑制しようとするときですら，初期増強効果や抑制後の反跳効果が特にはっきりあるとは言えないかもしれない。しかし臨床群は非臨床群よりも，苦痛を伴う望まない思考をうまく抑制できていない可能性はある。さらにはっきりしていないのは，この「十分に機能しないメンタルコントロールの障害」が，実際にWegnerのモデルで予想された思考抑制の逆説的効果（増強と反跳）につながるかどうかという点である。Purdon (1999) は，精神病理現象における思考抑制の役割に関する詳しい総説の中で批判的な議論を行っている。

3) 思考抑制とOCD

思考抑制の皮肉効果は，強迫観念の病態を見れば明らかであろう。強迫観念の意図的な抑制が逆効果になるのは当然である。というのも，抑制は強迫観念への曝露の機会を減らし，強迫的不安の自然な馴化プロセスを妨げるからである (Purdon, 1999)。さらに抑制は，強迫観念の意義に関する信念や，強迫観念とつながる否定的結果を未然に防ぐことへのこだわりをかえって強化してしまう。このような思考抑制が生み出す好ましからぬ影響によって，強迫思考の出現頻度が増して中和化の衝動が強まる。

①非臨床群での侵入思考に関する研究

数多くの研究が，非臨床群を対象として望まない侵入思考に対する抑制の逆説的効果を調査している。SalkovskisとCampbell (1994) は修正を加えた思考抑制の実験で，否定的侵入思考を高頻度で体験している学生が個人的な否定的思考を抑制したときに増強効果は認められたが，反跳効果は見られなかったことに気づいている。「モニターだけを行う」群が体験した侵入的ターゲット思考は，抑制群よりも有意に少なかった。また実験室外でも4日間否定的な侵入思考を抑制するよう指示された学生は，対照群（モニターだけを行う群，よ

く考える群）よりも，ターゲット思考の侵入や不快感をより多く体験し，思考を抑制する努力も大きかった（Trinder & Salkovskis, 1994）。抑制の努力と不快感には相関が認められ（r = .51），これは望まない侵入体験を抑制しようとすればするほど不快感が増すことを示していた。一方モーズレイ強迫調査票（MOCI）の得点と，ターゲット思考の出現頻度もしくは不快感の間には相関は認められなかった。

　これまでのところ，他の研究で否定的なターゲット思考の抑制がもたらす逆説的効果を証明する強力なエビデンスを示したものはない。McNallyとRicciardi（1996）は，最初の抑制後に否定的思考の反跳傾向がわずかに見られたと報告しているが，KellyとKahn（1994）は「白熊」に類する思考を抑制したときに反跳効果が認められたものの，不安や心配を伴う考えを抑制する際には反跳は認められなかったと述べている。Rutledge（1998）は，個人的な否定的侵入思考を抑制したのちに表現する課題を学生に課して，増強と反跳のスコアを対象者ごとに算出した。その結果，真の増強があった（抑制期に思考出現頻度が増加した）のは4人（4％）のみで，反跳効果が認められた（表現期に出現頻度が増加した）のも17人（16％）に留まった。

　筆者らが行った思考抑制実験の結果もご紹介しよう。その実験では，対象者を，中性的な思考（たとえば白熊）を抑制する群／モニタリングする群，個人的な楽しい考えを抑制する群／モニタリングする群，個人的な侵入思考を抑制する群／モニタリングする群の6群に，無作為に割り付けた。その結果，抑制群とモニタリング群の双方で，即時増強や反跳のエビデンスは得られなかった（Purdon & Clark, 2001；否定的結果を報告したPurdon, 2001も参照）。しかし，ある思考への曝露を繰り返すことで自然に生じる馴化のプロセスが，抑制によって妨げられるエビデンスは得られている（Purdon, 2001も似た結果を報告している）。また強迫的侵入思考の抑制がうまくいかないことと，実験後の否定的な気分の間の相関も認められている（Purdon & Clark, 2001；Markowitz & Borton, 2002も参照）。さらにPurdon（2001）は，抑制実験での思考再出現に関する誤った評価が否定的な気分の増進を予測すると報告している。これらの結果を概観すると，侵入思考の抑制は気分に対して大きな否定的影響を与えることがわかる。加えて，ターゲット思考の再出現について非機能的な評価を下すと，思考コントロールの努力が強まって気分の悪化につながることもわかる。

　強迫症状の自己記入式尺度得点と抑制効果の関係について，多くの調査研究

が行われている。Smári, Birgisdóttir, Brynjólfsdóttir（1995）によれば，モーズレイ強迫調査票（MOCI）が高得点の学生は，抑制中に経験するターゲット思考が有意に多く，望まない思考による不快感が有意に強く，抑制期には個人的な侵入思考を懸命に抑制しようとしている。しかし，個人的で不快な侵入思考の増強効果や反跳効果に関するエビデンスは得られていない。他の研究結果でも，増強効果や反跳効果と強迫傾向の有意な相関は認められていない（Smári et al., 1994 ; Trinder & Salkovskis, 1994）。さらにRutledgeら（1996）は，MOCI得点と思考反跳スコアの間に負の相関が認められたと報告している。彼女らの実験では，強迫傾向が小さいほど思考反跳が顕著になると予測されたとのことである。

　要約すれば，個人的な否定的思考の抑制で生じる逆説的効果が，中性的な思考抑制で生じる逆説的効果より強いというエビデンスはないということになる。それどころか抑制後の反跳効果は，個人的に不快と感じられる認知よりも中性的な思考を抑制した場合に生じる可能性の方が高い。否定的思考は元々自然に抑制しているため，思考抑制の指示による影響はほとんどないのかもしれない（Tolin, Abramowitz, Przeworski, & Foa, 2002）。また思考抑制の影響は，否定的気分とターゲット思考の評価に最も顕著に現れる可能性がある。思考抑制と強迫の評価得点の間に相関が認められないという結果は，この実験パラダイムを通してOCDを理解することの妥当性に疑問を投げかけている。

②思考抑制の自己記入式尺度

　メンタルコントロールの後ろ向き自己記入式尺度――たとえば白熊抑制調査票（WBSI : the White Bear Suppression Inventory ; Wegner & Zanakos, 1994）――の得点は，強迫尺度のスコアと中等度の相関を示す。しかし注意すべきは，こうしたメンタルコントロール尺度が他の気分状態（たとえば不安や抑うつ）とも相関を示す点である（Smári & Hólmsteinsson, 2001 ; Wegner & Zanakos, 1994）。ちなみにRassinとDiepstratenら（2001）の報告によれば，治療前のWBSI得点はCBTによる強迫症状の改善を予測しなかったという。

　WBSIで高得点であった学生を低得点の学生と比べると，儀式的行為への衝動，儀式に伴う不快感，儀式を行おうとする衝動に対する抵抗が強いことがわかった（Rassin, Merckelbach, Muris, & Stapert, 1999）。一方で，儀式的行為が実際に行われる頻度や儀式を行う衝動への抵抗が成功する割合に関しては，

両群で相違は認められなかった。Höping と de Jong-Meyer（2003）は WBSI の因子分析を行い，思考抑制因子と自己記入式尺度の得点に相関は認められないと報告している。これらの結果は，実験研究で報告されている相関関係とともに，思考抑制とその結果が強迫症状と特異的な関連性をもつかどうかに，重大な疑問を投げかけている。

③ OCD で見られる思考抑制

OCD における思考抑制の役割を検証する臨床研究の結果が，ふたつ報告されている。Janeck と Calamari（1999）は，DSM-IV に基づいて OCD と診断された 32 名の患者群と 33 名の非臨床対照群で，否定的侵入思考の抑制について調査した。ターゲット思考は，侵入思考質問票への各自の応答によって決定した。その結果，OCD 群は非臨床群よりも否定的な侵入思考を多く体験しており，侵入思考による苦痛も強かった。しかし両群とも，即時的な増強効果や反跳効果の存在についてのエビデンスは認められなかった。増強と反跳に関する Rutledge ら（1996）の基準を用いて，Janeck と Calamari が別の臨床研究を行ったところ，抑制条件で反跳が認められた OCD 患者は 25％に過ぎず，即時増強効果も 31％に留まることが明らかになった。

Tolin ら（2002）は被験者内実験デザイン〔被験者がすべての経験をこなすよう設計された実験〕を用いて，OCD 群，不安群，非臨床対照群の 3 群に対して，初めに標準的な中性思考をモニタリングして，次に抑制し，さらにもう一度モニタリングするよう指示した（Tolin, Abramowitz, Przeworski, & Foa, 2002）。中性的なターゲット思考に「白熊」を用い，OCD 群に共通する思考抑制の障害があるかどうかを調べたのである。その結果，OCD 群のみが有意な即時増強効果を示し，ベースラインのとき（モニタリングのとき）よりも抑制時に「白熊」思考を多く経験していた。一方，反跳効果はどの群でも見られなかった。語彙判断課題を用いた別の実験でも，OCD 群で即時増強効果が認められたが，反跳効果は見られなかった（Tolin, Abramowitz, Przeworski, & Foa, 2002）。また抑制語と非抑制語の反応時間を比較すると，OCD 群でのみ抑制語の反応時間が有意に短かった。こうした結果は，即時増強効果が単なる自己報告バイアスによる所産ではないことを示している。どうやら抑制行動がターゲット思考の呼び水となり，それによって当該の思考へのアクセスが容易になり，意識内への侵入が増すようである。

以上の研究結果は，OCDにおける思考抑制の役割に関して，幾分厄介な問題を投げかけている。しつこく続く不快な強迫観念に苦しんでいるOCD患者は，思考抑制の逆説的効果を特に体験しやすいと考えるのが普通であろう。ところが，どちらかと言えば肯定的な報告をしているTolinら（2002）においても増強の効果量は小〜中程度であり，Yale-Brown強迫尺度（YBOCS）の症状得点との相関が認められたのは最初の報告のみであった（Tolin, Abramowitz, Przeworski, & Foa, 2002）。こうした知見を勘案すると，思考抑制の逆説的効果が強迫状態での顕著で明白な現象として認められるとは言いがたいように思われる。

3．思考抑制に関する批判的な後記

1）現在の状況

　これまでに数多くの研究が行われてきたが，OCDなどの特定の精神障害に思考抑制の逆説的効果が存在するというエビデンスは，残念ながら得られていない。思考抑制の効果は当初想定されたよりも小さく，一過性のものと判明した。とは言え，意図的な思考抑制が否定的な認知の持続にどのような影響を及ぼしているかについて，これまでに得られた知見を振り返っておくことは，本書の読者にとって有益であろう。表6.1は，現時点における知見の概要である。

　あらゆる研究が共通して認めていることがある。それは臨床群も非臨床群も，ターゲット思考を——その強度や個人的な関連性にかかわらず——完全には抑制できないということである。長期的な思考抑制は難しいかもしれないが，短期的には思考抑制によってターゲット思考の出現頻度が減少するという知見が数多く報告されている（Abramowitz et al., 2001）。非臨床群は中性的な思考と同じように，自分に関する否定的なターゲット思考も抑制することができる。一方，臨床群／サブクリニカル群は，否定的認知の抑制を難しいと感じるようである。時には，これが初期増強効果につながることもある。

　思考抑制の逆説的効果は，明らかにごく少数にしか認められない。個人に関わる感情関連の思考は，中性的な思考**ほどには**思考抑制の逆説的効果を受けない可能性もある（Kelly & Kahn, 1994 ; Muris et al., 1992 参照）。したがって，思考抑制の観点から強迫的な侵入思考の増強サイクルを理解するのが妥当かどうかは，依然として疑問のままである。思考抑制が侵入体験の出現頻度に及ぼす影響の説明として最も妥当と思われるのは，ターゲット思考の反復に

表 6.1　望まない認知の出現頻度に対する思考抑制の影響

1. 中性思考や臨床的に関連のある思考の完全な抑制は，ほとんど実現できない。

2. 短期間ならば，望まない思考を抑制することができる。

3. 望まない思考を抑制すると，抑制終了後もターゲット思考の出現頻度が減ることが多い。

4. 望まない思考を抑制した後に即時増強効果や反跳効果が見られるのは，少数例に過ぎない。

5. 個人的に関連のある望まない否定的思考が，中性思考以上に思考抑制の逆説的な効果を受けやすいということはない。

6. 臨床群／サブクリニカル群が望まない否定的思考の抑制に成功する率は低いが，抑制の失敗がターゲット思考の再出現頻度に影響を与えることはない。臨床群／サブクリニカル群は，抑制がうまくいかないせいで即時増強効果を示しやすくなる可能性がある。

7. 強迫的な症状や OCD の存在は，必ずしも思考抑制の逆説的効果を強めるわけではない。

8. 望まない否定的思考の抑制が，思考反復によって起こる自然な馴化を妨げている可能性がある。

よって自然に起こる出現頻度の減少が，思考抑制で妨げられるという見解である（Purdon & Clark, 2001 ; Purdon, 2001 ; Roemer & Borkovec, 1994 参照）。Rassin, Mercekelbach, Muris（2000）は，精神障害で頻繁に見られる望まない侵入思考が思考抑制によって引き起こされるというエビデンスは，ほとんど存在しないと述べている。実際のところ，思考抑制はおそらく**結果**であって，頻繁に苦痛をもたらす認知の**原因**ではないと考える方が妥当だろう。

　Wenzlaff と Wegner（2000）は，思考抑制の逆説的効果が最も強まるのは，抑制中にメンタルコントロールを妨害されたときだと述べている。そして，抑制中に認知的負荷（時間面でのプレッシャー，記憶作業の同時進行など）を課すと，負荷がない場合よりも大きな増強効果と反跳効果が生まれるとする研究結果（Wegner & Erber, 1992 など）を数多く引用している。加えて思考抑制時に気をそらす方法を複数試みる場合や，抑制時の環境状況や気分がよくない

場合に，反跳効果が顕著になるというエビデンスもある（Wegner et al., 1991 など）。Conway ら（1991）は，不快感情を体験している学生と体験していない学生を比較し，前者の方が思考抑制をうまくできないと報告したが，このことは否定的な気分がメンタルコントロール能力を阻害することを示唆している。こういうことが起きるのは，不快感情を体験している人が，ターゲット思考を想起させる否定的な気そらしを用いるためかもしれない（Wenzlaff et al., 1988 参照）。

　思考抑制研究で思考の出現頻度を主要従属変数とすることに対して，一部の研究者が疑問を投げかけている。Purdon（1999）の主張によれば，思考抑制の最大の影響は，思考コントロールに関する信念や現在の気分だけでなく，侵入思考の評価や侵入思考に対する感情的反応にも及ぶという。望まないターゲット思考の再出現に対する反応という形で，思考抑制が不安や苦痛を増大させるとする実験も多々ある（Kelly & Kahn, 1994 ; Purdon & Clark, 2001 ; Roemer & Borkovec, 1994 ; Trinder & Salkovskis, 1994）。しかし，思考抑制と否定的な気分との相関を否定する報告もある（Davies & D. M. Clark, 1998）。Rassin（2001）も，事故に関する思考の抑制は気分に影響を与えないことや，思考抑制が思考と行為の混同（TAF）バイアスによって生じるストレスや苦痛を軽減している可能性に言及している。

2）限界

　思考抑制の研究結果が一致しない原因は，この実験パラダイムに内包されているさまざまな方法論上の問題にあるのかもしれない（Abramowitz et al., 2001 ; Purdon, 1999 ; Purdon & Clark, 2000 ; Wenzlaff & Wegner, 2000 による総説参照）。思考抑制研究を通して明らかになった問題点の概要を，表 6.2 に示す。

　思考抑制研究の実験デザインには，多くの方法論的問題が内在している。対象者は思考を抑制するよう指示されることで，ターゲット思考の出現を報告する意欲をそがれる可能性があり，実験の要求特性そのものが結果に影響を与えかねない（Abramowitz et al., 2001）。また，何をもってターゲット思考が出現したとみなすかが研究者によって異なり，具体的で明瞭な特定の考え（たとえば白熊）とする者もいれば，ターゲット思考と関連のある考えすべてとする者もいる。加えて，思考の出現頻度を評価する最適な方法に関するコンセンサ

表6.2　思考抑制研究の問題と限界

方法論

- 思考抑制研究の要求特性によって，ターゲット思考の出現報告にブレーキがかかる可能性がある。
- ターゲット思考出現の定義が一致していない（「白熊」そのものを思うことなのか，「白熊」と関連のある考えの出現を含めるのか）。
- 研究者によって，思考出現頻度の評価方法がさまざまである（意識の流れの言語化なのか，出現事象の記録なのか）。
- 研究者によって，どの対照条件を最適とするかが異なる（表現するのか，モニタリングするだけか）。
- 望まない侵入思考を報告する積極性に個体差がある。
- 対照条件下でも，自然な／自発的な抑制が行われている可能性がある。
- 得られた結果を，実験条件を超えて般化することができない可能性がある。

概念

- 思考抑制実験は，責任を軽減する状況を作り出している可能性がある。
- メンタルコントロールの方法に，個体差があるかもしれない。
- 一部の思考抑制実験は，ターゲット思考の出現頻度と持続時間を混同している。
- 思考抑制は，思考コントロールがもつ動機の側面を扱っていない。
- 思考抑制実験は，主として望まない思考の撤去よりも防止に焦点を絞っている。

スも得られていない。さらに，実験室で得られた思考抑制の知見を般化する妥当性や環境的妥当性についても，疑問の余地が残る。たとえば，実験として研究者の指示で始まる短時間（3〜5分間）のメンタルコントロールは，統制されていない環境で長時間行われる自発的なメンタルコントロールと同等とみなしうるだろうか？

　思考抑制実験には，概念的な問題も数多く存在する。苦痛をもたらすターゲット思考を抑制する指示や，抑制しないでおく指示を参加者に与えることは，微妙な形で**責任操作**を行っていることになる。OCD患者は，これを責任が低下

した状況と解釈する可能性がある（たとえば「実験担当者が，強迫観念について考えないよう指示している」）。また，実験中に生じる強迫観念関連の出来事や否定的な結果を，すべて研究者のせいにされかねない。こうした状況では，強迫的な侵入思考の頻度と強度は減少するだろう。Rassin, Mercekelbach, Muris（2000）は，思考抑制を均質な現象と捉えるべきではないと記している。人によって侵入思考を抑制／コントロールするための方略が異なっていたり，望まない思考のタイプや内容によって，結果に及ぼすコントロール方略の影響が異なっていたりする可能性がある。

　強迫観念の研究に関するもうひとつの問題として，思考抑制の実験デザイン自体がターゲット思考の出現頻度と持続時間を混同している点がある。考えを抑制する指示を受けた対象者は，個別のターゲット思考の出現頻度を低くしようとする（すなわち，長時間持続する侵入体験を少なくしようとする）ため，なかなかうまく強迫観念を抑制することができないかもしれない。研究者によっては，頻度を基準にして対象者がターゲット思考をうまくコントロールしていると想定する者もいるだろう。しかるに，対象者は抑制の間中ほぼずっと，当該の思考を経験しつづけていた可能性もある。多くの研究者がこの問題をなんとかクリアーしようとして，ターゲット思考に費やす時間の割合を調べたが，多くの重症OCD患者が強迫観念にとらわれていないときはまずないと報告している事実からすれば，この実験パラダイムを強迫観念の研究に適用するのは不適切ということになる。

　持続的でコントロール不能な侵入思考が特徴となっているPTSDやOCDなどの精神障害で，当人が思考抑制をしているかどうかは最重要の問題ではないかもしれない。Rassin, Mercekelbach, Muris（2000）は，OCDの認知行動理論で強調されている認知的因子の方がOCDにとってより重要な役割を果たしている可能性があるというエビデンスを考慮すれば，思考抑制が強迫観念の病態で果たす役割は比較的小さなものに留まるかもしれないと述べている。こうしたことを踏まえると，より重要な問題は**「侵入思考を抑制しようとする甚大な努力が実を結ばないどころか逆効果を生み出すのに，当人がその努力をしつづける動機はどこにあるのか？」**であろう（さらに詳細な議論についてはPurdon, 1999を参照）。思考抑制に関する文献は，侵入体験に対して自然に生じる習慣的な抵抗の動機づけについて，あまり情報を提供していない。これは思考抑制理論やその研究が，「思考の予防」という問題に焦点を絞ってきたか

らである。すなわち，ターゲット思考の出現を予防する試みはどのような結果をもたらすのか，という点に注目してきた。この問題は OCD に関係があるとは言え，強迫観念の理論における最も差し迫った問題ではない。

　強迫観念のコントロールに関して，検討を要する重要な問題がふたつある。ひとつは無理をしてでも意図的に努力して，いったん生じた思考を忘れようとすることには，どのような影響力があるかである。つまり強迫観念が出現したあとに何が起こるのか，ある思考を意識野から取り除こうとすることに，どんな効果があるのかという問題である。今ひとつは，逆説的な増強効果があるにもかかわらず，なぜ OCD 患者は，強迫観念に対して自然に生じる習慣的な抵抗（すなわち抑制）に，熱心に取り組もうとし，時にはそうせざるをえないとまで感じるのかという問題である。従来の思考抑制パラダイムでは，この疑問に対する答えは得られない。となると，未だ開発途上の研究テーマである思考撤去に目を向ける必要があるだろう。

II　思考撤去[*]

　OCD 患者にとって，思考のコントロールに関わる問題で最も重要なのは，抑制によって強迫思考の出現を防止することではなく，苦痛を伴う望まない侵入思考を素早く効果的に除去することである。Purdon, Rowa, Antony（2002）は研究報告の中で，OCD では防止と除去を区別することが重要と強調している。この研究では，OCD 患者 37 名に強迫観念を抑制するよう依頼し，その結果を 3 日間日記に記してもらう方法を取った。結果を分析すると，思考抑制の試みは思考が生じる前（思考が出てくるのを防ぐための抑制：26％）よりも，思考が生じた後（出てきた後の思考の抑制：74％）に多く行われたことが明らかになった。この知見は思考撤去の難しさが，思考抑制や思考防止よりも OCD の問題と密接に関係しているという著者の主張を支持している。

＊訳注：thought dismissal の訳語について
thought dismissal の意味は，「考えを念頭から追いやる」「意識から考えを追い払う」程度のようである。当初「思考忘却」という訳語を考えたが，「忘却」とすると意味内容やニュアンスが大分異なってしまう。また「思考消去」も考えてみたが，従来から行動療法の分野で広く使われてきた extinction（消去）と重なるところがあり不適切ではないかと判断した。また，「除去」はremoval の訳語として定着しているように見受けられる。そこで本書では，やや生硬な言葉ながら「思考撤去」という訳語を用いてみた。

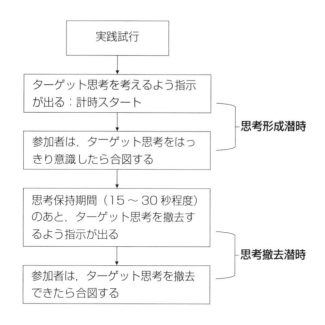

図6.1 典型的な思考撤去の実験手順

　思考撤去と呼ばれる実験研究デザインは,「すでに生じた抑制」を標的としているため,メンタルコントロールの調査にいっそう役立つ可能性がある。図6.1に,典型的な思考撤去実験を示した。

　思考撤去実験では,重要な従属変数がふたつある。ひとつは,ターゲット思考をはっきり意識するのに要する時間（思考形成潜時）で,今ひとつは忘却に要する時間（思考撤去潜時）である。多くの場合,参加者各自にとって意味のある個人的ターゲット思考を決めるところから実験が始まる。参加者に気分を落ちつけてもらってから,ターゲット思考を考えるよう指示が出る。「考えてください」という指示が出てから,参加者が「考えました」という合図を出すまでに要する時間が**思考形成潜時**（thought formation latency）である。次に,参加者がターゲット思考を一定時間（15〜30秒間程度）保持したのち,その思考を念頭から追い払うよう指示を受ける。この指示が出てから「考えが意識から消えた」と参加者が合図するまでの時間が**思考撤去潜時**（thought dismissal latency）である。実験は通常,思考が念頭から去ったあとの気分を評価し,場合によってはターゲット思考をさまざまな側面から調べて終了する。

思考撤去を繰り返すことで馴化効果の調査ができ，思考内容の差異による制御可能性を比較することができる。

　思考撤去に関する研究結果を解釈する際に，留意すべきことがふたつある。ひとつ目は，思考撤去の合図がターゲット思考再出現のきっかけになるのが明らかなことである。そのため「考えが消えた」という合図が出た直後に，参加者はターゲット思考を再び想起する可能性がある。思考撤去潜時が，思考を意識野から追い払う能力を正確に反映していないことは明らかである。この潜時が測定しているのは，ターゲット思考が意識野の中心に存在している状態から，ある程度抜け出したと主観的に判断できるようになるまでに要する時間である。ふたつ目の留意点は，ターゲット思考の撤去が思考置換によって実現される場合があるという点である。つまり，参加者がターゲット思考と異なる考えを抱いたために，「撤去した」という合図が出ることもありうるのである。思考の置換やカバート気そらし法などの置換方略は，臨床例・非臨床例を問わずメンタルコントロールの最も一般的な形態である（第2章参照）。したがって，思考撤去潜時はターゲット思考を置換する能力の指標とみなすこともできる。

1. 実証研究

　望まない侵入思考や強迫思考のメンタルコントロール要因を調べる研究で，思考撤去を用いているものはまだ少ない。Rachman と de Silva（1978）は，OCD 患者と非臨床対照群が思考撤去を繰り返すと，強迫観念や望まない侵入思考の形成と保持が難しくなる現象を発見した。この知見は，強迫観念が撤去の繰り返しによって馴化しうることを示唆している（Parkinson & Rachman, 1980 も参照）。Likierman と Rachman（1982）は思考撤去を使い，強迫反芻を呈している 12 名の OCD 患者を対象に，思考停止と馴化訓練の比較を 4 回繰り返して，有効性を調べた。

　メンタルコントロール尺度としての思考撤去の妥当性は，非臨床者を対象としたいくつかの研究で確認されている。Sutherland ら（1982）は，32 名の非臨床者に快感情もしくは悲哀感情を誘発した上で，望まない侵入思考と中性思考を形成し，保持（5秒間維持）して撤去するという課題を 6 回実施した。その結果，悲哀条件で侵入思考を撤去するのに有意に長い時間を要したことから，思考形成潜時ではなく，思考撤去潜時がメンタルコントロールの鋭敏な指標であることがわかった。

筆者も，思考撤去を含む精神生理学的な実験を行った。その結果，苦痛をもたらす侵入思考を頻繁に体験している学生は，対照群よりも侵入思考の撤去に長い時間を費やしており，撤去潜時の長さは実験後の否定的気分やコントロールの主観的評価と正の相関があることがわかった（D. A. Clark, 1984, 1986)。
　Edwards と Dickerson（1987）も思考撤去実験を行い，思考形成潜時に差がなくても，侵入思考を置換（すなわち撤去）するのに，中性思考の場合よりも長時間を要したと述べている。その論文の結論では，侵入思考の撤去潜時が長い理由は，置換する思考へのアクセスの問題ではなく，ターゲット思考から注意をそらすことの難しさにありそうだと推測されている。
　思考撤去の実験パラダイムの信頼性と妥当性について結論めいた内容を記すのは時期尚早に過ぎるが，これまでに報告されてきた知見からすると有望と判断してよいように思われる。実験状況での思考撤去潜時は，メンタルコントロールを調査する際の適切な指標の候補と言えるだろう。しかし思考撤去潜時に影響を及ぼす要因や，思考撤去潜時と精神病理現象の関連に影響を及ぼす要因を正しく理解するためには，さらに多くの研究が必要である。とりわけ，思考撤去の指示のもとでOCD患者がどのように振る舞うかという肝心要の知見がほとんどないのが現状である。Christine Purdon と筆者はカナダ社会科学・人文科学研究協議会の助成金による3年間の研究計画で，メンタルコントロールに関する多くの疑問に答えるべく思考撤去方法論を用いた研究を行っているところである。

III　まとめと結論

　OCDの病態の本質は，メンタルコントロールの破綻にあるのだろうか？この疑問に答えうる臨床研究や実験研究の結果は，まだほとんど蓄積されていない。確かに，OCD患者は望まない侵入思考や強迫観念をコントロールしようと躍起になりすぎているようである。この過度のメンタルコントロールは無差別に行われるわけではなく，当人にとって重要で脅威と感じられる特定の望まない侵入思考に焦点が絞られているようである。
　OCD患者が実験状況下に置かれた場合，強迫観念のコントロール効率が低下するのか，意図的な思考抑制の逆説的効果のせいで逆に苦しみが増大するのかも明らかになっていない。これまでのところ思考抑制の実験研究からは，望

まない侵入思考や強迫観念のコントロールに関する確実な結果がほとんど得られていない。現在，多くの研究者は思考抑制の逆効果（すなわち即時増強効果と抑制後の反跳効果）が強迫観念の持続において果たしている役割は，たとえあったとしても大きくはないと考えている。思考抑制研究に多くの問題が存在することから，思考抑制と OCD の関連は限定的なものとみられている。一方，持続的かつ反復的な望まない侵入思考や強迫観念のメンタルコントロールを研究する上で，思考撤去実験パラダイムの方がふさわしい可能性があるが，その有効性を評価するにはデータが少なすぎる。

　臨床観察から，コントロールが強迫観念の持続における重要なテーマであることは自明である。思考抑制の効果や結果が強迫観念の持続において重要な役割を果たしていないとすれば，メンタルコントロールに関する別の側面の重要性が増すかもしれない。たとえば望まない思考を完璧に抑制したり，完全にコントロールしたりすることが不可能であるのは明白である。では，メンタルコントロールの努力について下されている適応性を欠く評価や誤った評価が，OCD の問題となっている可能性があるだろうか？　次章で，この問題について掘り下げていく。

第 7 章
認知コントロール——強迫観念の新しいモデル

　OCD の病態の基本的な特徴のひとつに，非機能的なメンタルコントロールがある。OCD 患者は，たとえわずかでもコントロールを利かせて強迫的な考えの出現を防ごう，意識野から取り除こうと懸命の努力を続ける。暴力，病気，疑念などの恐ろしい考えに繰り返し襲われながら，強迫観念との悪戦苦闘に膨大な時間を費やす。メンタルコントロールにおける明らかな破綻は，思考全般で見られるわけではなく，個人的な関心や価値観に応じて特異的に発生する特定の思考において生じる。思考コントロールにおける特有の破綻は，非機能的なメンタルコントロール方略への過度の依存によって発生しているのかもしれない（Amir, Cashman, & Foa, 1997 ; Ladouceur et al., 2000）。加えて，意図的なメンタルコントロールによる逆効果も寄与していると想定されているが，第 6 章で見たとおり，この逆効果が強迫観念の持続で果たす役割は比較的小さなものだろうと現在筆者らは考えている。

　本章では，OCD のメンタルコントロールの問題について，これまでとは異なる見解を紹介する。強迫観念のコントロール不全を自己コントロールプロセスの全般的破綻，もしくはコントロールのための過度な努力が引き起こす逆効果とする見方とは対照的に，強迫症状の持続に寄与する認知面の主役を，コントロールとその結果に関する誤った評価とみなす見解を提案する。

　すでに第 5 章で触れたとおり，現在の OCD の認知行動理論は強迫観念に関する誤った評価や信念に着目している。筆者の見解では，OCD 患者は強迫観念を誤って解釈しているだけでなく，メンタルコントロールの努力や強迫観念のコントロール不能状態についても誤った評価をしている。強迫観念への反応に関するこの 2 次的な評価が，強迫観念の 1 次評価と相俟って，強迫症状への持続的な没入を引き起こす。本章で紹介する認知コントロールモデルは，第 5 章で紹介した OCD の認知行動理論を入念に検討し拡張したものである。

I 強迫観念の認知コントロール理論

1. 認知コントロールモデルの概観

　強迫観念の認知コントロール理論（cognitive control theory of obsessions）は，図7.1 に示したように，強迫観念がコントロール不能となって持続する背景に，数多くの認知的構成要素が関わっていると想定している。従来の理論を拡張して精緻にしたこのモデルが焦点を絞る諸因子は，強迫観念に対して当然のごとく執拗に抵抗しようとする強い動機がなぜ生まれるのか，思考撤去を積極的に試みるのに，なぜよい結果に結びつかないのかを明らかにしうる可能性がある。このモデルの眼目は，強迫観念の持続に寄与する重要な因子を，**望まない侵入思考のメンタルコントロールに関する誤った解釈の存在**とし，そうした誤解釈が生じるのは，思考コントロールの失敗に結びつけて否定的な影響や結果を認識するからだとした点にある。

　臨床観察によれば，OCD 患者は強迫観念を精神的にコントロールする試みを止めると，悪影響が生じるのではないかとしばしば心配する。たとえば加害強迫の患者は，強迫観念を抑え込む努力を続けなければ強迫観念の出現頻度と強度が増すばかりで，実際に実行するところまで行ってしまうかもしれないと懸念する。つまり，メンタルコントロールを失って，いたいけない子供に暴行を加えるという，とんでもないことをするかもしれないと思うのである。不潔恐怖患者は，回避と洗浄強迫を強迫観念に対する主なコントロール方略とし，持続的な思考コントロールを怠れば強迫観念の出現頻度や強度に圧倒されるのではないかと恐れる。信仰に篤い敬虔な人は，望んでいない性的な強迫観念が出現してコントロールできなくなれば，それは自分の本性が罪深く堕落している証であり，極端な場合には悪魔にとりつかれた証拠と解釈する可能性もある。

　これらの例すべてにおいて，最初の強迫観念のコントロールに失敗すると，患者はそれをきわめて大きな脅威を伴う結果であり，時には破局的な結果であると考え，その結果と闘いつづけることを余儀なくされる。この点に関して興味深いのは，多くの OCD 患者が強迫観念をうまくコントロールできていないと自覚していることである。ところが OCD 患者が懸命に避けようとしているのは，今しているコントロールの努力を緩めて，さらにひどい制御困難状態に

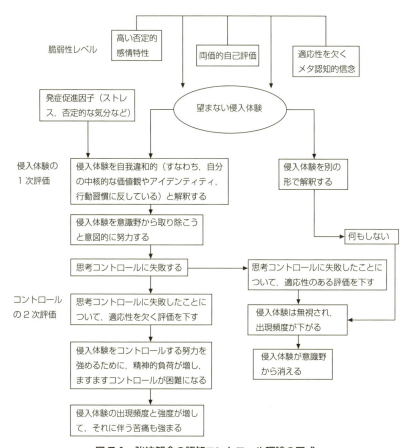

図7.1 強迫観念の認知コントロール理論の図式

陥ることなのである。

　強迫観念の持続とメンタルコントロールがいつまでも試みられることには，図7.1 に提示したように数多くの構成概念が関与している可能性がある。これらの構成概念は，**脆弱性レベル，侵入体験の1次評価，コントロールの2次評価**という3つの概念レベルに分けて考えることができる。**脆弱性レベル**には，情報を組織化して貯蔵する永続的な認知構造とスキーマ（すなわち信念）があり，それを通して情報が処理されていく（Ingram & Kendall, 1986）。このスキーマは，強迫観念が生じる背景にある脆弱性や素因を構成している。脆弱性は永続的で特性的かつ内因的な構成概念と理解されており，危機的体験に誘発

されて初めて顕在化しOCD発症の原因となると考えられる（Ingram & Price, 2001）。このモデルでは，望まない自我違和的な侵入体験を頻繁に体験しやすくなる脆弱性について，3つの領域を提案している。

望まない侵入思考を体験すると，メンタルコントロールと関連のあるさまざまな認知的因子が活性化する。その認知的因子は，**侵入思考の1次評価**と**コントロールの2次評価**に大別される。侵入思考の1次評価に関する見解は，従来からあったCarr（1974）やMcFallとWollersheim（1979）の理論と一致している（詳しい議論は第5章参照）。SalkovskisとWahl（2003）も，OCD患者が強迫観念を過度にコントロールしようとする背景に，強迫観念が生む脅威の可能性と結果を過大に見積もる1次評価と，脅威に対処して無事逃れる能力を小さく見積もる2次評価があると論じている。しかしSalkovskisとWahlは，本書で紹介する見解とは異なり，強迫観念に対処して無事逃れることに関する2次評価を，脅威の1次評価の一部分とみなしている。

本論では，強迫観念の重要性，脅威，責任の過大評価に関する内容を1次評価として，メンタルコントロールが失敗して生じる結果の重要性に関するものを2次評価とする。この定式化は，BeckとD. A. Clark（1997）が提案した不安の情報処理モデルと一致している。このモデルでは，侵入思考の1次評価が行われるのは**即時準備段階（immediate preparation stage）**であり，ここで脅威モードが活性化される。コントロールの2次評価が行われるのは，次の**2次推敲段階（secondary elaboration stage）**であり，ここで対処資源と推定有効性が評価される。

2. 望まない精神的侵入体験に対する脆弱性

現在までのところ，成人のOCD発症に関する前向きの心理学的研究結果は発表されていない（McNally, 2001b）。双生児研究や家族研究は数多く行われてきたが，その結果に一貫性はなく明確な結論に達していない。遺伝的要因がOCD発症に関与していることを示すエビデンスが存在するが，一部の研究によれば遺伝因子は不安障害全般の脆弱性であって，OCDに特異的ではない可能性がある（Alsobrook & Pauls, 1998；Tallis, 1995）。Hanna（2000）は児童のOCDに関する総説の中で，「OCDは未知の病因によるありふれた疾患で，異質なものを含んでいる」（97頁）と記している。臨床研究者は，主に臨床観察に基づいて心理学的脆弱性因子を推測してきた（McNally, 2001b）。Salkovskis

らは，幼少期の経験によって病前から形成された過大な責任に関する信念があると，望まない侵入思考を誤って解釈しやすくなるのではないかと推測している（Salkovskis, 1998 ; Salkovskis & Wahl, 2003 ; Salkovskis et al., 1999）。一方 Rachman（1993, 1997, 2003）は，発症前の道徳規範の高さ，思考と行為の混同（TAF）にまつわる信念，抑うつや不安を抱えやすい傾向が相俟って脆弱性を構成し，望まない侵入思考の意義を破局的に解釈すると考えている。

図 7.1 に，望まない侵入思考の出現頻度を増やして，誤った 1 次評価，2 次評価を生み出す傾向を高める 3 つのパーソナリティ脆弱性因子が示されている。もっとも他の研究同様，図 7.1 の内容は理論的で臨床的な経験に基づく推測であり，実証研究は不十分であることにご留意いただきたい。

1）否定的感情特性，神経症傾向，悩ましい不安

Tellegen（1985），Watson と L. A. Clark（1984）は，**否定的感情特性（NA：negative affectivity）** と呼ばれる大まかなパーソナリティ／気質を提案し，この特性が不安や抑うつなどの否定的な感情状態に陥る傾向を高める可能性があると論じた。NA が高いと，心配，不安，緊張，抑うつ，怒り，悲観，憤慨を体験しやすく，自己や他者を否定的に評価して身体の不調を訴え，自尊心が低くなりがちである。この永続的な素因によって苦痛や否定的感情を体験する機会が増えるとすれば，NA の高い人は不安や抑うつを呈して不安障害や気分障害を発症するリスクが高くなる（Watson, L. A. Clark, & Harkness, 1994）。

Watson, L. A. Clark と Carey（1988）は，一方だけに精神障害が見られる 75 組の双生児を対象として研究を行っている。その結果，個体がもつ強迫症状の個数，不潔／汚染の強迫観念，確認／繰り返す強迫行為と NA の間に，有意な相関が認められた。高い NA 状態は，Eysenck が提唱した神経症傾向（neuroticism）と重なる部分が多い（Eysenck & Eysenck, 1985）。初期の研究によって，Eysenck の神経症傾向と内向性が併存すると強迫傾向が見られやすいことが明らかになっている。今後さらに縦断研究を行う必要があるが，高い NA や神経症傾向をもつ人は苦痛を伴う望まない侵入思考を経験する機会が多くなり侵入思考の強度や苦痛も増大しやすいようである。

最近 Barlow（2002）は，相互作用のある 3 つの脆弱性が悩ましい不安（anxious apprehension）や不安障害の出現に関わっていると提唱した。ひとつ目は全般的な生物学的脆弱性で，その代表に神経質で感情的な傾向（高い NA，神経症

気質など）を示す遺伝素因や，環境の変化に対して生物学的に高反応を示す遺伝素因などがある。ふたつ目は全般的な心理学的脆弱性で，コントロール感覚の低下に関するものである。これは，「予測もコントロールもできない否定的な出来事への慢性的な対処不能感」という形で現れる (Barlow, 2002, 254 頁)。子どもの豊かな感情が伝わってくる主体的な行動への親の無関心，過保護，過干渉，思いやりの欠如などを幼少時に体験すると，自分にはコントロールする力がないという感覚が育つ可能性がある。そして，この脆弱性と全般的な生物学的脆弱性が併存すると，悩ましい不安，不安障害，うつ病が生じるというストーリーが考えられる。3つ目は固有の心理学的脆弱性で，特定の対象や出来事に対して悩ましい不安を抱きやすい傾向をいう。Barlow はこの第3の脆弱性を「危険な事柄の学習」と呼び，幼少期の学習経験に端を発するものであろうと示唆した。OCD 患者は，OCD の中で，特定の強迫的な思考，イメージ，衝動が危険であると学習する。

2) 不安定な両価的自己評価

高い NA や神経症傾向が OCD などの不安障害の素因となるというこのモデルの見解は，Barlow の全般的な生物学的および心理学的脆弱性の概念に基づいている。しかし，望まない侵入思考を誤って危険と判断することに関する特定の素因（すなわち強迫傾向の素因）を理解するためには，さらにふたつの脆弱性が重要と考えられる。

ひとつは，**両価的で不確かな自己評価**（ambivalent, uncertain self-evaluation）の存在である。Guidano と Liotti (1983) は，強迫傾向のある人には両価的かつ不確かで，葛藤が多く不安定な自己イメージがあり，この自己イメージのせいで完全主義や確実性を求め，自分が関わる問題を絶対に間違いなく解決しようとするのだろうと推測している。しかし残念なことに，確実さを強く求めれば，必ずあらゆることに疑念を抱くようになる。強迫観念や強迫行為は，自己価値へのこだわりと，両価的な感情を解決したいという欲求を反映している。望まない侵入思考や強迫観念は，道徳律や社会的承認の内的な基準を平然と無視するため，肯定的な自己像への脅威と解釈される（詳細な議論は Bhar & Kyrios, 2001 参照）。

不安定な両価的自己概念が OCD の病態と関連しているかどうかに関する研究は，まだきわめて不十分にしか行われていない。Bhar と Kyrios (2001) は

非臨床対象群における，高い自己両価性が，自己報告による強迫症状，完全主義に関する非機能的信念，侵入思考の重要性，侵入思考のコントロールと関連していることを明らかにした。OCD の自己価値に関する実証的研究はほとんど行われていないが，強迫に対する脆弱性の中に自尊心の問題も含まれていると推測することは可能であろう。望まない侵入思考，イメージ，衝動を自らの価値や理想への脅威と誤解釈する傾向は，虚弱な自己像という視点からも捉える必要がある。この点については，侵入思考の1次評価の項目でさらに考察する。

3) 適応性を欠くメタ認知的信念

強迫に特有な今ひとつの脆弱性で図 7.1 に示されているのは，認知——特に望まない侵入思考，イメージ，衝動——の性質や機能についての持続的な非機能的信念，すなわちスキーマに関するものである。情報処理システムを監視して調整する能力は人に備わっている重要な機能であり，Flavell (1979) はそれを**メタ認知 (metacognition)**，もしくは「思考に関する思考」と呼んだ。望まない思考，イメージ，衝動の機能や意味に関する信念 (**メタ認知的信念**) は OCD 発症前から存在していて，これが特定の望まない侵入思考を誤解釈する脆弱性を構成しているのかもしれない。

筆者は以前発表した論文の中で，強迫傾向のある人は特定の望まない侵入思考の重要性や，悲惨な結果を避けるのに必要な侵入思考のコントロールについて，非現実的な信念を抱いている可能性があると指摘した (Clark, 1989 ; Clark & Purdon, 1993)。ある種の望まない侵入思考を重要と思い込んだり，その侵入思考を精神的に完璧にコントロールすることが可能であり必要でもあると信じたりするのはメタ認知的信念であり，この信念は学習して身につけた基準であり仮定である。精神の性質や機能に関するこのメタ認知的信念には永続性があり，望まない侵入思考の評価の仕方——適応性のある評価をするか，適応性を欠く評価をするか——に影響を与えかねない。

たとえば，ある暴力的な考え（自分の子供をナイフで突き刺そうという思いなど）が自然に頭に浮かんできたとしよう。もしその考えが無意識の欲求や衝動の現れであり，邪悪で罪深い真の内面を示すものであると信じてしまうと，悲惨な事態を実際に引き起こす邪悪さや力が自分に備わっていることになるため，その考えを完全に一掃すべきと考えることにつながってしまうかもしれない。このような信念が存在すると，望まない暴力的な侵入思考を不適切に評価

する可能性がはるかに高くなる。

　当然ながら私たちは皆，侵入思考に関するメタ認知的信念をもっている。侵入思考を創造やインスピレーションの発現と信じている人もいれば，心の奥底にある本心の反映と信じて，それに注目し行動の指針にしようとする人もいる。さらには特殊な霊的直感，あるいは啓示と取る人もいる。侵入体験のメンタルコントロールの重要性，本質，有効性に関する信念も，人によってまちまちである。したがって望まない侵入思考とそのコントロールに関する信念は，明らかに侵入思考の1次評価，2次評価で重要な役割を果たしているのである。

　Wells と Mathews（1994）も，OCD のメタ認知モデルを提案して次のように述べている。すなわち，OCD の中核的な機能不全は特定の望まない侵入思考を過度にモニタリングし，抑制，回避，持続的反芻などの対処方略を用いて侵入思考をコントロールすべしというメタ認知的知識（すなわち信念）をフル活動させるところにある，と提唱した。のちに Wells（1997）は，OCD では3種類のメタ認知的信念が特に重要であると記している。その3種類のメタ認知的信念とは，思考と行為を同等とみなす信念，反芻の肯定的および否定的影響に関する信念，中和化の必要についての信念である。Wells と Mathews（1994）は，メタ認知的スキルの障害によって現実と空想の区別が困難になった状態が OCD である，という仮説も提唱している。

　望まない侵入思考を誤って評価して強迫症状を生み出す素因や資質は，特定の文脈で活性化されるごく一般的で特有な脆弱性同士の相互作用によって生み出される。不安を感じやすい全般的な生物学的かつ心理学的脆弱性をもち，望まない侵入思考の重要性やコントロールについて偏ったメタ認知的信念も併せもつ人は，特にストレスを受けたり否定的な気分状態にあったりする場合に，特定の望まない侵入思考を脅威と評価する傾向にある。こうした心理学的な脆弱性をもつ個体は，わずらわしい侵入思考への「自然な」反応として，ことさら努力することもなく次節以下で論じる侵入思考の1次評価と2次評価を行う。

3. 侵入体験の1次評価

　脅威，意義，責任に関する1次評価の重要性は，これまでも Rachman, Salkovskis, Freeston らが主張してきたが，図7.1 に概略を示した OCD のモデルもその重要性を認めると同時に，望まない侵入思考や強迫観念の中和化などのコントロールの重大な役割も認めている。しかし意義や脅威の誤った1次

評価の特徴で，強迫観念に関する従来の認知行動理論が十分に重視してこなかったものがもうひとつある。それは，**自我違和性 (ego dystonicity)** である。

自我違和性は，本書第2章で強迫症状を定義する5特徴のひとつに挙げている。Rachman (1998) が指摘したとおり望まない侵入思考の中には，とりわけその意義や脅威を誤って1次評価されやすいものがあり，それは当人の価値体系に反していたり，その体系を脅かしたりするものである。たとえば礼儀正しく温厚な振舞いを重んじる人は，攻撃的な考えや衝動が頭にふいに浮かぶと，ひどく混乱する可能性がある。強迫傾向のある人に前々から両価的で不安定な自己観があれば，その自己観の中核部分に反する望まない侵入思考は，きわめて重大で脅威的と解釈されがちである。つまり OCD に対する脆弱性を有する人は，望まない侵入思考を自分の不安定なアイデンティティとは異質と評価する可能性が高いのである。

このことがよくわかる例を挙げよう。ある女性は，自分には他人に暴力的な性的行為をする傾向があるのではないかという強迫観念に悩まされてきた。彼女がこのような考えに苦しむ背景には，すべての人に親切で公正な態度を心がける内向的で真面目な優しい人柄があった。他人に──それも特に子供に──性的な乱暴行為をするという望まない侵入思考は，彼女の価値体系や自己観に真っ向から反しているため強い嫌悪感を催した。彼女がその考えを重要で脅威なものと誤って解釈した理由の一部は，その内容がきわめて自我違和的であったところにある。要するに，**強迫反芻を急増させる危険な1次評価は，脆弱性のある人が特定の望まない侵入思考を，自分の重要な価値観や属性にとって重大な脅威である (すなわち自我違和的である) と誤って解釈する際に生じる。** そして，侵入思考にとらわれつづけると生じるかもしれない危害や恐ろしい事態をなんとしても未然に防がなくてはならないし，その責任は自分にあると断じるのである。

いったん望まない侵入思考が重大な脅威とみなされると，意識野から考えを撤去し排除するための努力が意図的に行われる。すでに見てきたように，さまざまなメンタルコントロール方略が望まない思考から注意をそらすために動員されるが，はかばかしい成果は得られない。脆弱性のある人が，きわめて重要で脅威的かつ自我違和的な侵入思考をコントロールしたり抑制したりしようとしても，その試みはメンタルコントロールが功を奏する状況では行われない。その結果，強迫傾向のある人は，満足できるレベルでコントロール (排除) す

ることができない。

　侵入思考のコントロールに失敗すると，侵入思考が重大な脅威を伴う存在であるという1次評価が強化され，メンタルコントロールの実現のためにはさらなる努力が必要になる。このプロセスを通して，侵入思考はますます執拗な強迫観念に変貌していく。この段階では，強迫観念の認知コントロール理論は，図5.1に示した基本的な認知行動評価理論と合致するところが大きい。しかし理論上の大きな差異が，望まない侵入思考の1次評価を下して抑制に失敗したのちに出てくる。図7.1のモデルは他の認知行動理論と異なり，次の評価レベルで発生する追加の認知プロセスを含んでいる。そこで当人は，望ましいメンタルコントロール状態を実現できなかったことに関する評価を下して，その事態に対処しようとする。

2．コントロールの2次評価

　思考コントロールの失敗に関する誤った解釈は，強迫観念の発症と持続において，従来の想定より重要な役割を果たしていると筆者は考えている。脅威をもたらす重要な望まない侵入思考のコントロールが満足にできなかったことに気づくと，望まない侵入思考への対処能力がどうやら自分には欠けているらしいという2次評価が生まれる。この**2次評価には，特定の望まない思考，イメージ，衝動を，意識野から抑制，排除，防止する努力がもたらす結果に関する評価が含まれている**。望まない侵入思考をコントロールできない事態は，適応性のある評価を下されることも，適応性を欠く評価を下されることもあるだろう。コントロールの失敗を誤って解釈すると，その思考をさらにコントロールしようとするようになり，侵入思考の出現頻度，苦痛，強度は逆説的に増していく。

1）意義の誤解釈

　誤った2次評価の主な特徴のひとつに，侵入思考のコントロールに失敗した事態の意義や重要性を過大視することがある。すでに第6章で見たように，望まない思考を完全に抑制することは不可能である。そのため望まない思考をいったん抑制しても，それは早晩再現することになる。この2次評価における中核的な問題は，思考の再現をメンタルコントロールの失敗と誤解する点にあるのかもしれない。加えて，望まない侵入思考を完璧にコントロールできないことに気づくと，悲惨な結果の前兆となりうるきわめて重大な失敗と受け止め

られる。OCDになりやすい人は，望まない思考が再現すると次のように結論づける可能性がある。

- 「自分はコントロールできていない」
- 「この考えはきっとすごく重要だ。だって，こんなにコントロールしようと努力しているのに，何度も浮かんでくるのだから」
- 「侵入思考を完全にコントロールしさえすれば，よくなる」
- 「この考えをコントロールができないってことは，自分は精神的に弱く力不足ってことだ」

このように望まない侵入思考を完全に排除できない事態を誤って解釈するからこそ，その出現をコントロールしようとさらに努力することになる。個人的に**非常に重要**とみなしている思考のコントロールが失敗に終わると，望まない侵入思考をコントロールしようとする努力が増強される。

2）脅威の評価

思考コントロールの失敗に関する誤った評価を重大視するのは，その強迫観念に伴う脅威を過度に大きく想定するからである。苦痛をもたらす望まない侵入思考は，危害や危険が生じる可能性を示唆している。その侵入思考を意識野から排除できれば，予測される大惨事を回避できる。望まない侵入思考の排除の失敗を脅威とみなすのは，その失敗によってきわめて好ましからぬ結果が生じる可能性が大きくなると考えるためであろう。このタイプの2次評価の例を，いくつか挙げてみよう。

- 「汚染に対するこの執拗な関心を，なんとしても減らさなくてはならない。さもないと，うつ病になってしまう」
- 「自分は性暴力を振るう人間なのか……そう言いたげなこの強迫観念をコントロールできないと，このまま苦しみつづけて，しまいに人生が破滅する」
- 「この強迫観念と不安をコントロールできなければ，きっと気が狂う」
- 「なんとしても，強迫観念をコントロールしなくてはならない。でないと，再発してもっと悪くなる」

コントロールに失敗したせいで自他に危害や危険が及ぶ可能性が高まると解釈すると，それまで以上に思考をコントロールしようとするようになる。

3）可能性の評価

思考コントロールの失敗に関する誤った2次評価には，ある信念が潜んでいる。特定の望まない侵入思考，イメージ，衝動のコントロールは可能であり，大変望ましいという信念である。侵入体験は多少なりともコントロールできると信じている人が多いのは間違いないが，強迫傾向のある人は思考コントロール能力をとりわけ強く信じているようである。OCD患者は，不快な考えやイメージを意図的に取り除くことができると信じている。例をいくつか挙げよう。

- 「望んでいない考え，気が動転する考え，嫌悪を感じる考えが頭に浮かんだら，すべてコントロールしなくてはならない」
- 「強迫観念をコントロールしないと，強迫観念にコントロールされてしまう」
- 「私は手を洗うことで，強迫観念をコントロールできる」
- 「自分の心の動きを止めて，考えをコントロールしようと努めなくてはならない。うまくできれば，神は聖書や賛美歌を通して語りかけてくださる」

以上の例に見られるとおり，OCD患者は中和化やオバート強迫行為などの方略によって，メンタルコントロールを実現できると信じている。

4）コントロールに関する非現実的な期待

望まない侵入思考を意識から排除できなかったことは，重大な意味があるとされ，脅威とみなされるため，強迫観念の再現はすべて耐えがたく感じられる。強迫傾向のある人の目標は，強迫観念の出現頻度の減少やメンタルコントロールの改善でなく，強迫的な侵入思考の根絶である。もちろん，望まない考えを完璧にコントロールしようとするのは，完全に非現実的で，達成不可能な目標である。しかし，OCD患者はその期待に突き動かされて必死の努力を続け，強迫観念の出現をすべてコントロールしようとする。強迫観念を完璧にコントロールしたいという非現実的な期待をもつことで，望まない強迫的侵入思考が

出てくるたびに抑制の努力が増大する。

5) 責任の過大評価

Salkovskis (1998) は，思考コントロールの失敗が責任感覚の増大をもたらす可能性を指摘している。いったん望まない侵入思考が示唆する危害を未然に防ぐ責任を感じると，侵入思考の出現頻度を減らして過大な責任を軽くするために，当人はさまざまなメンタルコントロールや中和方略を試みる。現在のOCD理論は，責任の評価が望まない侵入思考のコントロール努力を増大する可能性を示唆している。それが今度は，侵入思考の出現やその結果を効果的にコントロールできない事実を自覚することで，責任感覚のレベルがさらに高まるのである。本書で紹介しているOCDの定式化では，強迫観念をコントロールできないという認識が生む悪循環での重要な寄与因子のひとつとして，過大な責任を挙げている。加えて強迫症状が悪化すると，過大な責任の評価は，自他に危害が及ぶ事態の予防を強調するに留まらず，すべての強迫観念が発生するプロセスをコントロールすべきであろうというところまでエスカレートすることがある。したがって現在の定式化における責任の過大評価は，強迫観念のコントロール感と密接に結びついている。侵入思考を抑制したり排除したりする責任の過大評価が，望まない精神的な体験のコントロール努力を増強するのである。

6) コントロール不能に関する誤った推測

2次評価のプロセスで重要な最後の特性として，強迫傾向のある人が思考コントロールの失敗から導き出す推測や結論がある。OCDへの脆弱性をもつ人は，侵入思考をコントロールする努力が失敗に終わったことから，コントロール努力を従来以上に行う必要があるという結論に達しがちである。ここで見られるコントロール不能に関する誤った推測には，Rachman (1993) が提唱するTAFバイアスに似たところがある。このタイプの推測はしばしば「もし〜ならば」といった仮定に基づく言い方で現れ，望まない思考の撤去の成否が重要な問題と解釈される。コントロールに関する誤った推測の実例をいくつか挙げよう。

- 「セックス関連の侵入思考をコントロールできないなら，実際の性行動

もコントロールできなくなってしまうかもしれない」
- 「望んでいない考えを抑え込めないようでは，私は自らを律しえない弱いダメ人間に違いない」
- 「罪深い考えを根絶できると，神は満足して下さり，私の心に平穏が訪れるだろう」

このように，OCDへの親和性をもつ人がメンタルコントロールに躍起になって取り組むのは，思考排除に成功すれば好ましい結果が生まれると考えているためであり，逆にコントロールに失敗すれば，数多くの悪い結果がもたらされると考えているためである。

思考コントロールの失敗に関する誤った解釈は，OCDの病態に深く関わっている。というのも，そのせいで侵入思考をコントロールしようとする努力がいやが上にも増すからである。SalkovskisとForrester（2002）は，OCDで見られる「躍起になりすぎる」というこの問題を論じて，OCD患者は日常の決まりきった行動ですら，いつやめたらよいかを決めかねることが多く，そうしたこと（たとえば，いつ洗浄や確認をやめたらいいのか，いつ会話内容の想起をやめたらいいかなど）が強迫のテーマになっている可能性があると述べている。OCD患者は行動をやめるタイミングを決める際に，次のふたつの方略を用いることが多い。

1. 「やめてよし」と感じられるまで繰り返す。
2. 「完璧」という感覚が確実に得られるやり方で行動する。

しかし，こうした停止決定基準はきわめて曖昧で憶えておくのも難しいため，何度も反復したのちにやっと「店じまい」できることが多い。

ここまで引用してきたSalkovskisとForrester（2002）の分析は，強迫観念のメンタルコントロールの問題に適用することもできる。つまり強迫的な人は，強迫的侵入思考を意識野からうまく排除できた時点を判断するのも難しい可能性があるということである。このことが思考コントロール不能という誤解釈と結びつき，OCDの最大の特徴となっている強烈なこだわり——強迫観念に逆らおうとする弛みないがんばり——が生まれるのだろう。以上の認知プロセスが相俟って，いつになってもOCD患者は強迫観念のコントロールが持続的に

うまくできているという確信をもつことができない。強迫観念をコントロールしようと躍起になればなるほど認知面の負荷が増し，強迫観念をコントロールできているという感覚は乏しくなる。つまるところ強迫観念の出現頻度と強度も，強迫がもたらす苦悩も急増するのである。

7）適応性のあるコントロール評価

図 7.1 に示したように，望まない思考，イメージ，衝動を適切に評価したり，適応的に評価したりする道はふたとおりある。ひとつは初めて侵入思考を体験した際に，そんなの関係ない，ばかげている，今の状況や気分のせいでたまたまわけのわからないことを考えてしまったのだ，と受け止める場合である。このような状況ではおそらく当該の考えに対して何もせず，その考えを無視できるだろう。今ひとつは，その考えは重要かもしれないと1次評価で判断し，ある程度精神的なコントロールを試みる（たとえば，考えから気をそらそうとする）場合である。思考抑制に関する研究から，たとえ最良の条件下でも，考えをコントロールしようとする努力が完全に奏功することはないと判明している。しかし，メンタルコントロールのこの部分的な失敗を適応性のある形で——たとえば，「放っておけば，いずれこの考えは消え去るさ」などと——解釈することができるなら，侵入思考で頭がいっぱいになるような事態は避けられるだろう。このモデルを踏まえて言うなら，OCD の CBT は適応性のない1次評価と2次評価の軽減に留まらず，より適応性のあるやり方で強迫観念をコントロールするスキルの育成に着目すべきである。

II　認知コントロール理論の実証研究の現状

　本章で紹介してきた強迫症状の認知コントロール理論は，提唱されてまだ日が浅い。OCD で見られるメンタルコントロールの誤った評価に関する直接的な実証研究は，まだ十分行われていないのが現状である。しかし，このモデルの一部を間接的に支持する研究結果がいくつか報告されている。

　思考コントロールに関する信念と評価が，臨床例・非臨床例を問わず，望まない侵入思考の出現頻度や持続の増加に深く関わっているというエビデンスが存在する（Purdon & Clark, 2002 総説参照）。潜在的な強迫症状や臨床的な強迫症状をもつ群を対照群と較べると，望まない侵入思考をコントロールしよう

とする回数が多く，成果の自覚は少なかった（Freeston & Ladouceur, 1997b；Ladouceur et al., 2000）。Purdon ら（2002）は，OCD 患者 37 名の 3 日間の日記に基づき，1 日に行う思考抑制の回数が実にまちまちであったと報告している。思考抑制の試みの回数と，強迫観念に費やす時間と強迫観念がもたらす障害を評価する YBOCS 項目の得点の間には，有意な相関が認められた。さらに 1 日に行われる思考抑制の回数が，強迫的な侵入思考の重要性の評価と関連していることも明らかになった。また，抑制の試みが完璧な結果につながったのは 14％に留まるが，持続的な努力によって最終的に 59％の侵入思考が消退したと報告されている。研究の参加者は，思考抑制が日常生活に及ぼす否定的な影響は，概してごくわずかであると見積もっている。

　こうした所見をまとめると，OCD 患者は主たる望まない強迫的侵入思考に躊躇なくメンタルコントロールを試みるが，その努力はあまり報われていない実態がうかがわれる。しかしその程度の成果であっても，OCD 患者が思考コントロールの試みを強化しようとする要因になるのかもしれない。

　ある思考抑制実験において，メンタルコントロールが失敗したという評価は，望まない認知の抑制努力に関する自己評価を予測するという知見が報告されている（Purdon, 2001）。さらにメンタルコントロールに関する非機能的な信念が，侵入思考をコントロールしようとする努力と影響し合うことで，抑制努力の成功を予測する可能性があることも指摘されている（Purdon, 1997）。以上の報告内容は，思考コントロールに関する適応性を欠く信念と評価が，思考を抑制しようとする動機に影響を与えることを示唆している。望まない考えの抑制に躍起になりすぎると，かえってよくない影響が思考のコントロールに及ぶことになるのかもしれない。

　Tolin, Abramowitz, Hamlin, Synodi（2002）は，思考コントロールに失敗したときの OCD の反応を直接調べる研究を行っている。参加者は，Tolin, Abramowitz, Przeworski, Foa（2000）の実験でターゲット思考の抑制に失敗した人から選ばれた。内訳は OCD 患者 17 名，不安傾向が認められる 11 名（統制群），非臨床参加者 8 名であった。その結果，OCD 群を不安群および非臨床群と比較すると，思考コントロール失敗の原因を自分の内的属性のせいにする（たとえば，コントロールできなかったのは自分が弱いからとする）傾向が強いこと，この相違は思考抑制が生み出す逆説的効果や抑うつによるものではないことが明らかになった。思考のコントロールが失敗に終わった原因を外的属

性に求める傾向に関しては3群に差異は認められず，思考抑制の失敗が感情面に与える有意な影響についても差がなかった。この研究結果から，OCD患者は思考抑制失敗に，自分の内面に関する否定的な意味を結びつけ，そのことで苦しみが増大するため，この先も抑制していこうという動機がさらに高まるというメカニズムが提案されている。

III　まとめと結論

　強迫観念の新しい認知行動モデルでは，思考コントロールに関する誤った評価の役割が，強迫観念の段階的増大に関わる重大な認知的プロセスとして強調されている(図7.1参照)。第5章で論じた認知行動モデルの場合と同じように，新しい定式化にもOCDのさまざまな脆弱因子が登場する。しかし新しいモデルは，強迫観念の病態にふたつの評価レベルを想定している点で，従来の見解と異なっている。侵入思考は，1次評価レベルにおいて自分にとって重要だ，自分の価値観や理想に反している（すなわち自我違和的である），自他に災厄をもたらす脅威になりうる，などと評価されると持続する。この誤った評価が責任感覚の増大と一緒になると，強迫行為や中和化などの思考コントロールの努力が強化されていく。

　2次評価レベルでは，主に思考コントロールが失敗に帰した事態を過大に受け止めることが，強迫観念の出現頻度，強度，苦痛を増大させる。その結果，OCD患者は強迫観念のコントロールに「躍起になりすぎる」のに加えて，不完全な思考のコントロールがもたらす結果を「気にしすぎる」ようになる。この分析が正しいとすると，思考コントロールに関する非機能的な信念と評価の修正に的を絞った認知的アセスメントや介入が，OCD治療の決定的な要素となるかもしれない。以降の第III部では，包括的な認知行動的観点から図7.1に示したモデルに基づくOCDのアセスメント，症例の概念化，治療について述べてゆく。

第Ⅲ部

認知行動療法

第8章
強迫性障害の認知行動アセスメント

　なんらかの精神障害を効果的に治療するには，当該疾患の病態と患者の臨床像をしっかり理解する必要がある。治療計画は，理論と実証を踏まえたアセスメント方略に基づいたものであるべきである。またその計画は，理論にかなった標準的な評価法と個別アプローチを兼ね備え，患者の症例定式化が進むようなものでなくてはならない（J. S. Beck, 1995；Persons, 1989；Persons & Davidson, 2001）。加えて，信頼性の高い強迫症状の診断ツールと心理測定尺度も，さまざまな理論を適切に評価してOCDの治療を進めるのに不可欠である（Taylor, 1998）。強迫状態は複雑で不均質な病態であるため，各患者に合わせた包括的で詳細なアセスメント方略が必要である。

　本章では，ここまでの章で紹介した認知行動理論と研究から導き出された強迫観念と強迫行為のアセスメントを詳細に論じていく。図8.1は，理論由来のOCD認知行動アセスメントの主な内容を示したもので，その各構成要素は本章で個別に議論する。関連のあるアセスメントツールは，本章巻末に資料8.1〜8.6として収めてある。具体的なアセスメント尺度と方略を論じる前に，OCDのアセスメントに特有の問題を考察する。

I　OCDのアセスメントに特有の問題

　曖昧さに対する不耐性，正確さへのこだわり，間違うことに対する懸念，病的な疑念，不決断といった特徴はOCDに顕著な臨床的特性であり，いずれもアセスメントの妨げになる可能性がある。たとえば確認強迫の患者はやたらと疑ってかかり，間違いを犯すことを気にするあまり，多くの項目や複数の選択肢がある質問票を渡されるとお手上げ状態になるかもしれない。この場合，質問票への記入や面接での応答が強い不安を惹起する刺激になりうる。こうした

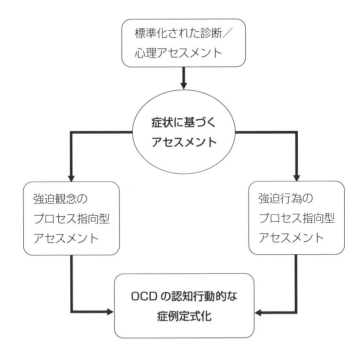

図 8.1 認知行動的観点に基づく OCD の診断方略とアセスメント方略の概略図

状況に陥ったクライエントは，OCD の病理そのものをアセスメント場面で表出したり（たとえば回答の確認を繰り返す），回避行動を取ったりする可能性がある。当然ながら回避は，指示に従わない，アセスメントをあからさまに拒絶するなどの態度ではっきり示されることがある。

　Summerfeldt（2001）は，強迫症状のアセスメントで生じる数多くの具体的な問題を論じている。一方 Taylor, Thordarson, Söchting（2002）も，OCD のアセスメントにおける多様な問題——症状の説明をしぶる，汚染恐怖がある，症状を過少報告する，のろのろ応対するなど——をクローズアップしている。それに加えて，臨床家が強迫症状と他の臨床症状をうまく鑑別できないという問題もあるかもしれない。表 8.1 は，OCD のアセスメント関連の問題をまとめたものである。問題は，OCD の本質的なものと，OCD 患者の反応スタイルやテストを受けるときの行動パターンから来るものの，ふたつに大別される。

表8.1 OCDのアセスメントで生じうる問題のまとめ

疾患の特徴に関連する問題

- 他の症状と共通の特徴が認められる。
- 症状の内容と表現型が均質ではない。
- 症状が隠蔽される。
- 他の疾患の併存率が高い。
- 症状が不安定で変化する。
- 症状が複数,存在する。

強迫的な反応スタイルに関連する問題

- アセスメントで強い不安が生じる。
- 正確さに過度にとらわれ,正解を追求し,曖昧さに耐えられない。
- 病的な疑念があり,決断できない。
- 反応が極端に遅い。
- 反復,確認,やり直しなどの強迫行為が顕在化する。
- 不安刺激を回避しつづける。
- 病識に欠け,堅固な信念がある。
- 脅威,責任,個人的な意義に関する誤った評価が活性化する。

1. 障害に関連する問題

　強迫観念は,その他の否定的な認知——抑うつや不安の反芻,心配,外傷体験と結びついた侵入思考,嫉妬,性的空想など——と類似した表現型を呈しうるため,見分けが難しい場合がある（Taylor, Thordarson, & Söchting, 2002）。強迫観念の5つの中核的特徴（表2.2参照）は,その他の精神的な侵入体験との鑑別に役立つだろう。また,強迫行為およびオバート／カバート中和化は,特定の病的行動——チック,衝動制御障害,性的衝動,意図的な思考抑制方略など——との区別が難しい場合がある（Summerfeldt, 2001）。第2章で論じた

強迫儀式と中和化に関する明確な特徴が，アセスメントでの区別に役立つかもしれない。

Summerfeldt（2001）は，OCD症状の内容に，異質な要素がかなり含まれていることを指摘している。強迫観念が特異的な表現型を取り，内容も多様であるということは，各患者の強迫症状が各自固有のきわめて個別的な内容になりうることを意味している。そこで，OCDの多様な症状に対応できる柔軟で包括的なアセスメント方略が必要になる。またOCD患者は，強い混乱や困惑を招いたり反道徳的であったりする強迫観念を隠そうとして，自分の症状を否定したり過小評価したりすることがある。NewthとRachman（2001）は，とりわけ不快な加害強迫や性的な強迫観念（たとえば子どもに性的ないたずらをするという考え）がある場合に，その侵入思考を隠そうとする可能性が高いと述べている。そういう考えを認めること自体，人によっては大きな不安をもたらす体験であり，パニックを起こす一歩手前の状態になることもあるだろう。加えてうつ病や社交恐怖，全般性不安障害などの併存率が高いため，症状の多様性はさらに増し，特定の臨床現象を伴う疾患特異度を判断するのが一層難しくなる。

強迫症状は時とともに変化するものであり，OCDの全経過で同じ症状が続くケースはほとんどない（Summerfeldt, 2001）。強迫観念の内容が変化することも珍しくなく，数週間から数カ月間ある事柄にこだわったあと，別の強迫症状を報告するようになる患者もいる。患者によっては，強迫症状がひとつしかないこともあるが，それ以外では複数の強迫観念が報告される。こうした要因があるため，鑑別に用いるアセスメント尺度の妥当性が危機に瀕することがある。OCDを治療する臨床家が用いる測定尺度は，少なくとも他の精神障害の症状よりOCDの症状への感度が高いものでなくてはならない。

2．反応スタイルに関連する問題

OCDは，アセスメントのさまざまな局面で患者の反応スタイルに影響を及ぼすことがある。多くのOCD患者は，質問票に記入したり構造化面接で質問に答えたりする作業で，他の精神障害の患者よりも強い不安や嫌悪を示す。これは，アセスメントによって，治療を要することになった当の病因が引き出されるためである。たとえば，測定項目がトリガーとなって強迫観念や中和化の反復を引き起こし，患者に強い苦痛を与えるかもしれない。正確さや正解

にこだわり不確かさを耐えがたく感じる患者は，躍起になって各質問に完璧に正答しようとする可能性がある。アセスメント項目は，その大半が主観的で個人的な意見や評価を訊ねるものであるため，本気で最良の回答をしようとする OCD 患者にとって，項目内容は曖昧さや多義性に満ちたものに他ならない。その結果アセスメント自体がトリガーとなり，患者は自分の回答が本当に正確かどうかを疑いつづけ，確信をもてないまま決断できず立ち往生することがある。

　OCD 患者は質問票の記入を終えるまでに，すこぶる長い時間をかけることがある。アセスメントのプロセス全体が，回答内容を何度も繰り返し確認する，面接で答えたばかりの発言を反復する，その他の反復行動を取るなどの儀式行為を引き起こすかもしれない。患者は質問紙の選択項目を丸で囲んでからその選択についてさらに詳しい説明を始めることもある。強迫観念の病識のない患者は，自分がアセスメントで感じる恐怖を正当なものと信じている可能性がある。

　アセスメントに関して，特定の誤った評価や信念が生まれることがある。たとえば患者の中には，「もし間違った回答をしたら，治療者は自分の病気について不正確な情報を入手する。その結果，不完全な定式化が行われて，治療の効果がなくなるのではないか」と心配する者もいる。患者が示すこうした認識の中には，脅威の過大評価（「自分の誤った回答が治療の進展を妨げる」），個人的な責任の過大評価（「できるだけ正確に答えて，治療を確実に成功させなくてはならない。その責任は自分にある」），個人的な意義の付与（「治療を効果的なものにするには，この質問項目こそが決定的な意味をもっている」）などが認められる。このような姿勢でアセスメントに取り組んでいるとしたら，重症の OCD 患者がしばしば回避行動に頼るのも無理はない。このような背景事情があるため，OCD 患者はアセスメントをいったん始めても，途中で続けることを拒否したり，そもそもやってみることを拒否したりする場合がある。極端な場合には，治療の実施にアセスメントプロトコル作成の完遂がどうしても必要なら，治療など受けないと言い出すことさえある。

3. アセスメントへの抵抗に対処するための方略

　OCD のアセスメントにおけるコンプライアンスを改善するために，臨床家が活用できる方略は数多くある（Clark & Beck, 2002 ; Taylor et al., 2002 も参照）。表 8.2 にその介入方略をまとめて示した。

表 8.2　OCD のアセスメントにおけるコンプライアンスを改善するための介入方略

1. アセスメントのプロセスに関して不安を感じるのは，もっともなことと伝える。
2. 治療全体の中でアセスメントがどういう役割を担っているかについて，しっかり説明する。
3. 一部の OCD では，アセスメント自体に治療効果を期待できることを説明する。
4. 最も重要な尺度のみを厳選する。
5. アセスメントの時間を延長できるようにしておく。治療の初期段階に食い込んでも，アセスメントのセッションを増やすことが必要になる場合もありうる。
6. アセスメントの妨げになりうる誤った評価や信念を特定する。その評価や信念を無効にするために，認知再構成を活用する。
7. 必要に応じて，アセスメント中に限局的な形で慎重に保証を与え，アセスメントの結果に対して，治療者がなんらかの責任を引き受けることもある。
8. アセスメントは継続的なプロセスであり，アセスメントの結果はしばしば治療途中で修正されたり訂正されたり，詳細なものに練り上げられたりすることを説明する。

　治療者が，アセスメント中に患者が体験する不安を認めること，すなわち，アセスメント中に患者が不安を感じるのは当然と認めることが肝要である（認知療法での抵抗を正当と認める対応法の詳細については Leahy, 2001 参照）。そして治療セッションでの姿勢同様，アセスメントにおいても，治療者は患者に対して共感し，支持し，協働する姿勢を取る必要がある。

　治療者は，OCD 患者の多くがアセスメントで質問に答える際に強い不安をもつことを，あらかじめ患者に説明しておくべきである。これは OCD の病態自体が抱える問題の一部であること，すなわちアセスメントは OCD であるがゆえに難しいことを指摘するのである。不安の正当性は，患者がアセスメントに際して苦痛を体験しはじめたときに，その場で伝えるとよい。ステップを踏みながら患者の苦痛を最小限に留めて，アセスメントの妥当性を損なわないようにする。不安を正当化するには，アセスメントにおける患者の気持ちをそのまま受け止め，患者の恐怖や不安について話し合い，患者が不安やためらいをはっきり表に出せるよう時間を十分確保するなどのやり方がある。

治療者と患者は協力して，患者の不安を軽減できるようなアセスメント対策を講じる必要がある。たとえば，患者は前もって治療者とともに各質問票に目を通し，質問を理解しておくようにする。このとき治療者が患者に伝えるべき主なポイントは，アセスメントが非常に難しく感じられて不安になるのはよくわかるので，思いやりのある柔軟な進め方で不安を最小限にしていくつもりだという内容である。

　アセスメントの性質と目的について，導入期にきちんと説明することが肝要である。アセスメントで面接を行い質問票と評定尺度を使用するのは，患者の病気がどういうものであるかを詳細に理解してもらうためにも，治療計画を作成して治療効果を評価するためにも，きわめて重要であることを説明するのである。加えてアセスメントに参加する行為自体が，特定の強迫症状に治療効果をもたらしうる点も指摘しなくてはならない。たとえば，確認，疑念，不決断などの強迫症状があるケースでは，質問票や日記による評価を最後まで行うことは，患者が自分の恐怖（決定を下す恐怖）に曝露して，中和化反応（答えの再確認）を抑える練習になる。こうした強迫症状をもつ患者にとって，アセスメントへの参加がそのまま初期の治療効果を生み出しうる。

　アセスメントの論理的根拠をしっかり説明するのは，患者の不安を軽減してアセスメントに応じる意欲を高めるためである。しかし時には不安があまりに強くなりすぎて，もっと思い切った介入が必要になることもある。通常，保証を与えるのは望ましくないが（その理由については第9章参照），アセスメントを完結させるために，初期段階で保証を与えたり，アセスメント中の反応に関して，ある程度の責任を治療者が引き受けたりすることが必要になるかもしれない。Rachman（1993）は，きわめて具体的で明確な目的がある場合に限って，治療者が，一時的に**責任を引き受ける**ことの同意をOCD患者から取りつけることがあると述べている。Clark-Beck強迫尺度（Clark & Beck, 2002）のマニュアルでは，質問票の回答をしぶる者への対応について，以下のような介入の仕方を提案している。

　　このような質問項目に回答するのがとても難しく感じられることは，よく理解できます［**正当化**］。まずは，第一印象に基づいてサッと回答してみてはどうでしょう？［**強迫症状に対抗する指示**］回答していただければ，その内容に私が目を通します。そして，これまでにうかがってきたお話と

違っていたり，不正確なところがあるように感じられたりする場合には，その旨指摘させていただきます。その内容について話し合い，必要に応じて回答を修正していくことになるでしょう［保証，責任の引き受け］。こういうやり方をすれば，正確に質問票にお答えいただけていると，私が太鼓判を押すことができます（12頁）。

　コンプライアンスとアセスメントデータの質の向上に大変役立つ，実践的なコツがふたつある。ひとつは，アセスメントで用いる尺度を厳選吟味することで，今ひとつはアセスメントに際して予備の時間を前もって確保しておくことである。アセスメントに難渋するOCD患者は多く，そういう難儀な作業であるからこそ，アセスメントを極力短時間で済ませられるようにしておく必要がある。患者の中核症状と症状特有の決定的な認知行動要因を，ダイレクトに測定できる尺度を選ぶことが肝要である。評価の包括性はある程度犠牲になるかもしれないが，アセスメントがまったくできなくなるよりはましである。このあとお勧めするいくつかの尺度は，以上の点を考慮して選ばれている。
　OCDでは，アセスメントに要する時間が通常よりはるかに長くなりがちなことを，臨床家は想定しておかなくてはならない。したがって臨床家には柔軟性が必要であり，予備の時間を確保しておく配慮が望まれる。第一印象に基づいて回答を進めるよう患者を勇気づけ，そうすることがしばしばアセスメントの目的に最も適っていると伝えるのである。多くの治療者は，本格的な治療が始まる前の2～3セッションでアセスメントを終えようとするが，OCDではアセスメントと治療を峻別できない場合もある。実際，治療前の段階では大まかなアセスメントデータでとりあえずよしとし，初期治療を進めながら追加のデータを——あるいは治療に伴う変化も——得るよう心がけるという経過をたどらざるをえないこともある。他の精神障害の場合と異なり，OCDではアセスメントの完結までに多くのセッションを要するケースが少なくない。
　アセスメントは強迫症状出現のトリガーとなるだけでなく，OCDに特徴的な誤った信念や評価も活性化する。治療者は顕在化した評価や信念を同定したのち，認知再構成（第10章参照）の手法を用いて，患者とともに，妥当性を検証することが肝要である。たとえば行動が極端に緩慢で，特定の質問票への記入をためらっている患者がいるとしよう。その患者は，質問項目の数が多すぎる，こんな調子では最後まで答えるのにすごく時間がかかるなどと考えてい

て，そう思いはじめる頃には不安が耐えがたいまでに膨らんでいる。その事態に気づいた治療者は，患者の信念の根拠について，次のように訊ねることができるかもしれない。

　　これまでにも，これと同じ経験をしたことがありますか？
　　なんらかの書式を記入し終えたときに，想像していたほど不安にならずに済んだ経験はありますか？
　　あなたの不安を増減させているものがありますか？
　　あなたの不安を軽減するために，今何かできることはありますか？

　治療者は以上のような問いかけをした上で，患者の不安レベルを調べる行動課題を提案する。たとえば，まずは一気に10項目答え，答え終わったら治療者に提出するよう患者に指示する。つづいて，次の10項目に答えて治療者に手渡す。こうして10項目ごとに区切り，アセスメントを終了させようというのである。この方法を用いると，最終的にはアセスメントデータをすべて集められるだけでなく，「こんな質問票に答えていたら，不安で不安でどうしようもなくなる」という患者の信念をダイレクトに検証する行動実験も実施することができる。
　最後に取り上げるべき問題は，多くのOCD患者が自分の回答から得られる情報のせいで，間違った治療方針が取られることになるのではないかと懸念している点である。治療者はこのことを踏まえ，アセスメントは一度きりの作業ではなく，治療が続くかぎり継続的に行われていく事情を説明しなくてはならない。したがって新しい情報が絶えず収集され，症例の定式化と治療方針は，より正確で詳しい内容に見直されていく。患者のいかなる情報も治療の経過の中で変更され，修正され，訂正される可能性がある。OCD患者は，いったんアセスメントで回答すると，その内容は変えようのない唯一無二の事実として扱われるのではないかと誤解していることがある。こうした患者の誤解をなんとか解いて，アセスメントが柔軟でダイナミックな探索と発見の協働プロセスであることを理解してもらえるようにすることが重要である。

II 診断のアセスメントとスクリーニング

OCD のアセスメントについて,これまでに数多くの総説が発表されてきた (Antony, 2001 ; Feske & Chambless, 2000 ; Taylor, 1995, 1998 ; Taylor et al., 2002)。従来の総説は,強迫症状を評価する多くの尺度の信頼性と妥当性を包括的かつ批判的に検討しているため,ここでは本章で提案するアセスメント方略と関連の深い評価尺度に対象を絞って掘り下げていく。

1. 診断面接

OCD のいかなるアセスメントも,OCD のスクリーニングができる診断面接から始めることが重要である (Summerfeldt, 2001)。Structured Clinical Interview for DSM-IV (SCID-IV ; First, Spitzer, Gibbon & Williams, 1996) や Anxiety Disorders Interview Schedule for DSM-IV (ADIS-IV ; Brown, Di Nardo, & Barlow, 1994 ; Brown, Campbell et al., 2001) などの標準化された診断面接が,OCD の診断を下す際に最も頻用されている。SCID は,I 軸に属する精神障害の診断のための半構造化面接である。旧バージョンを用いて計算された評定者間の一致係数 (κ 係数) は,低い値 (.59) から非常に高い値 (1.00) までばらつきがある (Steketee, Frost, & Bogart, 1996 ; Williams et al., 1992)。

一方の ADIS は,不安障害とそれに併存する病態 (抑うつ,物質乱用,身体表現性障害など) に特化して開発されたものである。ADIS を用いれば,診断基準を満たすか否かを決定できるだけでなく,OCD の重篤度,病識,抵抗,回避に関する情報も得ることができる。生涯バージョンの ADIS-IV では,OCD が主診断となる場合の評定者間一致率は高値 (κ 係数 = .85) である (Brown, Campbell et al., 2001)。SCID-IV と ADIS-IV を用いる評定者は十分訓練を受ける必要があるが,学部生や修士課程の院生であっても,しっかり練習を積み博士課程レベルの心理士の徹底したスーパービジョンを受ければ,データの信頼性は十分確保できると報告されている (Taylor, 1998)。Feske と Chambless (2000) や Taylor (1998) は,SCID-IV よりも ADIS-IV の方が OCD の診断に関する信頼性が若干高い可能性があると述べている。ADSI-IV の方が得られる情報量が多いが,臨床の場では 2 時間から 4 時間程度要する可能性がある (Summerfeldt & Antony, 2002)。臨床バージョンの SCID-IV は American Psychiatric Association Press が，ADIS-IV は Graywind Publications が刊行している。

2. Clark-Beck Obsessive-Compulsive Inventory (CBOCI)

　25 項目からなる CBOCI（Clark & Beck, 2002 ; Clark, Antony et al., 2003）は，OCD のスクリーニング用に近年作成された自己記入式尺度である。この質問票の構造と回答の形式は，Beck Depression Inventory-II（BDI-II ; Beck, Steer, & Brown, 1996）と同一であり，BDI-II や Beck Anxiety Inventory（BAI ; Beck & Steer, 1993）を用いる際に，評価テストの一部として使用できるよう作られている。

　CBOCI の各項目の評定点は 0～3 で，1 項目に対して 4 つの回答選択肢がある。25 項目中 14 項目で強迫観念の特徴と内容を評価し，11 項目で強迫行為に見られる一般的な特徴を評価する。この尺度は，DSM-IV における OCD の診断基準に対応しているだけでなく，現在の OCD の認知行動理論でしばしば言及される症状を多数カバーしている。強迫観念に関する 14 項目は，汚れ／汚染，攻撃／加害，宗教／モラル／性的な強迫観念の出現頻度を調べるとともに，コントロール不能，強度，責任の過大評価，疑念，抵抗，完全主義，不決断，日常的な干渉，病識，認知的回避も評価する。強迫行為に関する 11 項目は，洗浄，確認，繰り返し，正確さ／対称性の出現頻度を調べるとともに，精神的中和化，緩慢のほかにも，強迫行為を妨害された際の苦痛，日常的干渉，回避，強迫行為のコントロール不能度，強迫症状自体に伴う苦痛を評価する。質問票から算出されるのは，強迫観念の下位尺度，強迫行為の下位尺度，総得点である。

　DSM-IV の基準を満たす外来 OCD 患者 83 名，その他の不安障害患者 43 名，うつ病患者 32 名，地域の大人の非臨床者 26 名，大学生 308 名を対象にして，CBOCI の信頼性と妥当性を検討した結果が報告されている（Clark, Antony et al., 2003）。OCD 患者群の内的整合性は，強迫観念の下位尺度で $\alpha = .90$，強迫行為の下位尺度で $\alpha = .87$，総得点で $\alpha = .93$ と高値を示した。学生群の一部で，3 カ月後に再検査して信頼性を検討したところ，許容可能な値となった（強迫観念 = .69, 強迫行為 = .79, 総得点 = .77）。OCD 患者群は不安障害群，抑うつ群，非臨床群よりも CBOCI で有意に高い得点となり，改訂版 Padua Inventory や自己記入式 Y-BOCS などの強迫症状尺度と高い相関を示した。しかし他の強迫症状尺度同様，CBOCI も，強迫観念を調整した場合であっても，抑うつや不安，心配などに関する一般的な尺度とは中等度の相関を示すに留まった。

CBOCI の診断的有用性は，OCD 患者と非 OCD 患者，非臨床対照群をどの程度弁別できるかを検討することで検証された。ROC 曲線（receiver operating characteristics curves）を分析し，3 群を弁別するための最適なカットオフ得点を算出したのである。その結果，CBOCI 総得点における「22 点」というカットオフ値が，高い感受性（90％）と特異性（78％）をもって OCD 患者と学生対照群とを識別しうることが判明した。この尺度の臨床的効果は 81％であった。また臨床群で Schmid-Leiman 分析を行うと，CBOCI は高次（分散の 68％）の一般的苦痛因子と低次の 2 因子——強迫観念因子（17％）と強迫行為因子（15％）——から構成されることが明らかになった。以上の結果から，CBOCI は OCD に特異的な症状を評価しており，OCD を同定する有用な質問票であると結論づけられた（詳細は Clark et al., 2003 参照）。

OCD の診断確定作業では，初めに CBOCI や BDI-II などの自己記入式スクリーニング尺度を用いることをお薦めする。その上で，OCD の診断基準を満たすか否かを判断するために診断面接を行うが，できれば SCID-IV か ADIS-IV などの半構造化面接を用いるのが望ましい。患者が OCD の診断基準を満たしていると確定したら，アセスメントの次の段階に進み，強迫観念と強迫行為をさらに詳しく評価する。ここで紹介した CBOCI とマニュアルは，The Psychological Corporation が刊行している。

III　症状指向型アセスメント

臨床の場では，OCD 症状の頻度，重症度，種類を詳しく評価するために，数多くの自己記入式尺度と他者評定式尺度を利用することができる。これらの尺度は OCD の重症度や強度を数量化して示すのに非常に役立ち，治療効果を評価するときに際立った有用性を発揮する。加えて，こうした尺度の大半は強迫観念のさまざまな内容をしっかりアセスメントできるため，OCD の亜型の特定や治療方針の策定に役立てることができる。

1. 他者評定式尺度

1）Compulsive Activity Checklist（CAC）

Compulsive Activity Checklist（CAC）は，強迫症状の中でも特に洗浄強迫と確認強迫（たとえば，強迫的な後戻り，手洗いや洗顔，トイレの使用，読み

書きなど）が日常生活を妨げている程度を，治療者が評価するチェックリストとして開発されたもので，当初 62 項目から成っていた。各項目は，「0」（活動状況は正常範囲内）から「3」（すべきことがまったくできない状態，もしくは恐怖のため完全に回避している状態）までの 4 段階で評価される。最初にこれを開発したのは Richard Hallam で，Philpott（1975）が報告を行っている。以来，さまざまな研究者が修正や短縮を試みてきたため，現在の CAC にはいくつかの自己記入式版と他者評定式版が存在する。Marks, Hallam, Connolly, Philpott（1997）は 39 項目の自己記入式尺度や他者評定式尺度から成る CAC を提案し，Freund, Steketee, Foa（1987）は洗浄と確認の 2 因子からなる 38 項目の他者評定式尺度を出版した。Cottraux, Bouvard, Defayolle, Messy（1998）は，37 項目と 18 項目の自己記入式尺度を作成し，Steketee と Freund（1993）は Freund らの CAC に基づいた 28 項目の短縮版を提唱している。

　自己記入式 CAC は十分な内的整合性をもち，他者評定式 CAC は中等度から高度の評定者間の一致を示している。再テスト法による信頼性は中等度認められ，自己記入式版と他者評定式版は，ともに治療効果に対する優れた感受性を有している（Cottraux et al., 1998 ; Freund et al., 1987 ; Marks, Stern, Mawson, Cobb, & McDonald, 1980）。自己記入式 CAC と他者評定式 CAC の結果には高い相関が見られ（.83〜.94），OCD 患者は OCD 以外の不安障害患者や非臨床対照群と較べて有意に高い得点を示す。加えて CAC の評価点は，Maudsley Obsessional Compulsive Inventory（MOCI）や Padua Inventory（PI），症状の重症度に関するリッカート尺度などの評定値との間にも相関が見られる。一方で弁別的妥当性は低く，CAC による結果は強迫症状だけでなく，強迫以外の症状の測定結果とも高い相関を示す（Taylor, 1995）。

　Taylor（1995）は，38 項目版 CAC が最も頻繁に用いられていると指摘している。Freund ら（1987）は，CAC を用いたアセスメントの一貫性が評定者によって異なることを明らかにし，信頼性を確保するために評定者は CAC 使用の訓練を受けるべきだろうと記している。自己記入式尺度と他者評定式尺度は高い相関を有しているため，評定者が十分訓練を受けていない場合には，自己記入式尺度を用いる方が無難かもしれない。しかしこの尺度は弁別的妥当性が低く，MOCI などの他の強迫尺度との相関はさほど高くないことが多い（Antony, 2001）。Taylor（1995, 1998）も，CAC は強迫症状を間接的に測定する指標に留まると指摘し，その理由として CAC が評価している内容が強迫観念や強迫

行為の頻度や重症度そのものではなく，日常生活がどの程度妨げられているかである点を挙げている。Feske と Chambless（2000）は，4段階で評定できる点や特定の強迫行為に関連する活動を測定できる点は評価できる（裏づけとなる証拠は Sternberger & Burns, 1990a も参照）ものの，CAC には MOCI 以上に推奨しうる内容はないと結論づけている。筆者の私見では，38項目版の自己記入式 CAC は，OCD による生活の妨害度を評価し，曝露に基づく治療を進めるための不安階層表を作成する際に役立つかもしれないが，OCD のアセスメントでの貢献度はきわめて限定的であり，より包括的で正確な症状評価尺度の前では影が薄いように感じられる。38項目版 CAC は Freund ら（1987）の論文の付録として掲載されており，28項目版 CAC は Steketee と Freund（1993）に収められている。

2）Yale-Brown Obsessive-Compulsive Scale（YBOCS）

Yale-Brown Obsessive-Compulsive Scale（YBOCS）は10項目から成る他者評定式尺度で，強迫観念と強迫行為の重症度をタイプ（内容）や症状の数によらず測定できる特徴がある（Goodman et al., 1989a, 1989b）。OCD の薬物療法や行動療法の効果を測定する際に広く用いられており，アウトカム研究で強迫症状の重症度を調べる場合の「究極の判断基準」となっている（Steketee, 1994）。YBOCS は3つのセクションから構成されている。まず評定者は，回答者に強迫観念と強迫行為の定義や具体例を説明する。つづいて，強迫観念と強迫行為の一般的な64タイプから成るチェックリストを用いて，回答者の過去および現在の強迫観念と強迫行為のパターンを特定する。多くの OCD 患者は複数の症状をもつため，評定者に治療の焦点となる現在の主要な強迫症状を定めるよう指示が与えられており，評定者は，強迫観念，強迫行為，回避の3カテゴリーから成る「標的症状リスト」に P を記す〔P は Principal の頭文字〕。

YBOCS の3番目のセクションは，中核となる10項目と6つの調査項目，3つの全般的評定から構成されている。中核の10項目と6つの調査項目は，0（まったくない）から4（極度または重症）までの5段階で評価し，各評価点に対応するコメントが記されている。中核10項目の評価点だけが合計点と下位得点として計算され，すべての心理学的測定データはこの10項目に関係したものになる。強迫観念（項目1〜5）と強迫行為（項目6〜10）の重症度は，次の5つの観点から評価される。

1. 持続時間／頻度
2. 社会的機能や職業的機能における妨害の程度（社会的障害）
3. 症状に伴う苦痛
4. 抵抗の程度
5. 体験しているコントロール不能の程度（制御の程度）

　OCD の重篤度は，この 10 項目の得点合計で表されることが多い。強迫症状に費やされる時間を問う項目 1（強迫観念）と項目 6（強迫行為）には，それぞれ（1b）と（6b）が追加されている。この 2 項目では，典型的な 1 日で最長どれくらいの時間，症状がなかったかを問われるが，この評価点は総得点には加算されない。残りの 6 項目では，病識の欠如，回避，不決断，責任の過大評価，緩慢，病的疑念が評価される。
　この 10 項目における評定者間一致率は大変高く，3 つの研究で .76～.97 と報告されている（Goodman et al., 1989a；Nakagawa, Marks, Takei, De Araujo, & Ito, 1996；Woody, Steketee, & Chambless, 1995）。ふたつの下位尺度と総得点の内的整合性については，3 研究で許容範囲と報告された（Amir, Foa, & Coles, 1997；Goodman et al., 1989a；Richter, Cox, & Direnfeld, 1994）が，Woody ら（1995）の報告値（強迫観念 = .77，強迫行為 = .51，合計点 = .69）と，Steketee, Frost, Bogart（1996）の報告値（強迫観念 = .56，強迫行為 = .61，合計点 = .74）は低く，許容できないレベルになっていた。YBOCS の経時的安定性は，1～2 週間おいて行われた再テスト法の好成績によって立証されている（Taylor, 1995 参照）。しかし因子分析の結果に一貫性がないところからすると，YBOCS の中核的な 10 項目は必ずしも強迫観念と強迫行為の 2 因子に明確に分離されるわけではなさそうである（Amir, Foa, & Coles, 1997；McKay, Dankyo, Neziroglu, & Yaryura-Tobias, 1995）。
　YBOCS の下位尺度と総得点は高い収束的妥当性を示し，他の自己記入式症状評価尺度に基づく評価との間にも強い相関を示している。加えて，YBOCS は治療の変化への感受性が高く，OCD 患者の得点は非 OCD 患者や健常対照群の得点よりも有意に高くなっている（Antony, 2001；Feske & Chambless, 2000；Taylor, 1995, 1998 の総説参照）。非臨床群の症状を評価する場合，YBOCS の得点にはかなりの可変性が認められるという留保があるものの，YBOCS の感受性は高いと報告されている（Frost, Steketee, Krause, &

Trepanier, 1995)。

　YBOCSの妥当性については，いくつか問題点が報告されている。YBOCSによるデータは，時に他の症状尺度に基づく評価と相関を示さない。たとえばGoodmanら（1989b）は，YBOCSが必ずしもMOCIと相関しないことを明らかにしている（Woody et al., 1995も参照）。強迫認知ワーキング・グループ（OCCWG）の研究によれば，自己記入式YBOCSの結果は強迫的な信念や評価に特化した評定とは弱い相関しか示さず，Padua Inventoryの下位尺度とも低度から中等度の相関しか示さない（OCCWG, 2001, 2003a）。Woodyら（1995）は，YBOCSに基づく評点が標的症状に関する回避行動テストおよび評価との間で低い相関しか示さないと報告している。また，他のOCD尺度と同様YBOCSの弁別的妥当性は低く，そのことは抑うつや不安の尺度と中等度の相関を示していることからも明らかである（たとえば，Goodman et al., 1989；Ritcher et al., 1994；Woody et al., 1995）。

　自己記入式YBOCSは，紙と鉛筆を用いて行うものであれ，コンピュータを用いて行うものであれ，他者評定式YBOCSと高度に相関している（Baer, Brown-Beasley, Sorce, & Henriques, 1993；Nakagawa et al., 1996；Rosenfeld, Dar, Anderson, Kobak, & Greist, 1992；Steketee, Frost, & Bogart, 1996）。現行のYBOCSには，抵抗と回避の測定機能が十分でないという欠点があるため，現在改訂が試みられている（Antony, 2001参照）。Leckmanらも，次元的症状で構成するYBOCS改訂版の作成に取り組んでいる（Taylor et al., 2002の記述参照）。

　YBOCSは，OCDのアセスメントに欠かせないツールのひとつである。というのも，これによって強迫の内容とは無関係に重症度を測定でき，治療効果への感受性が高く，非常に幅広く使用されてきたため，今や多くの標準的データが利用できるようになっているからである。一方この尺度には，以下のような限界もある。

1. 抵抗の評価が不十分であり，中心的な項目に回避が含まれていない。
2. 下位尺度の内的整合性が高くない。
3. 強迫観念と強迫行為の次元をはっきり示しえない。
4. 弁別的妥当性が低い。
5. 他の強迫尺度との間に安定した相関が得られていない。

他者評定式 YBOCS を実施するのにかなりの時間を要することを踏まえると，得られる情報は少なくなるが自己記入式 YBOCS が代替案になりうるかもしれない。この YBOCS は Anthony(2001) に，自己記入式 YBOCS は Baer(2000) に掲載されている。

2. 自己記入式尺度

1) Maudsley Obsessional Compulsive Inventory (MOCI)

Maudsley Obsessional Compulsive Inventory (MOCI) は，「はい，いいえ」の 2 択で回答する 30 項目から成る質問票で，さまざまなタイプの強迫的な訴えの存在を評価するために，Hodgson と Rachman (1997) が作成したものである。合計点と因子分析によって得られる次の 4 つの下位尺度によって構成されている。

1. 確認（9 項目）
2. 洗浄（11 項目）
3. 緩慢／繰り返し（7 項目）
4. 疑念／慎重さ（7 項目）

Taylor (1998) の指摘によれば，実のところ MOCI は症状のチェックリストであり，評価得点は強迫症状で費やされる時間を反映している。

多くの研究者が，MOCI の心理測定機能に関する評価結果を発表してきた (Antony, 2001 ; Feske & Chambless, 2000 ; Steketee, 1994 ; Taylor, 1995, 1998 の総説参照)。内的整合性は，合計点と下位尺度の確認・洗浄・疑念については十分認められたが，緩慢では不十分であった。MOCI は再テスト法による信頼性が中等度見られ，治療効果に対する感受性も高い。OCD 患者は，その他の不安障害患者や非臨床対照群よりも有意に高い得点を示す。また，MOCI は他の強迫症状尺度とおおむね相関しており，強迫以外の精神病理学的尺度との相関はそれよりも低くなる傾向がある。したがって MOCI の収束的妥当性は高く，それより程度は下がるが，弁別的妥当性もあることを示す明確なエビデンスがあると言えるだろう。Emmelkamp, Kraaijkamp, van den Hout (1999) は，MOCI の信頼性と因子的妥当性について，OCD 患者，非 OCD 患者，非臨床対照群を対象として追試したが，治療効果に対する感受性や OCD と抑う

つの弁別力に関しては疑問が呈された。

　MOCIには，重大な限界が数多く存在する。いくつかの項目はOCD症状を直接扱っておらず，強迫反芻のアセスメントも十分ではない（Taylor, 1995）。また，MOCIは主に儀式行動のアセスメントを行うが，洗浄と確認を強調しすぎていて，他の中和活動を十分取り上げていない。さらに，妨害や抵抗などOCDの症候学にとって重要な側面の評価もできない。「はい，いいえ」の2択を求めるせいで，強迫症状の重症度を量的に表現することが難しいという問題もある。最後に，MOCIの項目はOCDの多様な症状を幅広く公平に評価できるよう構成されていないため，偏った結果が得られるという問題もある。たとえば，洗浄強迫や確認強迫の重症度に関する得点が実際以上に高くなる半面，強迫反芻を主症状とするOCDの得点は，その症状を評価する項目がほとんどないため通常ひどく低値になる（Steketee, 1994 ; Taylor, 1995）。こうした短所を克服すべく，現在MOCIを改訂する作業が進んでいる（Rachman, Thordarson, & Radomsky, 1995）。オリジナルのMOCIは他の強迫尺度と一緒に使用する必要があり，MOCIが最も役立つのは，洗浄と確認が主症状であるOCD患者を評価するときである。MOCIの内容と得点の算出法は，RachmanとHodgson（1980），Antony（2001）に収められている。

2）Padua Inventory（PI）

　Padua Inventory（PI）は60項目から成る質問票で，さまざまな強迫観念や強迫行為によって生じる障害や苦痛を評価するために，Sanavio（1980）がイタリア人の被験者を対象にして作成したものである。各項目は，0（まったくない）～4（極度に）までの5択で回答するようになっている。PIは従来の強迫症状評価尺度の改善版を目差したものであり，強迫観念と強迫行為の双方を評価する認知的な項目と行動的な項目を取り上げている。

　非臨床群のイタリア人患者（n = 967）を対象とした因子分析の結果，次の4因子が明らかになった。

1. 精神的活動のコントロールの障害（17項目）
2. 汚染（11項目）
3. 確認（8項目）
4. 運動行為のコントロール喪失に関する衝動と心配（7項目）

PI の合計点には十分な内的整合性と再検査信頼性が認められ，OCD 患者はその他の神経症外来患者よりも有意に高い得点を示した。さまざまな研究の中には，当初 PI に認められた因子構造を追認しえたものもあるが（Sternberger & Burns, 1990b ; van Oppen, 1992），同じ因子構造を確認できなかったものも存在する（Kyrios, Bhar, & Wade, 1996 ; van Oppen, Hoekstra, & Emmelkamp, 1995）。

　PI に内在する問題が，ふたつ指摘されている。ひとつは，PI の項目の多くが心配との関連が高く，この尺度では強迫観念と心配の弁別が難しいことである（Freeston et al., 1994）。今ひとつは，OCD 患者（n = 206）の因子分析を行った結果，5 因子に高い負荷をもったのは 42 項目に限られており，その因子構造も，Sanavio（1988）が示した内容とは異なっていた点である（van Oppen, Hoekstra, & Emmelkamp, 1995）。

　こうした知見から，ふたつの PI の改訂版が誕生した。van Oppen, Hoekstra, Emmelkamp（1995）は自分たちの結果を基に，41 項目から成る PI を提案した。一方 Burns, Keortge, Formea, Sternberger（1996）は，心配と強迫観念を混同していると判断される項目を除外した 39 項目から成る PI を作成して，Padua Inventory-Washington State University Revision（PI-WSUR）と命名した。PI-WSUR は，以下の 5 つのカテゴリーによって構成されている。

1. 自分／他人への加害にまつわる強迫的思考（7 項目）
2. 自分／他人を傷つける強迫衝動（9 項目）
3. 汚染に関する強迫観念と洗浄強迫（10 項目）
4. 確認強迫（10 項目）
5. 着衣／身づくろいの強迫行為（3 項目）

　PI-WSUR は，オリジナルの PI よりも高い心理学的測定能力を有している可能性があり，OCD 研究者の注目を集めている（Antony, 2001）。

　PI と PI-WSUR には，内的整合性と再検査信頼性が十分認められる。この尺度は他の強迫症状尺度と相関し，OCD 患者は他の不安障害患者よりも高い得点を示す。その上，PI の改訂版は強迫観念と心配をよく弁別するようであり，治療効果に対する感受性も高い。ただし PI と PI-WSUR は，不安や抑うつ，その他の精神病理の尺度とも実質的な相関を示している（総説として，

Antony, 2001 ; Feske & Chambless, 2000 参照）。

現状では PI, とりわけ PI-WSUR には, 強迫症状の総合的自己記入式尺度として推奨すべき点が多々ある。しかし改訂版にも, 多少曖昧で疾患特異性が低く, OCD の本質的特徴とは関連の薄い項目——たとえば, 「武器を見ると興奮して, 暴力的な考えを抱いてしまう」, 「私はときどきわけもなく, 自分自身を傷つけたのではないか, 病気に罹ったのではないかと心配になる」など——が含まれている。また, 持続時間, 妨害, 抵抗, コントロール不能などの強迫症状の他の属性は測定できず, 精神的儀式や性的侵入思考を反映する項目が含まれていない（Feske & Chambless, 2000）。PI と PI-WSUR は, 弁別的妥当性も低い。PI は Sanavio (1998) に, PI-WSUR は Antony (2001) に掲載されている。

3) Obsessive-Compulsive Inventory（OCI）

Obsessive-Compulsive Inventory（OCI）は 42 項目から成る自己記入式尺度で, 次の 3 つの特徴がある（Foa, Kozak, Salkovskis, Coles, & Amir, 1998）。

1. 多種多様な強迫症状の内容に対応できる。
2. 症状の重症度を幅広く評価できる。
3. 臨床群と非臨床群で広く利用できる。

各項目は, 頻度と苦痛について 5 段階のリッカート尺度で回答する形式になっている。この各評価から, 頻度と苦痛の合計点と, 合理的に決定された次の 7 下位尺度の頻度と苦痛に関する得点が得られる。

1. 洗浄強迫（8 項目）
2. 確認強迫（9 項目）
3. 疑念（3 項目）
4. 整理整頓（5 項目）
5. 強迫観念（8 項目）
6. 溜め込み（3 項目）
7. 精神的中和化（6 項目）

当初報告された OCI の心理測定機能に関するデータは, この検査への期待

を大いに高めるものであった。Foa, Kozak ら（1998）は，114 人の OCD 患者，58 人の全般性社交恐怖患者，44 人の PTSD 患者，194 人の非臨床群（主に学生）を対象にして調査を行っている。その結果，頻度と苦痛の合計点，および下位尺度のほとんど（精神的中和化以外）において，内的整合性は許容範囲（.70 以上）であり，2 週間の間隔をおいた再検査信頼性の値も .68 ～ .97 であった。OCD 群では頻度と苦痛の得点が近い値になっていたが，その他の群では両者に差が認められ，苦痛よりも頻度の得点の方が高かった。また OCD 群は，その他の不安障害群，非臨床対照群と較べて，溜め込みを除くすべての下位尺度で有意に高い得点を示した。さらに溜め込み以外の OCD 群では，OCI の頻度と苦痛の合計点が MOCI や CAC の総得点と強い相関を示したが，YBOCS の結果との相関は低かった。しかし OCI の頻度と苦痛の合計点は，特性不安や自己記入式尺度による不安と抑うつ症状との間にも，かなり強い相関を示していた。のちに行われた非臨床群を対象にした調査によって，OCI の下位尺度の内的整合性と経時的安定性が確認されている（Simonds, Thorpe, & Elliott, 2000）。OCI の所見と，MOCI の合計点および下位尺度の得点の間にも，強い相関が認められている。

18 項目の OCI 短縮版（OCI-R）は，Foa, Huppert ら（2002）によって作成されている。この尺度は 6 因子構造（洗浄，確認，整理整頓，強迫観念，溜め込み，中和化）をもち，この因子構造に基づく下位尺度の内的整合性と再検査信頼性は許容範囲内であった。OCI-R は YBOCS と中等度の相関をもち（r = .53），MOCI と高度の相関を示すが（r = .85），抑うつ尺度とも実質的に相関している（BDI, r = .70）。OCD 患者は全般性社交恐怖患者や PTSD 患者よりも，溜め込みを除くすべての下位尺度で有意に高い得点を示した。しかし，OCI-R の最適カットオフ得点では，OCD 患者の 66％しか，学生対照群から正確に弁別されなかった（学生群では，その 64％しか正確に弁別されなかった）。OCI-R の強迫下位尺度における弁別率は，これより高い数値であった。OCI-R の診断的有用性と弁別的妥当性については，さらに調査を重ねる必要があることが明らかで，OCD 症状の標準的な尺度として受け入れられるかどうかは，今後の研究の進展次第である。この尺度の重要な限界のひとつは，強迫観念を評価する項目が 3 項目しかないことにある。主に強迫行為を評価する尺度であるため，OCI-R は MOCI と同様の批判を受けている。OCI は Antony（2001）から，短縮版 OCI-R は Foa, Huppert ら（2002）の Appendix から入手できる。

Ⅳ 強迫観念のプロセス指向型アセスメント

　症例の定式化と治療方略のために，OCDの症状を完璧にアセスメントしようと思うのなら，他者評定式であれ自己記入式であれ，頻度や重症度を全体的に評価するだけでは不十分である。むしろ，特定の症状やパラメータをターゲットにした個別的測定が必要となる（Taylor, 1995）。強迫観念に関する認知的特徴，行動的特徴，状況的特徴に関する個別的データは，治療介入の定式化にたいへん役に立つ。このセクションでは，そのデータを取得するための具体的なアセスメント方略を紹介する。ここで重要なのは，強迫症状を持続させている変数に関するオンラインデータ——すなわち**その場での**データ——を得ることである。こうしたデータは，治療中に強迫症状を誘発するような「シミュレーション」を行うことで得ることができる（Purdon, 2001 など）。

　たとえば，汚れや汚染に関して強迫観念をもつ患者の場合，治療者は患者を一連の誘発刺激（たとえば，ドアノブを触る，お金を手に取る，手で床を拭くなど）に曝露して，患者の苦痛度，強迫観念が形成されるまでの時間，中和化衝動などを記録する。代わりに，治療者は患者に評価尺度や記録用紙を提供し，次のセッションまでに体験した強迫観念や強迫行為をセルフモニタリングしてもらってもよい。実際，自然な状況で強迫観念や強迫行為の体験をアセスメントするために，治療間のセルフモニタリングは必要不可欠である。さらに，強迫観念や強迫行為に関する全般的で具体的な情報を得るために開発された半構造化面接法も役に立つ（Rachman, 2003 ; Steketee, 1999 の具体例，参照）。

1. 状況分析

　アセスメント過程の一部として，1次的な強迫観念の引き金となる状況や刺激に関する情報を収集することが重要である。この情報は不安階層表を作成する上できわめて貴重であり，不安階層表は，曝露反応妨害法（ERP）などの認知行動的な治療方略を立案する際に重要な手引きになる。付録8.1は，1次的な強迫観念を最も頻繁に引き起こす状況を特定するための記録フォームである。患者は各状況を記述するだけでなく，その状況で味わった苦痛のレベル，1次的な強迫観念が誘発される確率，回避しようとする見込みを評価するよう指示される。苦痛のレベル，誘発の確率，回避の見込みなどの情報は，曝

露に際して最も難しくない状況から最も難しい状況を並べるのに役立つ。多くの1次的な強迫観念をもつ患者の場合は、それぞれの強迫観念について別々の状況分析が必要となる。FoaとKozak（1997）は、共著 *Mastery of Obsessive-Compulsive Disorder : Client Workbook* の中で、状況のアセスメントに役立つ情報を提供している。

2. セルフモニタリング日記

　当然のことながら、患者の1次的強迫観念に関する日常の頻度と苦痛度について、具体的な情報を得ることが不可欠である。このデータは、OCDの重症度の測定で重要なだけでなく、治療計画の立案や介入効果の判断にも必要である。治療効果の第一の指標は、患者が日常的に体験する強迫観念の減少である。したがって、最短でも2週間はターゲットとなる強迫観念の頻度と強さを測定し、治療開始前のベースラインとなる評価を出しておくことが重要である。アセスメント中に発生した強迫観念や強迫行為についてのセルフモニタリングのフォームや日記に関するガイドラインと使用法は、ほかでも論じられている（Foa & Kozak, 1997 ; Freeston & Ladouceur, 1997a ; Salkovskis & Kirk, 1989 ; Steketee, 1999）。

　付録8.2は日常的なセルフモニタリングと日記のフォームで、1次的強迫観念について、治療開始前のベースラインとなるデータ収集に使うことができる。先の診断評価と症状のアセスメントを基に、治療者は患者と協働して治療のターゲットとなる1次的強迫観念を特定する。その後、患者は2週間にわたって付録8.2のフォームを使用し、日常体験する強迫観念の頻度と感情的苦痛度について、**その場で**記録を付けるよう指示される。加えて、患者は強迫観念をコントロールしようとする努力と、強迫行為や中和化反応をしたくなる衝動の強度についても、日々記録するよう指示を受ける。

3. 認知的評価と信念

　強迫観念のCBTを行うためには、強迫観念の病因の中でも決定的なものと考えられている認知的評価と信念に関する情報を得ることが重要である。治療者は、強迫観念に特有の認知的特徴を評価するために開発された、標準化された自己記入式尺度を使用することができる。さらに、各患者の病理に合わせた治療プランを調整するために、より個別的な**その場での**認知的評価を収集する

必要がある（OCD に関する評価を引き出すための方法と症例提示は，McLean & Woody, 2001 を参照）。

OCD に関する評価や信念を測定する数多くの尺度について，詳細かつ包括的に概説することは本章の範囲を超えている。Antony (2001)，Tallis (1995)，Taylor (1995) は，この尺度の一部について簡単に概説してコメントを加えている。大半の尺度は研究目的で使用されており，臨床場面での利用を保証する心理測定学上の妥当性を得るには至っていない。ここでは，強迫観念の重要な認知的要因に関する補足情報を得るために，CBT に取り組む治療者が使用できる尺度を，いくつか取り上げてみる。

The Thought-Action Fusion Scale（TAF Scale）は，Shafran, Thordarson, Rachman（1996）によって作成された 19 項目の自己記入式質問票で，TAF（思考と行為の混同）の 3 つの側面——モラル（12 項目），他者に生じる確率（4 項目），自分に生じる確率（3 項目）——を測定する。OCD 患者は非臨床群よりも高い得点を示す傾向があり（モラルについては程度が下がる），TAF 得点は OCD の症状や強迫に関連するその他の認知構成概念の指標と相関する。しかし，TAF が OCD に特異的なものか，それとも，もっと一般的なものか，あるいは構成概念は時間や状況よって変動するのかどうかについては，見解が一致していない（Amir et al., 2001 ; Coles et al., 2001 ; Rassin, Muris et al., 2000 ; Rassin, Merckelbach et al., 2001 ; Shafran, Thordarson, & Rachman, 1996 ; Smari & Hólmsteinsson, 2001）。それでも現時点で，TAF Scale が強迫的思考に特に顕著な評価と信念を測定しているというエビデンスがいくつか存在する。

Salkovskis らは，責任に関する全般的な態度と信念を測定する 26 項目の Responsibility Attitude Scale（RAS）と，侵入思考関連の責任に関する評価の頻度と信念の強さを測定する 22 項目の Responsibility Interpretations Questionnaire（RIQ）を作成している（Salkovskis et al., 2000）。妥当性を検討する研究で（Salkovskis et al., 2000），OCD 患者は RAS と RIQ の頻度と信念の尺度において，他の不安障害患者や非臨床対照群よりも有意に高い得点を示し，これらの尺度は OCD 症状を測定する自己記入式尺度とも強い相関を示した。ただ RAS と RIQ の特異性については，今のところ十分検討されていない。もっと以前に作成された Inventory of Beliefs Related to Obsessions（IBRO）は，かなり古い OCD の認知理論に基づいているため，最近の OCD の認知構成概念を測定するには不向きであろう（Freeston et al., 1993）。

最近 OCCWG が作成したふたつの尺度は，強迫観念の評価や信念を測定する自己記入式尺度の中でも，最も期待できそうである。31 項目から成る Interpretation of Intrusions Inventory（III）は，責任，侵入思考の意味の過大評価，侵入思考のコントロールに関する評価を測定できるよう工夫されている。87 項目から成る Obsessive Beliefs Questionnaire（OBQ）は，OCD への脆弱性を構成する信念の中でも，とりわけ持続性のある信念を測定するために開発されたものである。

　この III と OBQ は，さまざまな地域の OCD 患者，他の不安障害患者，非臨床群など，300 名を超える人を対象にした大規模なふたつの研究で検討されてきた（OCCWG, 2001, 2003a）。概して，いずれの尺度も高い内的整合性と中等度の再検査信頼性を示した。OCD 患者は不安障害患者より，OBQ の下位尺度である思考のコントロール，思考の意味の過大評価，責任において，また III の下位尺度である思考のコントロール，責任において，有意に高い得点を示している（OCCWG, 2003a）。いずれの尺度も OCD の症状尺度と強い相関をもつが，弁別的妥当性は低い。両尺度の因子分析の結果では，III は 1 因子構造であるため，合計点のみを用いるのが望ましいことが明らかになっている。OBQ は 44 項目版も 87 項目版も，心理的測定の観点からすれば，その効力に変わりがないと判明した。44 項目版の OBQ は，責任／脅威の過大評価，完全主義／確実性，思考の過大評価／コントロールの 3 つの下位尺度で構成されている（OCCGW, 2003b）。いくつかの限界はあるものの，OBQ と III は，現在扱われている強迫観念の中核的な認知的要素を測定する尺度として，最もよく標準化された自己記入式尺度である。

　標準化された自己記入式の認知的尺度が使用されたとしても，個々の患者の中核的評価や信念について，きめ細かなアセスメントをするためには，より個人に特化した治療指向の高い記録フォームと評価尺度を用いることが重要である。付録 8.3 は，強迫観念と結びついた否定的な結果，もしくは有害な結果を特定するためのフォームである。治療者は，患者が強迫観念と結びついていると想定するさまざまな結果を理解する必要がある。たとえば，「私は深刻な病気に罹ったり，感染したりするだろう」，「私が耐えられなくなるまで，この不安は続くだろう」，「自分は最後には気が狂ってしまうだろう」，「私はいつかコントロールを失って，恐ろしいことをしてしまいそうだ」，「誰かをひどく傷つけてしまうだろう」などと患者は想像する。効果的な認知的介入を行うために

は，強迫観念を止めなければ生じると患者が思い込んでいる恐ろしい結果をすべて，包括的かつ詳細にアセスメントする必要がある。そうした結果の特定に加えて，結果が実現したときにどの程度の苦痛が予想されるか，どれくらいの確率で結果が生じると感じているか，結果の防止が患者にとってどれだけ重要かを，フォームを用いて評定しなくてはならない。

強迫観念の中核的評価のアセスメントに役立ちうるものとして，最後に紹介するのは Revised Obsessional Intrusions Inventory (Purdon & Clark, 1994b)から採用した尺度である。付録 8.4 に示したとおり，患者は特定の一次的な強迫観念の評価や体験を評定する。パラメータは，強迫観念を特徴づけている主要な感情や評価である。加えて Rachman (2003) も，個人にとっての意義, 責任,強迫的な活動を評定する尺度を作成している。

V 強迫行為のプロセス指向型アセスメント

患者は，1 次的な強迫観念をコントロールするために強迫行為やその他の中和化を体験するが，そうした体験に関する個別の具体的データが治療計画を立てる際に必要である。曝露反応妨害法を用いる行動療法家は，強迫儀式の頻度,強度，成功の程度に関する正確な情報の必要性に以前から気づいている。ここから，強迫行為の行動アセスメントに関する短い総説を記していく。読者諸氏におかれては，以下の文献に収められている多くの優れた解説を参照していただきたい（たとえば，Foa & Kozak, 1997 ; Steketee, 1993, 1994, 1999 ; Steketee & Barlow, 2002 ; Taylor, 1995 など）。認知行動療法家は，望まない強迫観念を中和化したりコントロールしたりするために使われる認知反応方略や行動反応方略についても，より広範にアセスメントする必要がある。

1. Behavioral Avoidance Tests (BATs)

BAT は元々，特定の恐怖症における**その場での恐怖**と回避を測定するために作成されたものである (Lang & Lazovik, 1963)。Rachman らはその手順を作り変え，OCD で使用できるようにした (Hodgson, Rachman, & Marks, 1972 ; Rachman et al., 1979 ; Rachman et al., 1971)。患者は強迫的儀式を誘発する 5つの活動を行うよう指示される。評定者はそれぞれの活動が行われたか (1 点)，回避されたか (0 点) を測定する。各活動での不快度を，0～8 点で測定する。

BAT の得点は，完遂された活動の数と不快度の合計点で算出される。

BAT は，回避と強迫的儀式の内容および重症度に関する**その場での**データが得られる点で臨床的に有用な尺度であり，汚れや感染の恐怖と洗浄強迫の評価に最も適している。BAT は改良が続けられており（Steketee, Chambless, Tran, Worden, & Gillis, 1996），他の OCD 症状尺度との相関が確認されている。治療効果に対する感受性があり，弁別的妥当性の証拠もある。しかし，OCD での BAT 使用に関する心理学的妥当性のデータは限られている。多様な強迫行為を測定するテストの作成は難しいかもしれないし，実施するための標準プロトコルもなく，テストの実施に多大な時間がかかる（Taylor, 1995；Taylor et al., 2002）。それでも BAT は，曝露反応妨害法を行う上で貴重な**その場での**治療前情報を提供することができ，特に状況の回避がはなはだしい場合やオバートな強迫行為がある場合，そうした情報はきわめて有用である。Steketee, Chambless ら（1996），および Steketee と Barlow（2002）は，多段階－複数課題版 BAT の実例を提供している。

2. セルフモニタリング・フォーム

セッションから次のセッションまでの間に，患者に自分の儀式をセルフモニタリングしてもらうと，儀式行動の頻度，強迫行為を誘発する状況，儀式に費やす時間，不快度のレベルを把握するのに役立つ。Foa と Kozak（1997）は，患者が自らの儀式をモニタリングできるフォームを提供している（Steketee, 1999 も参照）。Foa と Kozak（1997）は，儀式のセルフモニタリングに治療的利益があると主張している。というのも，セルフモニタリングの経験を通して，それまで無意識にしていた強迫行為に気づきうるからである。多少面倒ではあるが，セルフモニタリングは強迫行為をコントロールするための最初の重要なステップである。

3. カバートな中和化とメンタルコントロールのアセスメント

強迫観念に反応するとき用いられるコントロール方略のタイプについて，正確な情報を獲得することが重要だが，加えて，その方略に関連する評価変数のデータを取ることも重要である（第 7 章参照）。この情報は，包括的な認知行動治療プログラムを作成する際，特に重要になる。

付録 8.5 は，患者が強迫観念をコントロールするときに用いる方略のタイプ

を特定するための記録用紙である。取り上げている 12 の方略は，Freeston と Ladouceur の研究に基づいている（Freeston & Ladouceur, 1997b；Ladouceur et al., 2000；Wells & Davies, 1994；Purdon & Clark, 1994b）。それぞれの方略について，頻度，強迫観念への対処に関して知覚された効果，苦痛の軽減に関して知覚された効果を評定する。治療前に使えば，治療プログラムでターゲットとすべき強迫的儀式，中和化，意図的なメンタルコントロール方略について重要な情報を入手できる。さらに大切なのは，患者が各方略によるコントロールをどう評価しているかを治療者が判定できることである。患者が無駄なコントロール努力を継続するのは，自分のコントロール結果を非機能的に評価するせいであり，したがってこの情報は，非機能的な評価に対する認知的介入を工夫する上で必要不可欠となるだろう。Rachman（2003）も，望まない侵入思考への反応を個別にアセスメントできるワークシートを提供している。

VI 認知行動療法的な症例定式化

図 8.1 に記したように，OCD の認知行動的アセスメントのさまざまな要素はひとつにまとまって，症例の定式化が進んでいく。治療者はそれに助けられて，効果的な治療を行うのである。Persons と Davidson（2001）は，CBT 的な症例定式化を，「一般的な認知行動理論に基づく個別化された理論」と定義している（86 頁）。こうして行われる症例定式化は，第 5 章と第 7 章で紹介した OCD の認知行動理論に基づくものであり，強迫観念と強迫行為の原因と持続に関与するさまざまなプロセスを列挙することによって，**問題のレベル**に対応したものにすることに重きをおいている。この意味で，付録 8.6 に示された OCD の CBT 的な症例定式化は，Persons らの幅広い定式化（Persons, 1989；Persons & Davidson, 2001）よりも，J. S. Beck（1995）によって提唱された認知的概念化に近い。症例のレベル，症候群，状況にかかわらず，すべての定式化は治療者が治療を通じて継続的に修正していく仮説と考えられている（Persons & Davidson, 2001）。

付録 8.6 に示された問題中心の定式化は，「作業仮説」の構築を促進するよう設計されている。Persons と Davidson（2001）は，この作業仮説を「定式化の心臓部」（94 頁）と表現している。ふたりによれば作業仮説とは，問題とその問題を維持しているさまざまなプロセスの関連を，その症候群もしくは障

害の特定の理論に基づいて説明するものである。PersonsとDavidson (2001) は，CBT的な症例定式化と作業仮説について症例を上げ，治療計画とその実行の統合について論じつつ，見事な説明をしている。

Taylorら (2002) は，別の定式化を提案している。問題リスト，問題の文脈，非機能的信念，作業仮説，治療計画，治療を妨害するものから成る定式化である。彼らのアプローチは，強迫観念と強迫行為の認知的基盤について付録8.6のようなきめ細かな分析をするのではなく，むしろ診断や最新の症候学，既往歴や家族歴，素因と保護因子などの広範な側面を含んでいる。この意味で，現在のCBT的な症例定式化よりもスリム化されたものである。しかしどちらのタイプの定式化も，作業仮説，治療計画，評価につながるものでなくてはならない。

1. 寄与要因

付録8.6のCBT的な症例定式化は，このあとで説明するOCDの治療の紹介に不可欠である。まず治療者は，強迫観念や強迫行為の一因となってきた最近の出来事や体験をリストアップする。この情報は，患者とともに行う診断的・心理学的アセスメントによって得られる。その中には，次の情報が含まれる可能性がある。

- 大小のライフイベント
- 患者の疑念や不合理な想定を形成した不運な出来事や奇妙な出来事などの，重大な学習体験 (Rhéaume et al., 1998)
- 抑うつや他の不安障害などが併存する状況
- 内向性，低い自尊感情，過度の誠実性など，パーソナリティの特定の脆弱性
- その他，心配や過大評価している考えなどの重要な現象

治療者は遠因として，患者の幼児期の体験や家庭環境など，OCD発症に関与した可能性のある要因を把握する。加えて，強迫状態の持続に関与している可能性のある現時点での家族要因や婚姻要因などにも注目しなければならない。症例の定式化で記載される寄与要因と決定因子は，双方相俟ってOCDの原因となっている遠因と近因を，ある程度総合的に明示する。

2. 症状の中核的特徴

　症例定式化の核心は，治療のターゲットとなる1次的な強迫観念と強迫行為を特定することにある。この情報は，診断面接，症状尺度，アセスメントで行われるセルフモニタリングの記録から得ることができる。強迫観念と強迫的儀式は複数あることが多い。顕著な強迫観念と強迫行為にはすべて着目すべきだが，どの症状が1次的でどの症状が2次的か，優先順位をつける努力も必要である。通常，1次的な強迫観念と強迫行為の治療から開始する。この段階で，頻度や持続時間，日常生活の妨害度，引き金となる状況や背景など，症状に関する追加情報に注目する。症状を悪化させる要因や，強迫観念から少し自由になれる要因がないかにも着目する。治療者は，患者の意欲のレベル，治療に対する期待，アセスメントへのコンプライアンス，治療歴，治療への抵抗を示唆するものなど，治療の成功や失敗に特に重大な影響を及ぼす可能性のある要因も，すべて明らかにしなくてはならない。

3. 強迫観念の認知的プロフィル

　症例定式化を構成する重要な要素のひとつに強迫観念の認知的プロフィルがあり，これはCBTの最もユニークな点でもある。治療者はここで，強迫観念や強迫行為の持続にとって重要とされ，治療のターゲットとしても重要と考えられる認知内容，認知プロセス，認知構造に焦点を絞る。まずは，強迫観念に関連する感情体験を特定する。強迫観念は主に不安や恐怖を喚起するのか，それとも自責感，怒り，ひょっとしたら悲しみといった要素もあるのかを明らかにしていく。強迫観念がほとんどのOCD患者にとって非常に重要なのは，それが強い否定的な感情と結びついているためである。つまり，強迫観念と結びついている感情の性質と強度を理解することが肝要なのである。

　次に治療者は，強迫観念の中核的な評価を特定する。ここでは，責任，脅威の評価，曖昧さに対する不耐性，思考の意味の過大視，思考のコントロールなどの要素に焦点を絞る。この情報は前述した特定の認知尺度，セルフモニタリング，評価基準などから得ることができる。強迫症状を維持している中核的な強迫的信念は，強迫観念に関連する評価のタイプから推定することができる。症例定式化のこの部分は，次に述べる認知的介入のガイドとなる作業仮説の形成に不可欠である。

4. 強迫行為の認知的プロフィル

　症例定式化を構成するもうひとつの重要な要素は，強迫観念とそれに伴う苦痛をコントロールしようとする試みに関与する認知的要素と行動的要素の特定である。治療者は強迫儀式の頻度と強度に加えて，強迫観念に対処しようとして行われる他の――オバート・カバートを問わず――いかなる中和化活動も，意図的なメンタルコントロール方略も見逃すことなく，その頻度や内容の情報を記録する必要がある。認知的回避や行動的回避の程度も記録すべきである。その上で，主なコントロール方略に関する評価を記録する。強迫行為や他のコントロール方略を実行しようとする患者の衝動はどのくらい強いか。患者はその方略に強迫観念を終わらせたり，苦痛を軽くしたりする効果があると感じているか。強迫行為や他のコントロール活動を行わない場合，どのような結果が予想されるか。強迫行為の持続に欠かせないコントロール関連の中核的な信念を，強迫行為に関するこのような評価から特定することができる。

5. 作業仮説

　CBT的な症例定式化における最後の作業は，**作業仮説に関する概要説明書**を作成することである（Persons & Davidson, 2001）。この説明書には，強迫観念と強迫行為の原因や持続に関与する重要な変数が総括的にまとめて示される。作業仮説は，これらの変数がどのように関連し合って強迫症状を持続させているかを特定する。このようにして作業仮説は治療目標を生み出し，CBTの実行ガイドとなる。

Ⅶ　まとめと結論

　OCDの問題指向型アセスメント方略は，強迫観念と強迫行為に関する認知行動理論と研究に基づいて提案されている。OCDの認知行動アセスメントには，診断面接，心理学的面接，標準化された症状尺度，ターゲットとなる強迫観念や強迫行為に関連する評価や信念など，個別的な認知プロセスの評定が含まれている。これに加えて，診断のためのツールや標準的な質問票，個別化された評定フォームから得られるデータが，強迫観念や強迫行為を持続させている状況，認知，感情，行動についての作業仮説を形成する。この定式化や作業

仮説が，次章以降で述べる CBT の基盤になる。

付録 8.1　1 次的強迫観念の状況記録と評定尺度

クライエント名 _____　日時 _____
1 次的強迫観念 _____

説明：治療者と相談しながら，あなたが今，特に困っている強迫的観念，イメージ，衝動を記録してください。次に，どのような状況や物事，環境がきっかけとなって，その 1 次的強迫観念が生じたかをリストアップしてください。さらに，各状況についての評価も記入してください。

きっかけとなる状況	状況の苦痛度 (0 ＝ゼロ〜100 ＝最大，パニックに近い状態)	強迫観念を引き起こす確率 (0 ＝ゼロ〜100 ＝確実に，いつも)	状況を回避する確率 (0 ＝回避したことがない〜100 ＝いつも回避する)
1.			
2.			
3.			
4.			
5.			
6.			
7.			
8.			
9.			
10.			
11.			
12.			
13.			
14.			
15.			

David A. Clark 著 *Cognitive-Behavioral Therapy for OCD* より。©2004 The Guilford Press。本フォームのコピーは，本書購入者が私的に使用する場合にのみ許可する。

付録 8.2　1 次的強迫観念の日常記録

クライエント名 _____　日時 _____
1 次的強迫観念 _____

説明：治療者と相談しながら，あなたが今，特に困っている強迫的観念，イメージ，衝動を記録してください。次に，1 日におおよそ何回，その強迫観念が出現するかを記録してください。そして，その日の典型的な強迫観念について，苦痛度，コントロール努力の程度，強迫行為や中和化への衝動の程度を評価して，毎日記入してください。このフォームは，毎晩就寝時に記入しましょう。

曜日	1 日のおおよその出現回数	強迫観念に関する平均的苦痛度（0＝ゼロ～100＝最大，パニックに近い状態）	強迫観念に関するコントロール努力の程度（0＝ゼロ～100＝もう考えまいとする最大の努力）	強迫行為や中和化に取り組もうとする衝動の程度（0＝ゼロ～100＝抗いがたい衝動）
日曜日				
月曜日				
火曜日				
水曜日				
木曜日				
金曜日				
土曜日				
日曜日				
月曜日				
火曜日				
水曜日				
木曜日				
金曜日				
土曜日				

David A. Clark 著 *Cognitive-Behavioral Therapy for OCD* より。©2004 The Guilford Press。本フォームのコピーは，本書購入者が私的に使用する場合にのみ許可する。

付録8.3　1次的強迫観念から予測される結果の記録

クライエント名 _____　日時 _____
1次的強迫観念 _____

説明：治療者と相談しながら，あなたが今，特に困っている強迫的観念，イメージ，衝動を記録してください。次に，出現したその強迫観念をそのままにした場合，どのような悪い結果が起きそうだと心配になるのか，それをリストアップしてください。さらに，各結果に関する評価も記入してください。

強迫観念から予想される否定的な結果のリスト	結果の苦痛度（0＝ゼロ～100＝最大，パニックに近い状態）	その結果が起きる確率（0＝ゼロ～100＝確実に起きる）	その結果を防止する重要性（0＝ゼロ～100＝生残に不可欠）
1.			
2.			
3.			
4.			
5.			
6.			
7.			
8.			
9.			
10.			
11.			
12.			
13.			
14.			
15.			

David A. Clark 著 *Cognitive-Behavioral Therapy for OCD* より。©2004 The Guilford Press。本フォームのコピーは，本書購入者が私的に使用する場合にのみ許可する。

付録8.4　1次的強迫観念に対する評価（1/3）

クライエント名 _____　日時 _____
1次的強迫観念 _____

説明：治療者と相談しながら，あなたが今，特に困っている強迫的観念，イメージ，衝動を記録してください。次に，その1次的強迫観念の体験に基づき，各質問について，該当するものを丸で囲んでください。

1. 強迫観念を抱いているとき，どのくらい自責感がありますか？［自責感］
    1. まったくない
    2. 少しある
    3. ある
    4. 強い自責感がある
    5. きわめて強い自責感がある

2. 強迫観念のせいで，自分自身が無事でいられるか心配になったり，他の誰かの安否が心配になったりしますか？［恐れ］
    1. まったくならない
    2. 少しなる
    3. なる
    4. とても心配になる
    5. 心配で居たたまれなくなる

3. 強迫観念のせいで，自分自身や自分の行為について，どのくらい確信がもてなくなりますか？［疑念］
    1. 確信がもてなくなることはまったくない
    2. 少し確信がもてなくなる
    3. 確信がもてなくなる
    4. 大いに確信がもてなくなる
    5. まったく確信がもてなくなる

付録 8.4　1次的強迫観念に対する評価（2/3）

4. あなたにとって，その強迫観念はどのくらい不快ですか？　あるいは，どれくらい不道徳ですか？［嫌悪］
   1. まったく不快ではない
   2. 少し不快
   3. 不快
   4. とても不快
   5. きわめて不快

5. 強迫観念のせいで，自分自身や他人の健康や幸せに対する責任をどの程度感じていますか？［責任］
   1. まったく感じない
   2. 少し感じる
   3. 感じる
   4. 強く感じる
   5. きわめて強く感じる

6. 強迫観念について考えると，その強迫観念に従って行動しそうだと心配していますか？［思考と行動の混同］
   1. まったく心配していない
   2. 少し心配している
   3. 心配している
   4. とても心配している
   5. 心配でたまらない

7. 強迫観念に対して，どの程度正確かつ厳密に応じるべきですか？［曖昧さに対する不耐性］
   1. まったくその必要はない
   2. 少しはそうすべき
   3. そうすべき
   4. しっかりそうすべき
   5. 何がなんでもそうすべき

付録 8.4　1次的強迫観念に対する評価（3/3）

8. 強迫観念はどの程度，自分について，自分の人となりについて，重要なことを表していますか？［重要性］
   1. 自分とはまったく関係ない
   2. 自分と少し関係している
   3. 自分と関係している
   4. 自分と強く関係している
   5. 自分ときわめて強く関係している

9. 強迫観念を強くコントロールすることは，どのくらい重要ですか？［コントロール］
   1. まったく重要ではない
   2. 少し重要
   3. 重要
   4. とても重要
   5. きわめて重要

評価尺度は Revised Obsessional Instrusions Inventory（Purdon & Clark, 1994b）の Part Ⅱ の項目に基づいている。

付録8.5　1次的強迫観念のコントロール方略の記録（1/2）

クライエント名 _____　日時 _____
1次的強迫観念 _____

説明：治療者と相談しながら，あなたが今，特に困っている強迫的観念，イメージ，衝動を記録してください。以下に，強迫的な観念，イメージ，衝動を止めようとするときによく用いられる方法が挙げてあります。あなたの1次的強迫観念に関して，各コントロール方略を用いる頻度，その効果を，各カテゴリーに記載された評価尺度を使って評定してください。

1次的強迫観念のコントロール方略	その方略を用いる頻度 0＝ゼロ 1＝ときどき 2＝しばしば 3＝頻繁に 4＝毎日 5＝1日に数回	その方略が強迫観念を止める効果 0＝ゼロ 1＝ときどき効果がある 2＝しばしば効果がある 3＝たいてい効果がある 4＝いつも効果がある	その方略が苦痛を和らげる効果 0＝ゼロ 1＝ときどき効果がある 2＝しばしば効果がある 3＝たいてい効果がある 4＝いつも効果がある
1. 強迫行為をする（手洗い，確認，繰り返しなど）［強迫行為］			
2. 心の中で強迫行為をする（特定の言葉を言う，祈りを繰り返す，ある思考を考えるなど）［心の中の強迫行為］			
3. なぜ強迫観念は無意味で，どうでもよく，不合理かを考える［認知的再構成］			

付録 8.5　1次的強迫観念のコントロール方略の記録 (2/2)

4.「大丈夫，何とかなる」と自分に言い聞かせる [自己保証]			
5.「大丈夫，何とかなる」と他者に保証してもらう [他者による保証]			
6. 何か行動することで気をそらす [行動的気そらし]			
7. 楽しいことを考えたり，楽しいイメージを思い浮かべたりすることで気をそらす [認知的気そらし]			
8. リラックスしようとする [リラックス]			
9. 強迫観念を考えないよう自分に言い聞かせる [思考中断]			
10. 強迫観念を考えてしまう自分に腹を立てたり，そういう自分を責めたりする [罰]			
11. 強迫観念の引き金となるものをすべて避けようとする [回避]			
12. 強迫観念が生じても何もしない [何もしない]			

これらの方略は，Freeston と Ladouceur による「中和化に関する構造化面接」(Ladouceur et al., 2000 参照)，「思考コントロール質問票」(Wells & Davies, 1994)，「強迫的侵入思考質問票改定版」(Purdon & Clark, 1994b) から採用した。

David A. Clark 著 *Cognitive-Behavioral Therapy for OCD* より。©2004 The Guilford Press。本フォームのコピーは，本書購入者が私的に使用する場合にのみ許可する。

付録 8.6　OCD の認知行動療法的な症例定式化

クライエント名 _____　日時 _____

```
┌─────────────────────┐      ┌─────────────────────────┐
│  背景となる要因や体験  │      │ 幼児期の決定因／家族歴による決定因 │
│  _____ │      │ _____ │
│  _____ │      │ _____ │
│  _____ │      │ _____ │
└──────────┬──────────┘      └────────────┬────────────┘
           │                               │
           └───────────────┬───────────────┘
                           ▼
        ┌──────────────────────────────────────┐
        │       治療対象となる OCD の特徴        │
        │  _____  │
        │  _____  │
        │  _____  │
        │  _____  │
        └──────────────────┬───────────────────┘
                           │
            強迫観念        │         強迫行為
    ┌──────────────────┐   │   ┌──────────────────┐
    │    感情的側面     │◄──┼──►│  コントロール反応の特徴 │
    │  _____  │   │   │  _____  │
    │  _____  │   │   │  _____  │
    │  _____  │   │   │  _____  │
    └────────┬─────────┘   │   └────────┬─────────┘
             ▼                          ▼
    ┌──────────────────┐       ┌──────────────────┐
    │     1 次評価      │       │  コントロールの評価  │
    │  _____  │       │  _____  │
    │  _____  │       │  _____  │
    │  _____  │       │  _____  │
    │  _____  │       │  _____  │
    │  _____  │       │  _____  │
    └────────┬─────────┘       └────────┬─────────┘
             ▼                          ▼
    ┌──────────────────┐       ┌──────────────────────┐
    │ 中核となる強迫的信念 │       │ 中核となるコントロールの信念 │
    │  _____  │       │  _____  │
    │  _____  │       │  _____  │
    │  _____  │       │  _____  │
    └──────────────────┘       └──────────────────────┘
```

David A. Clark 著 *Cognitive-Behavioral Therapy for OCD* より。©2004 The Guilford Press。本フォームのコピーは，本書購入者が私的に使用する場合にのみ許可する。

第 9 章
治療の始め方——基本要素と治療原理

　OCD の治療に認知的介入を試みるというのは，一見まったく効果がないどころか，逆効果とさえ思われるかもしれない。OCD 患者は通常自分の強迫症状を不合理と認め，無意味とすら認識しているのである。とすれば，強迫的な恐怖が現実になることなどありえないとか，そんなふうに決めてかかるのはばかげているということについて，きめ細かく論じる方法を取ったとしても，そもそも患者が自分の恐怖を理不尽と承知しているのだから，なんの役にも立たないだろう（Salkovskis, 1999 ; Steketee, Frost et al., 1998）。たとえば洗浄強迫で苦しんでいる OCD 患者に，ドアノブに触って命に関わるような大病を患う確率はせいぜい 10 億回に 1 回くらいであると納得してもらったとしても，おそらく患者はそのごくわずかなリスクがあるからこそ，強迫的な洗浄や回避行動を取りつづけようとするだろう。さらに，多くの OCD 患者にとって知性化や合理化はお手のものであり，ますます強迫観念に没頭することになりかねない。

　このように，言葉による治療法を OCD に適用することには，懐疑的な見方がありうるが，現在では多くの著名な OCD 臨床研究者が，標準的な曝露反応妨害法（ERP）に認知的な方略を加えることを主張している。「OCD 治療のエキスパート・コンセンサス・ガイドライン」（March et al., 1997）は，軽症の OCD には CBT を，より重篤な症例には CBT と薬物療法の併用を薦めている。認知療法は過度な几帳面さ，道徳的な自責感，病的な疑念などの症状がある場合に，特に役立つと考えられている。このように近年認知療法への期待が高まっているのは，OCD の標準的な行動理論や行動療法に対して，少なからぬ不満が存在するからである（第 3 章参照）。

　本章では，OCD の CBT の基本要素と初期治療の進め方を論じていく。強迫症状の CBT は，第 5 章および第 7 章で取り上げた認知行動理論とその研究

から生まれた理論主導の介入法である。まず，CBT の主な理論的仮定の定義を取り上げて考察する。次いで望ましい治療関係に必須の要素と，OCD 患者に CBT を提供する際に避けるべき落とし穴について論じる。最後に CBT の導入期について詳しく述べ，OCD の認知行動モデルについて，患者に心理教育を行う際の概略を説明する。その中で，患者が治療の原理を受け入れやすくなるような，具体的な介入方略や臨床場面で利用できるリソース，治療者側の反応などに触れる。

I 強迫観念に対する CBT の基本的仮定

1. 定義

OCD に対する CBT の定義は，次の通りである。

認知的治療方略および行動的治療方略を通して，強迫観念と強迫行為を軽減する心理学的な治療。具体的には，強迫症状の発生と持続に関与している誤った評価，特殊な中核的信念，非機能的な中和反応への介入を通して治療効果を上げる。

OCD に対する CBT は特定の技法のセットを定めたものではなく，OCD の認知行動モデルに由来する治療の取り組みそのものである。図 5.1 に示した OCD の基本的な認知行動評価モデルは，強迫観念に CBT を行う際の理論的支柱となっている。クライエントは治療導入期に心理教育を受けて認知行動評価モデルを学び，この観点から自分の症状を眺め直し，この見地に基づいて治療が進んでいくことを知る。したがって認知行動療法家は，強迫観念に対して CBT を実践する前に，OCD に関する認知行動理論とその研究成果に通暁しておくことが必要不可欠である。

2. 主な仮定

強迫観念と強迫行為に対する CBT の背景には，いくつかの理論的仮定がある。表 9.1 にその概略を示したが，この仮定は治療法の選択や介入のタイミングを工夫する際に参考になるだろう。

表 9.1 強迫観念に対する CBT の主な仮定

精神的侵入体験のノーマライゼーション：望まない侵入思考，イメージ，衝動は正常な(ノーマル)体験であり，強迫観念は，その体験が極端な形になったものである。

誤った評価の役割：強迫観念が持続するのは，望まない侵入思考を誤って評価し，過大に重視するためである。

評価の区別：侵入思考（強迫観念）と，侵入思考に対する個人的な意味づけ（評価）を区別する必要がある。

中和方略：強迫行為や中和方略によって強迫観念の出現頻度を減らし，苦痛を和らげようとすると，強迫観念はかえってエスカレートする。

過剰なメンタルコントロール：メンタルコントロールを過度に行うと，強迫観念はかえって強まる。

中核となる非機能的信念：「強迫を生み出す（obsessogenic）」誤った評価は，望まない侵入思考の性質やコントロールに関する既存の不適応な信念や仮定に根差している。

1）望まない侵入体験のノーマライゼーション

　強迫症状の認知行動モデルに関するクライエント教育では，自我違和的で望まない侵入的な思考，イメージ，衝動が，実は万人に認められる体験であることをしっかり伝える。したがって，強迫観念は正常な(ノーマル)望まない侵入思考の極端な変種ということになる。この見方を裏づけるには，正常者を対象にして行われた強迫観念の頻度に関する調査データを使うことができる（第 2 章参照）。多くの OCD 患者は強迫観念こそが中核的な問題であり，自分の異常な精神状態を特徴づけていると信じている。CBT の心理教育で重視されるのは，強迫観念の内容が正常の範疇に入っていることを教える作業である。それによって，患者の関心は強迫思考を持続させる重要な鍵，すなわち強迫観念の誤った評価に向くようになる。この心理教育の重要な目的は，患者の苦痛の原因が望まない侵入思考（強迫観念）に対する自らの意味づけにあり，強迫観念の発生自体にあるのではないことを，患者本人に理解してもらうことである（Salkovskis & Wahl, 2003）。

2) 誤った評価の役割

　強迫症状に対する CBT の目的の中で何よりも大切なのは，強迫思考を持続させる重要な鍵と考えられる意味の誤評価を修正することである。強迫思考にさまざまな評価が関わっていることについては，研究者の見解が一致しているが，特にどの評価に焦点を絞って治療を進めるべきかに関しては，意見が分かれている（第5章参照）。治療を担当する認知行動療法家がどの評価を重視するにせよ，患者がどういうやり方で強迫観念の重要性を評価しているかが，アセスメントと治療の間に明確になる。そうした誤った評価や意味づけを，さまざまな認知行動的介入で検証するのである。

3) 強迫観念と評価の区別

　誤った評価を修正するためには，クライエントが強迫観念とそれに対する評価を区別できるようになる必要がある。しかし Whittal と McLean (1999, 2002) が述べているように，クライエントにとって評価という概念を理解することは必ずしも容易ではない。多くの OCD 患者は強迫観念の内容に強くとらわれていて，それが本当に悲惨な結果につながるかを考えてばかりいるため，強迫観念をメタ認知の観点（「自分が強迫観念をどのように捉えているか」）から検討する作業は難しいと感じるのである。Jakes (1989a, 1989b) は，強迫観念と評価はあまりに密接につながっているため，クライエントが両者を峻別できることを前提にして治療を進めるのは危険を伴うと警告している。しかし治療場面で，評価について，たとえば，「あなたがその考えに見出している重要性」(Freeston & Ladouceur, 1997a)，「その強迫観念について考えている内容」，「その意味」(Whittal & McLean, 1999) などの言い方で説明することで，クライエントにはある程度，両者を区別してもらえている。

4) 中和化の役割

　強迫観念の CBT では，強迫観念の持続を抑えて苦痛を軽減するためには，さまざまな中和化方略——強迫行為，回避，保証の希求，メンタルコントロールなど——をやめる必要があると認識されている。曝露反応妨害法は，特にオバート強迫行為や回避行動がある場合にたいへん役立つはずである。しかし標準的な行動療法と異なり，CBT ではクライエントが強迫観念に対して行っている多様な中和化も治療で取り上げなくてはならない（第2章参照）。治療の

ゴールは，クライエントが強迫観念を体験しても回避したり退けたりすることなく「何もしない」でいられるようになること，あるいは目的をもって強迫観念と向き合えるようになることである。強迫行為などの中和化反応にどのようなタイミングで介入し，その修正にどの程度力を入れるかはケースバイケースであるが，曝露反応妨害法の役割を過小評価してはならない。曝露反応妨害法は，現在のOCDのCBTにおいても依然として中核となる治療技法である。

5) 過剰なメンタルコントロール

OCD患者は，望まない侵入思考のコントロールを非常に重視するため，強迫的な侵入思考が発生するとそのコントロールに躍起になりすぎる（Clark & Purdon, 1993 ; Freeston et al., 1996 ; Rachman, 1998 ; Salkovskis, 1996a）。この姿勢から，なんとかしてもっとうまく心をコントロールしようというこだわりが生まれる可能性がある。CBTの目標は患者を勇気づけ，これまでとは違うスタンスで強迫観念と向き合えるようにし，望まない侵入思考のコントロールをやめられるようサポートすることである。当然ながらこの方針は，もっと確実に強迫観念をコントロールしたいと願って治療の場に来る患者の理由とは真っ向から対立しているように思われがちである。OCD患者はしばしば，自分の主たる問題は「メンタルコントロールが不十分」な点にあると信じているが，認知行動療法家はそれとは異なる説明――問題は，メンタルコントロールに躍起になりすぎるところにあるという説明――をするのである。クライエントは，コントロール軽減を治療目標として認めるために，強迫観念の認知行動モデルと治療原理を受け入れていく必要がある。

6) 中核となる非機能的信念

強迫観念に対するCBTの最後の仮定は，特定の非機能的な信念や仮定が強迫症状の出現と持続で重要な役割を果たしているというものである。強迫的な思考に影響を与える非機能的な信念の役割については，Freestonら（1996）が論じているだけでなく，最近では強迫認知ワーキンググループ（OCCWG）のメンバーが編集した書籍（Frost & Steketee, 2002）でも詳しく述べられている。このように，CBTでは誤った評価や非機能的な信念の修正が強調されるが，今のところ評価と信念の厳密な区別は十分できていない（Stekettee, Frost & Wilson, 2002参照）。現状では，誤った評価に的を絞って治療的介入

を行えば，評価を裏づけている信念も自然に変わるだろうという暗黙の了解があるに過ぎない。こうした事情は，うつ病に対する従来の認知療法とは対照的である。伝統的なうつ病の認知療法では，治療がある程度進展した段階でクライエントの中核的なスキーマを扱い，治療効果の増強と持続を目指すことが薦められている（Beck, Rush, Shaw, & Emery, 1979 ; J. S. Beck, 1995）。一方，現在の OCD の CBT ではこの辺りが曖昧で，強迫観念の評価と信念に対するアプローチは同時進行で行われている。

II 治療関係

　OCD に CBT を行って治療効果を挙げるには，治療者は十分な知識と思いやりにあふれ，クライエントは勇気と決意に満ちている必要がある。クライエントと治療者は，強迫的な侵入体験に対する適応性を欠く反応を修正するという共通目標の達成を目指して協働し，互いに支え合う雰囲気の中でセッションを進めていく（Salkovskis, 1999）。標準的な認知療法で推奨されている治療方針の多くは，強迫観念の CBT にも適用することができる（Beck et al., 1979 ; J. S. Beck, 1995 参照）。良好な治療関係だけで行動の変化が促されるわけではないが，強迫関連の支障に変化をもたらしうる認知的行動的介入をうまく進めるためには必要な条件と考えられている。表 9.2 に，CBT の治療効果を高めたり妨げたりする治療関係の要因をまとめて示した。

1. 治療の進展を促す因子

1) 協働的経験主義

　治療の進展を促す因子の中で一番大切なもののひとつが，Beck ら（1979）が初めて記載した協働的経験主義である。治療者とクライエントがチームを組み，治療を成功させる責任を分かち合い，強迫症状を引き起こしている厄介な思考や信念，行動を解明すべく，ともに取り組むのである。治療者は治療の導入期に，これから行う CBT が二人三脚の協働作業であり，両者が一緒に試行錯誤しながら問題と取り組んでいく方針であると説明する。クライエントは「原材料」（たとえば，状況，問題，感情，認知，行動など）を提供し，治療者は治療構造を設定して，問題となるクライエントの反応にどう対応するかについて相談に乗っていく。治療者は，協働的経験主義に則って最後まで治療が行わ

表 9.2 治療の進展を促す因子と妨げる因子

進展を促す因子	進展を妨げる因子
協働的経験主義	強迫観念の内容修正の重視
共通の治療目標	過度の保証希求
ソクラテス的質問	治療による中和化
誘導による発見	過度に説教的，理論的，対決的な治療スタイル
治療者の共感と理解	
クライエントの動機と治療への期待	過度に厳密で柔軟性を欠く治療姿勢——精神療法的心性の欠如
ホームワークの割り当てと実行	

れるよう留意する必要がある。

　次に，直面を促す対決的で説教型の治療スタイルの面接例と，それよりもスムーズに進展する協働的経験主義に基づく面接例を，一部抜粋し手を加えてご紹介しよう。クライエントは，31 歳のキリスト教原理主義者の女性で病的な疑念に苦しんでいる。彼女はちょっとした日課（洗顔，起床など）ですら，実行を決断できないでいる。というのも，自分が神の御心に沿った正しい決定をしているかどうか，確信がもてないからである。

①説教型の対決的スタイル

クライエント（以下，C）：神様は，私が御心に沿った正しい決定をするかどうか，ずっと試していらっしゃるんです。

治療者（以下，T）：神様に喜んでいただけているかどうかなんて，人間にわかるはずがありません。

C：あら，神様の御心に沿っているかどうかを見定めようとするのは，大切なことですよ。

T：あなたの悩みは，答えようのない問いに無理やり答えようとするから，生じているんです。ですから，神に喜んでいただこうとするのはやめて，もっとご自身のニーズに集中すれば，お楽になると思いますがね。

C：でも，そんなことをしたら，私は利己的な人間になってしまいます。傲

慢は，7つの大罪のひとつです。
T：あなたの神様は，どうやら厳格で批判的なようですね。神は本来，慈愛と寛容の存在であることにもっと注目すれば，神の機嫌を損ねたかもしれないと思って動揺することはなくなるんじゃありませんか？
C：でも聖書には，神様は私たちの日頃の行いを裁いて，罪人を罰するって，ちゃんと書いてありますわ。
T：あなたは，生身の人間にはとうてい到達できないレベルのキリスト教的忠誠の域に到達しようと躍起になっているんです。今のままでは，何か決断しなくてはならないことについて考えるたびに，不安になりつづけてしまいます。その決断が正しいというしるしを，際限なく求めつづけるからです。今までのように強迫的に問いつづけるのはやめにして，これからは，神の御心に沿えていないのではないかという気持ちになったら，すぐに本来すべき行動を取り，その後何時間か，自分の考えと感情をモニターするようにしてください。

②協働的経験主義に則ったスタイル
クライエント（C）：神様は，私が御心に沿った正しい決定をするかどうか，ずっと試していらっしゃるんです。
治療者（T）：そう考えると，あなたはどんな気持ちになりますか？
C：そうですね……自分の決断が神様の意に沿わなかったらどうしようと心配になり，ひどく動揺して怖くなります。
T：つまり，神様の意に沿えているかという疑いが生じると，あなたはとても不安になり，苦痛に苛まれるんですね。このことがあなたにとって重要な問題だということは，よくわかります。ではなぜ，こうして「意に沿わなかったらどうしよう」と考えることが，あなたにとってそれほど重大なのか，教えていただけますか？
C：自分は神様の御心に沿う正しい決断をしたと確信できないとしたら，それはたぶん，神様の不興を買ったということなんです。神様の不興を買ったとしたら，私が神様をないがしろにして，献身を尽くしていないことになります。
T：そのどこが，そんなに悪いのですか？
C：私は神様の御心に背いたことになります。私は神様に見捨てられ，地獄

に落ちるでしょう。
T：それは確かに最悪の結果ですね。神を賛美する正しい決断をしようと懸命に努力しているあなたにとっては，なおさらですね。ところで，決断が正しかったのか間違っていたのかは，どうしたらわかるのですか？
C：ええと……，自分の決断が神様の御心に沿っていると感じることができると心が安らぎますが，沿っていないかもしれないと思うと，疑念が湧き上ってきて激しく動揺します。
T：なるほど。あなたは自分の苦しみを，神学的な観点から解釈しているのですね。あなたの考えでは，問題——すなわち気が動転すること——の原因は神の意に沿わないことにあり，それを解決する——すなわち心の平安を得る——には，神の意思に沿う正しい行動を取らなくてはならないというわけですね。確かに，あなたの強迫的な疑念は，そういう見方もできそうです。しかし別の見方，ひょっとしたら心理学的な解釈の仕方があるかどうか，ちょっと探ってみてもいいのではないでしょうか？
C：それは，どんなものなのでしょう？
T：そうですね，疑いが生じたときのあなたの反応の仕方の中に，その疑いをさらに強めて，あなたの苦しみを大きくするものがあるのではないかという気がしているのです。よかったら，この可能性についてざっと調べて，何がわかるか，見てみませんか？
C：（少し気乗りしない様子で）ちょっと調べてみるくらいは構わないと思いますけど，私の問題は絶対にスピリチュアルなものと信じていますわ。

2）治療目標の共有

　CBT を行うに当たって重要なのは，クライエントと治療者が治療の方向性や主たる目標について合意することである。治療目標を共有できないと，クライエントに治療を続けてもらうのにひどく苦労することになる。Salkovskis (1999) は，初期段階の目標がふたつあると指摘している。ひとつはクライエントが治療者の助けを得て，強迫観念とその後の行動には本質的な関係はなく，強迫観念のコントロールは逆効果をもたらすため，目標にしないという結論を下せるようにすることである。今ひとつは，侵入思考の出現とその内容について，これまでより脅威の少ない解釈を考え出して実地に応用することである。しかし，強迫観念にとらわれているクライエントは，治療に対してまったく異

なる目標と期待を抱いていることが多い。たいてい強迫観念自体が不安の原因であり，強迫観念の出現をうまくコントロールできないことを問題の核心と信じている。したがって治療目標は，もっと効果のあるメンタルコントロール方略を身につけて，強迫観念を軽減して根絶することだと思い込んでいる。このようなクライエントに，侵入思考の評価修正とコントロール努力の軽減効果を正しく理解してもらうには，数回のセッションを要することがある。

治療目標を共有する難しさがよくわかる症例がある。それは嘔吐恐怖に苦しむ若い男性クライエントで，彼のCBTは10回のセッションで中断してしまった。嘔吐恐怖は身体に関わる強迫観念の形を取り，クライエントは日頃からしばしば「病気になりかかっていないか？」と自問していた。そう考えて不安がよぎると，その都度脈を調べたり，鏡をのぞき込んで顔色を確かめたりしていた。さまざまな種類の食べ物を避けるようになり，着席する際には，吐きそうになったらすぐ出られるようドアの近くに座った。しかし，クライエントが一番頻用していた不安解消法は，友人や妻に具合が悪そうに見えないかをチェックしてもらい，「大丈夫！」と保証してもらうことであった。しかし，これが深刻な問題を引き起こした。彼は1日に何度も，具合が悪そうに見えないかと訊いたのである。

治療に入ったとき，クライエントは自分の不安が嘔吐恐怖から発していると信じ込んでおり，ベストの「治療法」は自分が病気ではないという証拠を得ることだと考えていた。したがって治療を受ければ，自分は健康であるという究極の保証が得られると期待していた。健康という感覚が得られさえすれば，不安を感じることがなくなるはずだった。

しかし，治療者は何回かセッションを重ねた段階で，クライエントの不安が「病気になるという考え」に由来している可能性があると指摘した（実は，クライエントは数カ月前ある病気に罹ったが，そのことで心に傷を負うことはなかった。それどころか，普通の人が病気に罹ったら示す恐怖や，自分が何かに汚染されたのではないかという不安を示すこともなかった）。「病気になるという考え」に対するクライエントの解釈や反応こそが，かえってその考えの出現頻度と苦痛を増大させていたのである。そういうわけで，治療目標は，健康であるという保証を求めるのをやめて，「病気になりはしないか」という考えについて，もっと余裕をもった解釈をできるようになること，と設定した。

ところがクライエントは，確認や保証の希求が事態を悪化させていることや，

「病気になりかかっていないか？」という心配への評価が問題の核心にあることを，いつまで経っても納得できなかった。その結果，ほどなく治療はうまくいきそうにないと思うようになり，悲観的になって，治療をやめてしまったのである。

このように，たとえ治療者が努力を尽くしても，クライエントによっては強迫的な恐れの原因と治療法について長年抱いてきた考え方から離れられず，新しい考え方を受け入れられないこともある。

3）ソクラテス的質問と誘導による発見

先ほどの協働的経験主義に基づく面接内容は，別の重要な CBT の治療技法——ソクラテス的質問（Socratic questioning）と誘導による発見（guided discovery）——の例示にもなっている。協働的な治療関係を確実に実現するための方策として，このふたつの概念を初めて導入したのは Beck である（Beck & Emery, 1985）。ソクラテス的質問というのは誘導的な質問法のひとつで，治療者はこれを活用して，クライエントが自分で自分の考え方や解釈の問題点，信念の偏りを発見できるよう導いていく。Beck と Emery（1985）は，治療者の適切な質問がクライエントの硬い考え方をほぐし，治療構造や協働の姿勢，クライエントの意欲を育てる契機になると述べている。

誘導による発見は，思考の意味に関するソクラテス的質問を繰り返すことで，クライエントが自らの中に潜んでいた非機能的な信念に気づき，その信念の有効性，機能性，影響力を評価できるようになるプロセスをいう（Beck, J. S., 1995）。Padesky（1995）は，誘導による発見には次の4つのプロセスが含まれると指摘している。

1. 適切な質問を通じて，クライエントが自覚していなかった問題を把握する。
2. 傾聴し，リフレクションのやり方で応答する。
3. クライエントの発言内容を要約して提示する。
4. 統合的な質問をすることによって，新たに発見した内容を非機能的な信念に適用するよう，クライエントを促す。

重篤な病的疑念をもつクライエントとの面接では，ソクラテス的質問と誘導

による発見を修正しなくてはならないことがある。なかなか決断できない強迫的疑念のあるクライエントは，ソクラテス的質問をされると，なんとかして「最も正しい」答えを見つけようと躍起になって強い不安を感じることがある。そのような症例では，クライエントが恐慌状態に陥ったり治療が停滞したりするのを避けるために，治療者はそれまでの発言内容をよりコンパクトにしたり，患者が答えやすくなるヒントを与えたりしなくてはならないことがある。

4）動機，治療への期待，ホームワーク

うつ病や不安障害の認知療法の治療効果に影響を与える因子の中に，クライエント側の特性が数多くあるとわかっている（Dimidjian & Dobson, 2003 の総説参照）。それと同じ特性が OCD に対する CBT の治療効果にも影響する可能性が当然ありうる。実際，治療に対する動機と治療効果への期待が乏しい場合，十分な治療成果が上がらないことが多い。Whisman（1993）は，うつ病の認知療法に関する総説の中で次のように記している。「認知療法は，クライエントが意欲的に治療に取り組み，認知モデルとクライエントの治療への期待に一致が認められる場合に，最も効果を挙げる」（256 頁）

OCD 患者は，治療を強要されたと感じることがある。というのも患者本人は，OCD による自分の衰弱に家族や友人ほど気づいていないからである。また受診はしたものの，長い闘病の末に自信や意欲をすっかりなくしていて，こんなに頑固な強迫症状を今さら取り除ける治療などあるわけないと決めてかかる場合もある。あるいはこれまでの治療が失敗の連続で，どうせ CBT も一緒だろうと高を括っているかもしれない。さらに患者によっては，OCD の生物学的な基盤を確信するあまり，CBT という心理学的な治療法を受け入れられないこともある。いかなる事情があるにせよ，治療へのクライエントの期待や動機が乏しい場合には，その事実をともにしっかり認識して，治療の場でオープンに話し合う必要がある。治療初期の段階でいくらかでも変化が見られないと，治療の成功はおぼつかない。

クライエントに気質的な抵抗が認められる場合にも，治療が難航することが多い。Beutler, Harwood, Caldwell（2001）は，治療に対して気質的な抵抗を示しやすいクライエントの特徴として，他人に恨みを抱きやすい，支配的，他人の意図を疑いがち，競争心が強い，ひねくれている，権威への反発が強いなどの 10 項目を挙げている。そして，このような特徴をもつクライエントの

治療では，適宜治療技法の修正が必要になると記している。さらに Beutler らは，このタイプのクライエントの面接では非指示的な方針を採る方が効果的で，リフレクション，明確化，質問，支持，逆説志向，接近と退却の使い分け方略（クライエントにとって難しいテーマが話題に上がった際に，治療者が一旦退却して沈黙を守る方法）などを重用するとよいと述べている。この問題に関しては，Leahy（2001）が抵抗の強いクライエントについての好著を発表していて，参考になる。OCD で生じる抵抗は特に厄介である。というのも，OCD に対する CBT の最も効果的な治療技法（すなわち曝露反応妨害法）は指示的で，治療者主導の要素が色濃いからである。

　このテーマに関して，もうひとつ論じるべきことがある。それは，ホームワーク（宿題）の重要性である。さまざまな研究が，ホームワークの実施率と治療効果に相関が認められると報告している（Dimidjian & Dobson, 2003 の総説参照）。たとえば Burns と Spangler（2000）は，ホームワークの実施率が認知療法を受けているクライエントの抑うつの改善に大きな影響を与えたと報告している。CBT 一般の場合と同様，OCD の CBT でもホームワークが果たす役割はきわめて大きい。

　OCD の治療でホームワークを設定する際には，次の 2 点が特に重要である。ひとつ目の留意点は，ホームワークがクライエントにとって荷が重すぎて苦痛の種になることがないよう，配慮することである。課題の量と質を吟味して，クライエントにとってちょうど**ほどよい加減の負荷**になるよう，調整しなくてはならない。非常に強い動機をもつクライエントであっても，動機とコンプライアンスを維持するためには，ホームワークを徐々に増やしていく配慮が必要である。

　ふたつ目の留意点は，多くの OCD 患者が完全主義的傾向に苦しんでいることである。完全主義的傾向があると，ホームワークに必要以上に入れ込んだり，課題をきちんとこなせたかどうかが不安で苦しむことがある。こうした事態を避けるためにも，治療者はクライエントと密にコミュニケーションを取り，クライエントがホームワークをどう受け止めて実施しているかを把握する必要がある。たとえば，以下のようにまめに質問するとよいだろう。

「今回のホームワークは，どれくらいたいへんでしたか？」
「毎日これをするのに，どれくらい時間がかかりましたか？」

「ホームワークをしながら，どんな気持ちになりましたか？」
「ホームワークに，ひどく難しいところはなかったですか？」
「次回のホームワークで，少し変えた方がいいところはありますか？」

このように訊ねるのは，ホームワークに対するクライエントの反応を細かく確認し，治療に対するクライエントの動機とコンプライアンスが尻すぼみにならないようにするためである。

2. 治療の落とし穴を避ける工夫

1) 強迫観念の内容修正

表9.2に，治療の妨げになりやすい因子を列記してある。まずは強迫観念の内容修正の重視だが，これはOCDの治療者がCBTを提供する際にしばしば犯しやすいミスであり，臨床上の重要なポイントである。クライエントが訴える不安内容に異を唱えたり，症状に含まれる非現実性を追及したりして強迫観念の内容をあからさまに変えようとする介入スタイルに，Salkovskis（1985, 1989a）も警告を発している。このような介入から得られるのは，せいぜい一過性の改善に過ぎず，悪くするとこの種の介入が保証や中和化の役割を果たすため，治療に悪影響を与えかねない。加えて，OCD患者は強迫観念の非合理性を自覚しているので，強迫思考に対して論理的なアプローチをしても無効であり，この点がうつ病の認知療法と異なると記している。しかし，たとえ経験を積んだ治療者であっても，つい強迫的な恐怖の非現実性を突きたくなりがちで，ことにクライエント自身がそうしたアプローチを希望している場合にはなおさらである（Whittal & McLean, 1999, 394頁参照）。

ただし，クライエントによる脅威の過大評価に対して認知的な介入を行う場合，その介入は強迫観念の内容修正に似たものになる場合がある。一例として，van OppenとArntz（1994）が提唱している技法を紹介しよう。ある出来事から恐れている結果に至るまでの一連の出来事について，それぞれが生じる主観的な確率を計算するのである。たとえば，まずクライエントが心配している出来事（例：タバコの火を消し忘れる＝出来事①）が生じる確率（確率①）を計算する。次いで，その出来事が原因で発生する最も恐れている結果（例：絨毯が燃えはじめ，気づくのが遅れて手の打ちようがなくなる＝出来事②）の確率（確率②）を算出する。そして，出来事①と②が連続して起こる確率を計算す

る（＝確率①と確率②の積）。各出来事が単独で起きる確率（①や②）自体の値も十分小さいが（たとえば千分の一），一連の出来事が連続して起きる——消えかかったタバコの火がいくつかの事象を経て火事に至る——確率は，はるかに小さくなるだろう（たとえば千万分の一）。

　このエクササイズは，クライエントがどれだけ脅威を過大評価しているかを明確にするのに役立つ。上記のエクササイズでは，タバコの火を消し忘れて失火を招くという考えに関する誤った評価に焦点が絞られていて，心配の内容が不合理であることや起こりそうもないことをクライエントに納得させようとしているわけではない。この認知的介入を誤用して，強迫的内容が起こりそうだと心配する根拠に異を唱えると逆効果になるだろう。

- 望ましくない介入の例：「ほらね，タバコの火を消し忘れて火事を起こしてしまうなんてこと，ほとんどありえないって，おわかりでしょ？」
→　失火の可能性が微々たるものであると保証して，クライエントを説得ようとしている。
- 望ましい介入の例：「こうしてあらためて考えてみると，『火事を起こしてしまうかも……』という心配が頭に浮かんだときに，心配を過大評価してしまっていることがわかりますね。失火という単一の出来事が生じる確率に注目してしまったようですが，一連の出来事が次々に起きる累積確率を見てみれば，きわめて小さいことがわかります」
→　「失火するかも……」という心配が実現する可能性を過大評価していることを，クライエントが自覚できるよう援助している。

　強迫観念の内容を修正しようとする介入の問題点は，次の症例にはっきり示されている。クライエントはふたりの幼い子どもをもつ既婚女性で，セックスと暴力に関連する強迫観念で悩まされていた。治療開始当初は，自分の性的指向に関する強迫的な疑念に苦しんでいたが，治療が進むにつれてその恐れは変化し，自分には性的倒錯と暴行の傾向があり，いつかいたいけない相手，特に子どもをレイプしてしまうのではないかという懸念になっていた。クライエントがこの疑いをもつに至った根拠は，ひとつだけだった。他の女児と遊んでいた10歳のときのエピソードである。ふたりでゲームをしていたが，途中相手の少女を人質にする場面があり，そのときに性的な感覚を体験したことをクラ

イエントは憶えていた。さらに，強い快感を覚えたあとに，猛烈な自責感に襲われたことも憶えていた。数年後にOCDを発症してからこのエピソードが頭から離れなくなり，あれは自分に性的倒錯と暴行願望があることを意味していたのではないかと思うようになったという。クライエントの強迫観念は，次のような内容であった。「自分には，他人の体に攻撃を加えることで性的に興奮する倒錯傾向があり，あのときに子どものマスターベーションをしたのではないか？」

　アセスメントと症例定式化を行う中で，クライエントの1次的強迫観念のテーマが，子どものマスターベーションであることが明らかになった。標準的な認知療法のセッションを何度も繰り返し，治療者は，子どものマスターベーションは異常でも性的倒錯のサインでもないという常識的な内容を，反証として繰り返し語った。さらに，少女時代のエピソードの記憶が本当に正しいかどうかについても問題として取り上げ，攻撃的な刺激で性的興奮を覚えたとする以外に，当時の感情と行動を説明することができないかを検討した。加えて，子どものセクシュアリティに関する情報を提供し，論理的な説得のみならず行動実験も行って，自分に性的倒錯傾向があるとするクライエントの信念について，証拠か反証をさらに確認できないかを調べた。こうして幾度もセッションを重ねたのちに症状が改善し，強迫観念の出現頻度と強度がめっきり減ったという報告がクライエントからあった。これによって，治療はうまく結果を出したとみなされた。

　ところが2年ほどして，クライエントは再び受診するようになった。性的逸脱と暴力に関する強迫観念が再発しただけでなく，その頻度と強度がさらに増大していた。クライエントはその頃，自分に暴行や性的倒錯の傾向があるかどうか，ひたすら認知再構成を行いつつ証拠や反証を探していた。この症例では，認知療法が保証希求方略に変わってしまっていたのである。さらに1次的強迫観念も若干変わり，「自分のコントロールが効かなくなって，いたいけない子どもをレイプしてしまうのではないか？」となっていた。

　そこで今回は治療方針を変更し，侵入思考に対するクライエントの反応――すなわち，誤った評価とコントロール方略――に治療の焦点を絞った。そしてクライエントを励まし，強迫観念の認知再構成をやめて，「セックスと暴力」に関する強迫観念に意図的に曝露するホームワークをするよう指示を出した。

　CBTの介入はクライエントの誤った評価，すなわちセックスと暴力に関す

る強迫観念の過大評価，過度の意味づけ，行きすぎたコントロール欲求に焦点を絞り，治療は「レイプについて考えていると，余計に抑えが効かなくなって，本当にレイプしそうになる」などに見られる，思考と行為の混同の概念を導入して進められた。結局，一番有効だった介入法は，クライエントがなぜ「セックスと暴力」にまつわる強迫観念にこうも苦しめられているのか，その理由の候補として次のふたつを併置して，クライエント自身に判断してもらうことであった。

- 理由1：クライエントには，潜在的な性的かつ暴力的倒錯傾向があるので，なんとしても矯正しなくてはならない。
- 理由2：クライエントはとても心が優しくて，面倒見がよく思いやりのある女性なので，この種の望ましくない侵入思考を自覚すると，ひどく動揺する。

　行動実験として，ご主人を強引に説得してセックスをする（たとえば，夫にまったくその気がないとわかっているのに，無理に求めて強引にやろうとする）というホームワークを出した。すると次のセッションで，「前回のホームワークは，とても実行できませんでした」という報告があった。予想通り，相手の意向を無視した強引なセックスなど，クライエントはまったく望んでいなかったのである。この結果は，強迫思考による苦痛はその思考に対する反応によるものであること，すなわちクライエントには「理由1」ではなく「理由2」が当てはまることを示していた。クライエントは元々心の優しい非暴力的な女性であり，自分の資質とまったく逆の侵入思考に強く反応して苦しんでいたのである。これを踏まえて，評価とコントロール方略に焦点を絞った面接を行ったところ，10回のセッションで十分な改善が認められた。

2) 過度の保証希求

　多くの研究者が，治療者はセッション中，うっかりクライエントに保証を与えないよう用心しなくてはならないと警告している（Freeston & Ladouceur, 1999；Salkovskis, 1985；Whittal & McLean, 1999）。保証の希求は，不安や責任の感覚を軽くするためにクライエントが用いるコントロール方略のひとつである。たとえば加害の強迫観念で苦しむクライエントは，自分が他者を傷つけ

るような行動を取っておらず、これからも取らないことを、頻回に家族に保証してもらおうとするかもしれない。OCD 患者はしばしば家族や友人などに保証を求めるが、治療者もこうした保証希求行動に巻き込まれることがある。保証によってクライエントが求めるのは、自分が恐れている結果は生じていないし、これからも決して生じないという確かな安心感を得ることである。

この好例が、先に紹介した自分が病気にならないことを確認しつづける男性の症例である。セッションのやり取りでも、この男性の話題はほぼ自分が病気に罹っているかどうかに終始していた。クライエントは治療によって、自分が健康であるというある種「完璧な保証」を得て、病気になるかもしれないと感じたときにはいつでもその保証を利用したいと望んでいた。治療は、自分が「病身」か、それとも「完全に健康体」かという点に注目するのではないとわかった時点で、クライエントは治療を続ける意欲を失った。このクライエントにとって、不安を和らげる唯一の方法は自分が病気に罹っていないという証明を得ることであった。

保証の希求が反治療的に働くのは、それが中和化方略のひとつであり、不注意に保証を与えると強迫の病態を悪化させるからである (Freeston & Ladouceur, 1999)。加えて、クライエントが保証を求める面接では、話題が強迫観念の内容に限定されてしまい、誤った評価やコントロール反応などの大切なテーマを扱いにくいという問題もある。治療者にとって肝要なのは、セッションの最中に「今、クライエントに保証を求められている！」と気づくことである。治療者は、強迫観念の内容（たとえば、いつか気持ちのコントロールができなくなって、誰かに危害を加えてしまうのではないか？）が正しいかどうかの保証を与えても、クライエントの苦痛にほとんど永続的な影響を与えないこと、それどころか強迫観念の強度を増大させかねないことを、クライエントに気づいてもらう必要がある。その上でセッションを本題に戻し、クライエントの支えとなるような穏やかなやり方で、強迫観念の評価や強迫観念への反応について話し合う。

3)「治療が誘発する」中和化

十分留意された認知療法的介入であっても、保証の希求と関連のある別の問題が発生することがある。たとえば、クライエントが強迫観念による不安を中和化しようとして、論理的説得や証拠集めといった介入をカバートな強迫儀式や他のコントロール方略として利用する場合である。時には、クライエントが

第9章 治療の始め方

あまりに熱心に「認知分析」を受け入れようとして，治療者の言語的介入が強迫観念に対する型どおりの反復反応パターンになる場合もある。

この種の困った事態は，さまざまな文脈で起こりうる。たとえば完全主義傾向が著しいクライエントは，強迫観念に対する唯一にして最高の認知的対処法を，すこぶる熱心に見つけようとすることがある。ここで正しい認知的反応，もしくは完璧な認知的反応の判断基準となるのは，そのときにどれだけ不安が軽減したかであるため，クライエントは自分の「認知再構成スキル」に磨きをかけようとしてがんばりつづけることになる。さらに，自分の不安を軽減してくれそうな認知的反応を治療の場で見つけたクライエントは，その反応を画一的かつ強迫的に繰り返し利用することがある。

FreestonとLadouceur（1999）はこうした事情を踏まえ，クライエントが同じ認知分析を何度も繰り返したり，分析内容をワンパターンなやり方で利用したり，自分の反応を自覚するのが徐々に難しくなったりする場合は，治療的介入が中和化方略になっている可能性が高いと記している。言うまでもなく，治療者はこうした事態を自覚してセッションの中でしっかり取り組む必要がある。

「治療が誘発する」中和化の問題を鮮やかに説明している臨床例がふたつある。ひとつは，先程紹介した加害恐怖に苦しんでいた女性のケースである。クライエントは，加害に関する強迫観念に意図的に曝露する（すなわち，強いて考えつづける）と不安が軽減することを知ってから，曝露を強迫的なやり方で用いはじめた。当然ながら，こうした曝露の効果は時間とともに低下していく。というのも，ここでは曝露が変容して強迫的な心のコントロール反応――すなわち「まぎれもない加害の考え」を一定の期間考えるという強迫的な儀式――になっているからである。曝露が中和化方略に組み込まれていることが明らかになった段階で，治療の焦点は強迫観念に対する心的コントロールを重視するクライエントの評価と信念に絞り直された。空想上の加害のシナリオを読むなど，それまで行っていた曝露をすべてストップすることにしたのである。

今ひとつは，やはり性と加害に関する強迫症状で悩んでいた男性のケースで，オーディオテープを使う馴化訓練と認知再構成法がいったん奏功した。数年後，このクライエントは新しい強迫観念を抱えて再び診察室にやって来た。今回の強迫観念は，妻の初体験の相手が「自分以外の男」だったことに関するもので，クライエントは妻がそのとき喜びに浸ったのか，あるいは，その行動について

相応の後ろめたさや後悔を感じたのかが気になって仕方なかった。それが強迫反芻となり，クライエントは何度も繰り返し妻を問い詰め，妻が泣き出すまで詰問をやめることができなかった。あまつさえ，自分の思考の合理・不合理を調べるための証拠集め技法を使い，夥しいメモまで書き残していた。結局，妻への詰問もメモ作りも強迫観念の出現頻度と強度を増大させ，強迫反芻による苦痛を強めることになっていたのである。強迫観念に対するクライエントのこの反応は，保証によって不安を中和化しようとする試みと見ることができる。証拠集めについて言えば，長期の認知再構成に取り組まざるをえないと感じているにもかかわらず，クライエントは証拠——すなわち，苦痛を効果的に減らす適切な論拠——を見つけることはないだろう。

4）対決的な治療スタイルとクライエントの受け入れ状況

　OCD患者は時に理屈っぽくなることがあり，治療者の保証を求めるとき，特にそれが顕著になる（Salkovskis, 1989b）。OCD患者はいざ自分の強迫症状に関することとなると，過度の頑固さや細心さ，不確かさや曖昧さに対する不耐性，完全主義傾向を示しがちになる点を考えると，面接がクライエントと治療者の議論の場になりうることは容易に想像できるだろう。こうした状況は，強迫観念の恐怖に対するクライエントの反応に焦点を絞るならまだしも，誤ってその恐怖自体を扱おうとすると，いっそう生じやすくなる。

　面接での押し問答を避けるためには，治療者が冷静で支持的な態度を保ち，クライエントを尊重する姿勢を取りつづける必要がある。こうした姿勢を維持するためには，強迫観念の内容がたとえどんなにばかげたものであっても，OCD患者は症状でひどく苦しんできたという基本的な事実を忘れないことが重要である。さらに治療者は，各セッションが確実に協働的経験主義の精神や誘導による発見の原則に基づいて行われるようにするとよい。強迫観念や回避している状況に関するクライエントの捉え方や信念については，それを尊重し治療での検討を十分に要するものと認めるべきである。要は治療全体を通して，すべての信念や評価をCBT的介入によって一緒に検討する姿勢を継続的に強化していくことが大切である。

　症例として，「なんでも知っておかなくては！」という強い衝動をもつクライエントを取り上げよう。彼女は，この衝動に応じないと苦痛が増すと思い込んでいて，目の前の印刷物を何度も繰り返し読み直す。このような場合，治療

者はクライエントを論理的に論駁して信念と対決しようと思ってはならない。そういう信念もありうると認めた上で,「なんでも知っておかなくては!」という衝動を他の観点から理解できないかどうか,クライエントと一緒に検討するのである。こうした治療の流れになれば,衝動に応じないと苦痛が増大するかどうかを調べるために,衝動に対する反応妨害などの行動的な課題を設定することが可能になる。このように,クライエントが抱いている厄介な考えや感情,行動に対して,柔軟な姿勢でいろいろな可能性を探っていくのが,CBTの方向性である。

　強迫観念に対するCBTが奏功しにくいクライエントの特徴については,まだ十分な臨床研究が行われていない。第3章で紹介したように,パーソナリティ障害が併存する,治療意欲が乏しい,治療手続きを順守しない場合の他にも,重篤なうつ病や優格観念が存在する際に,曝露反応妨害法は十分な治療効果を発揮できないことが多い可能性があると報告されている。これらの因子がCBTの効果を損なうかどうかは,明らかになっていない。しかし筆者の印象では,極端に頑固で柔軟性や心理学的な探求心の乏しいクライエントは,CBTでも結果を出せないように感じられる。そもそもCBTは,人には複数の見方を受け入れる能力があるという仮定に基づいている。加えて,各人は思考に対する自分の反応を自覚して言語化する能力,すなわち思考について考える能力を発揮できなくてはならない。クライエントがこうした「メタ認知」レベルの抽象能力をもち合わせていないと,強迫観念に対するCBTはなかなか奏効しないだろう。

III　治療の開始——導入期のセッション

　OCDのCBTは,多くの基本的な治療構成要素から成っている。各構成要素は治療のさまざまな段階のある特定の時点のみで行われるものではなく,治療全体を通して,時期により程度の差はあれ継続的に綿々と実施されているものである。表9.3には,CBTの主な構成要素をまとめてある。以下,臨床例を挙げながら各構成要素について説明を加えていく。

表 9.3 強迫性障害の CBT における治療構成要素

評価モデルに関する心理教育
誤った評価や中和化が，強迫症状やそれに伴う苦痛の持続につながるメカニズムについて，認知的説明を行う。クライエントはこの説明を受けて，その後の治療原理を理解する。

評価と侵入体験の同定と区別
クライエントは，自分が主にどのように強迫観念の重要性や意味を誤解釈しているかについての同定の仕方を学ぶ。強迫観念および侵入思考と，侵入体験に対する認知的反応（望まない侵入思考の評価）を，クライエントが区別できるようになることが重要である。

認知再構成
CBT の標準的な治療技法の使い方を指導し，クライエントが強迫観念に対する適応性を欠く評価に疑問をもてるようにする。

強迫観念に関する別の評価
望まない侵入思考の発生や内容について，これまでより適応性があり，不安を惹起しない解釈を生み出すことに重点を置く。

強迫儀式，中和化，回避の役割
曝露反応妨害法を指導し，クライエントが強迫観念の持続に寄与する強迫行為，中和化，回避行動の影響を軽減できるようにする。

行動実験
強迫観念に関連する誤った評価や信念を検証するために，ホームワークを出す。行動実験の目的は，クライエントがその体験を通して強迫観念への適応性を欠く反応をやめ，より健全な反応を受け入れられるようにすることである。

自分を評価するメタ認知的信念の修正
治療維持の一環として，望まない侵入思考の意味に関する中核的な信念と，その思考のコントロールに関する中核的な信念に取り組む。

再発予防
治療終了前に再発対策を行う。

1. アセスメントと症例定式化

　CBT でのアセスメントと定式化については，第8章ですでに詳しく述べている。診断，アセスメント，治療計画作成は治療開始時に行われるものの代表だが，これらは治療全体を通じて継続的に行われるべきである。症例に関する理解が深まるにつれ，治療のゴールや治療計画が変更されたり，症例定式化がより正確なものに改訂されたりする。また強迫症状の内容も不変ではなく，治療の経過とともに変化することがある。

　第8章で述べたアセスメントの方向性は，強迫症状の認知行動モデルに基づいたものである（詳細な行動アセスメントについては Steketee, 1993 も参照のこと）。したがって同章でお薦めした症状評価尺度は，OCD の CBT を進めていくのに必要な情報を提供できるよう工夫されている。特に付録8.1〜8.5では，治療計画の作成に欠かせない重要な情報が得られるようになっている。アセスメントが終わる頃には自然に症例定式化が完成し（付録8.6），その内容はクライエントの心理教育で重要な役割を果たすことになる。

2. クライエントの心理教育

　CBT における心理教育の重要性は，多くの臨床家や研究者が強調している（Freeston & Ladouceur, 1999；Rachman, 1998, 2003；Salkovskis, 1996a；Steketee, 1999；Whittal & McLean, 1999）。OCD の心理教育には，ふたつの重要な目的がある。ひとつは望まない侵入体験のノーマライゼーションであり，今ひとつは治療原理の提供である。

1) 望まない侵入体験のノーマライゼーション

　問題となる1次的強迫観念をアセスメントで把握したら，強迫観念に対するクライエントの解釈を変えるプロセスに移る。具体的には，正常者で見られる望まない侵入体験（思考，イメージ，衝動）を例に挙げてノーマライゼーションを行う（Salkovskis & Wahl, 2003）。クライエントは，奇妙な考えに苦しめられつづける自らの精神状態を異常と信じて受診する。そこで治療者は，9割の一般人が「不快で苦痛な侵入思考を体験したことがある」と答えていること，その内容は実に多彩で，汚染，不潔，セックス，攻撃性，失敗，不誠実，宗教，人を困惑させる失礼な発言，自他への傷害や事故への巻き込み，コントロール

不能状態など，多岐にわたることを説明する。これらの侵入思考は出し抜けに現れることもあれば，特定の状況で誘発されることもある。たとえば，ナイフを見ると誰かを刺すイメージが浮かんだり，お金に触って「汚れてしまった！」と感じたりする（Freeston & Ladouceur, 1999）。

　クライエントにこの説明をする際には，非臨床群が報告した望まない強迫的侵入思考のリストを供覧するとよい。付録9.1は，大学生でよく見られる望まない強迫的侵入体験（思考，イメージ，衝動）の一覧である。このデータは，カナダのニューブラウンズウィック大学の研究グループ（筆者もこの研究グループの一員である）が行ったふたつの調査結果に基づいている。PurdonとClark（1993）による初めの報告は293名の学生が対象で，ふたつ目のByersら（1998）の報告は169名が対象となっている。付録9.1に記載されている数値は，該当する侵入思考を経験したことがあると答えた大学生の割合である。PurdonとClark（1993）の調査で，少なくとも1種類の侵入思考を経験していると答えた学生の割合は実に99％に達しており，Byersら（1998）の調査でセックスに関する20種の侵入思考のうち，少なくともひとつは経験していると答えたのは84％に及んだ。

　同様のリストはRachmanとde Silva（1978）の研究や，Rachman（1998, 2003）やSteketeeとBarlow（2002）の出版物の中でも見つかる。付録9.1を用いて心理教育を行う際には，このリストが非臨床群の報告によるさまざまな侵入思考の一部に過ぎないことをはっきり伝える必要がある。実際SteketeeとBarlow（2002）のリストには，非臨床群の強迫観念や心的侵入体験が70項目以上挙がっている。項目によっては「経験している」と答えた人の割合はさほど高くないが，大事なことは相当奇異な内容や不穏な事柄（付録9.1の第13〜15項目）でも，かなりの非臨床群が経験していると答えている事実を理解してもらうことである。

　強迫体験のノーマライゼーションは，さまざまな好ましい効果をもたらす。クライエントはしばしば，こんな強迫観念があるからには自分は異常に決まっている，「脳の化学的アンバランス」が深刻な状態になっている，と信じている。したがって，自分が悩まされてきた症状と似た体験をしている人が実はたくさんいるという事実は，クライエントが強迫観念について初めて耳にする希望に満ちたメッセージのひとつになるかもしれない。しかしクライエントは，「正常な」人たちが自分と同じ頻度や強度の強迫観念や苦痛を味わっているわけで

はないことを指摘するだろう。これはもちろん正しい推測であり，治療はここからノーマライゼーションの第2ステップに入っていく。

この第2ステップへの導入法には，いくつかのやり方が提唱されている。Salkovskis と Wahl（2003）は，どういうタイプの人が強迫観念を抱きやすいかを，クライエントが治療者と一緒に考える方法を薦めている。一方，Rachman（2003）は，望まない侵入体験の中でも，どうでもいいものと，自分にとって重大な意味のあるものの違いに焦点を絞っている。

一方，筆者は次のような方法を用いている。まず付録9.1のリストをクライエントに見てもらい，クライエントがまったく体験したことがないもの，あるいはほとんど体験したことのないものをふたつ，3つ選び出してもらう。そしてソクラテス式質問と誘導による発見を用いて，クライエントに次のように質問する。

「どんなタイプの人が，どういう状況で，こういう考えに悩まされやすいのでしょうね？」
「この考えに悩まされる人は，その考えのどんな点でそこまで動揺するのだと思いますか？」

この質問をすることによって，クライエントにOCDのCBTの核心――すなわち，苦痛の原因は強迫観念そのものにあるのではなく，強迫観念をいかに受け止めるか（評価）にあること――を理解しはじめてもらおうとするわけである。この作業によって，強迫観念は当人が最も懸念しているテーマにまつわる内容が多い事実も明らかにすることができる。重要なのは，クライエントが目下のところ悩まされていない侵入体験を例にして，評価モデルの心理教育を始めることである。このやり方の方が，現に悩まされている侵入体験を用いるよりも，評価の役割を容易に理解してもらえる。

2）評価の役割
「ノーマライゼーション作業」のあとは，心理教育の第2段階，すなわちOCDの認知行動モデルと治療原理を説明する段階に移行する。この移行をスムーズに進めるには，次のような言い方が役に立つかもしれない。

「さて，これで，ほとんどの人が望まない侵入思考を体験していることがわかりました。では，その侵入思考が頻繁に出てきて苦しむ人がいる一方で，めったにそれを体験することもなく，苦しむこともない人がいるというのは，どういうことなのでしょうね？」

ここでは，クライエントがごくまれに体験する侵入思考を例として取り上げるが，治療者はクライエントをひどく動揺させることのないもの，中和化反応につながる可能性の低そうなものを選ぶとよい。

治療者とクライエントは図5.1の認知行動モデルを使い，望まない侵入思考に対してどう反応するとその持続が長引き，苦痛が増大するかを一緒に検討する。付録9.2の図は，出現頻度の低い侵入思考に対するクライエントの反応を引き出す際に役に立つ。この作業の目的は，当人の解釈と望まない侵入思考をコントロールしようとする試みが，侵入思考の持続で重大な役割を果たしているという認識を深めることにある。めったに出ないし，今は気にもならない否定的な侵入思考が，どのような受け止め方（認知）をして，どのような対処法（行動）を取ると，頻度が増して苦痛をもたらすのか——そのメカニズムを理解してもらうことが重要である。さらに，この作業用に選んだ侵入思考が出現頻度も低く，動揺を引き起こすこともない否定的な思考であることを踏まえれば，当のクライエントが数多くの否定的な思考を抱きながらもきわめて健全に反応しているからこそ，その考えの出現頻度が低くなっていることを，治療者はクライエントに指摘することができる。

SalkovskisとWahl（2003）は，本来好ましい考えも，脅威になりかねない否定的な解釈をすれば気の滅入るものに変わりうることについて，治療者がクライエントと話し合ってみてはどうかと提案している。付録9.2を，この作業に利用することができる。以下は，この作業の展開がよくわかる例である。

あなたは今，おしゃれなレストランでパートナーとディナーを楽しんでいます。そして，自分がこの時間をすこぶる楽しんでいることに思い至ります。すると，その思いに心地よくなるどころか，すぐさま自分のことをなんて身勝手で無責任なんだと断じます。「母さんが入院して，集中治療室に入っているっていうのに，私はこんなふうに食事を楽しんでしまって……」と思うのです（楽しい思いを，無責任や身勝手のしるしと解釈して

いる)。あなたは自分を責め，自分の行動を恥ずかしく思いはじめます。そして，予断を許さない母親の容態が頭から離れなくなります。結局，デザートも食べずにレストランを出ますが，動揺は収まりません。

評価の練習は，まず，脅威的でない侵入思考を使って2～3回行い，そののちにクライエントの1次的な強迫観念を使って繰り返す（Rachman, 2003の実演参照）。付録9.2は，ここでも作業をスムーズに進めるのに役立つ。もちろん，クライエントは強迫観念に特別な思いを抱いているため，この作業を，これまでより難しいと感じるだろう。しかし，強迫観念が出現するきっかけと強迫観念のコントロール方略の同定は，比較的容易にできるのではないだろうか。というのも，その情報の大半はすでにアセスメントの中で得られているからである。端的に言えば，付録8.1～8.6を見直すことで評価の練習が容易になるだろう。

3) 中和化の役割

もうひとつ，心理教育の重要なステップがある。ここでは，本来不安を軽減する目的で行われる中和化などのコントロール方略がもつ逆効果について，クライエントに説明する（Rachman, 1998, 2003）。FreestonとLadouceur (1997a) は，この説明の際に役立つユニークな方法を考案し，それを「ラクダ効果」と呼んでいる。この方法を用いると，望まない侵入思考や強迫観念を意図的に抑えつけようとしたり，強引に取り除こうとしたりすることがいかに無駄であるかを実感できる。

「ラクダ効果」では，まず目を閉じて2分間ラクダを思い浮かべるようクライエントに指示する。ラクダのイメージが途切れたら，その都度手を挙げてもらう。次に今度は2分間，ラクダのことをまったく考え**ない**ようにして，ラクダのイメージが浮かんだらその都度挙手してもらう。

実際には，ラクダのイメージの想起と消去を完璧にこなす人はほとんどいない。そこで「ラクダ」のことを考えつづけたり，逆にまったく考えないでいたりすることの難しさについて話し合うのである。また，数時間ラクダのことを考えないようにしつづけたらどんな感じがするかについて，話し合うのもよいだろう。そして，「もしもラクダを思い浮かべたら，その都度100ドル支払わなくてはならない，というような悲惨な事態に陥るとしたら，一体どうなるで

しょうね？」などと訊ねてみる。この作業の目的は，望まない侵入思考の意図的なコントロールと中和化反応が及ぼす否定的な影響——侵入思考の出現頻度と苦痛の増大——をクライエントに体験してもらうことにある。

4) 評価に関する説明のまとめ

多くの臨床家が，クライエントはしばしば，「評価」の考え方を理解するのが難しいと感じると記している（Freeston & Ladouceur, 1997a ; Whittal & McLean, 1999）。クライエントが自分の誤った評価を自覚できるよう援助する方法は，次章で詳しく紹介する。とりあえずここでは，面接の場で**評価**という術語をそのまま用いるのは避け，たとえば「強迫観念があなたにとって重要である理由」などの言い方を工夫する方がよいと指摘しておく。

付録 9.2 を用いる作業が済んだら，治療者は「強迫観念を重要視する受け止め方」（評価）と「強迫観念とその苦痛をコントロールしようとする試み」（中和化）が，実際には強迫観念の出現頻度と強度を増大しうる事情を，改めて簡潔に説明する。クライエントに，OCD の病態モデル図（図 5.1）と付録 9.2 のコピーを渡し，図 5.1 と付録 9.2 を照らし合わせながらクライエントの 1 次的強迫観念について話し合う。CBT モデルについては，特に次の諸点に留意して話を進めるとよい。

- どんな人も，自分の意思に反して心に浮かんでくる望まない考えを体験している。望まない侵入思考のない生活を送ることはできない。
- 望まない侵入思考を体験しても悩まされないですむのは，当人がそれを気にかけず脅威と感じないからである。実際，強迫観念で苦しんでいる人も，自分が気にしていない内容の侵入思考には，普通に対応できている。
- 望まない侵入思考の出現頻度や影響力は，当人がそれをどれだけ重要視するかによって決まる。悲惨な結果につながりそうだと判断された侵入思考は，特に重要と解釈されやすい。
- ある侵入思考を自分にとって重要な脅威になりうるものと考えたとたん，当人はその思考に対処しはじめる。しかし「ラクダ効果」の結果からも明らかなように，侵入思考のコントロールはほぼ不可能である。それどころか，侵入思考をコントロールしようとすればするほど勢いが増す。

5）治療の原理

　心理教育の締めくくりは，治療方針の説明である。クライエントが強迫症状の持続と悪化のメカニズムを理解したら，治療原理の説明に移る。治療によって強迫観念への反応パターンを変えて，悪循環から抜け出すのを援助することをクライエントに伝える。たとえば，次のような言い方ができるだろう。

> ここまでの取り組みでおわかりのように，望まない侵入思考や強迫観念にどのように反応するかで，その後の出現頻度と苦痛の大きさが決まります。これから治療でさまざまなことを試して，強迫観念の解釈や理解の仕方がほかにないかを探り，その発生の有無について，あなたがこれまでのような重要性や意義を感じないで済むようにしていきましょう。治療目標のひとつは，あなたが強迫観念をそう怖いものではないと思えるようになることです。もうひとつの大きな目標は，強迫観念への別の反応の仕方を身につけて，強迫儀式や中和化，その他のメンタルコントロール方略の使用を減らすことです。強迫症状の認知行動モデルによれば，あなたにとっての強迫観念の意味が薄らいで，メンタルコントロールや中和化，強迫儀式以外の対応法が身につけば，強迫観念の出現頻度と苦痛のレベルが目に見えて減るはずです。治療は，全部で15〜20セッションくらいになるでしょう。週1回のセッションの取り組みに加えて，自宅でしていただくホームワークも出ます。これらは，強迫観念に対する反応の仕方をよりよいものにするためにデザインされたものです。治療の説明は以上ですが，何かご質問はありますか？

　曝露反応妨害法（ERP）が治療計画の中で果たす役割は重大だが，可能な場合には，ERPの説明をもう少しあとのセッションにまわした方がよいかもしれない。ERPの説明の仕方としては，KozakとFoa（1997）の提唱するやり方が優れていて参考になる。ERPを最初に行うと不安レベルが上がるため，治療導入期のクライエントは大きな脅威を感じることがあるが，治療が進んで信念や評価に関する理解が深まれば，ERPに応じる気持ちも高まるだろう。ただ，あるタイプのOCD（たとえば洗浄強迫や確認強迫）の治療ではERPが治療の根幹となるため，最初に治療原理を説明する際にERPについてはっきり伝えるべきである。

Ⅳ　まとめと結論

　改めて述べるまでもないが，CBT は理論主導の治療法である。OCD に対する CBT の治療原理は，Salkovskis, Rachman, 強迫認知ワーキンググループ（OCCWG）などが築きあげてきた認知評価理論に依拠している。強迫観念に対する CBT の有効性を，今後実地検証していく必要があるが，認知的評価モデルが十分該当しないようなタイプの症例では，CBT が奏功しない可能性がある。

　治療を効果的に進めるためには，最初の何回かのセッションが大変重要である。実際，CBT が奏功しなかった症例をあとで振り返ってみると，治療導入期になんらかの問題が認められたケースが多い。治療導入期に，協働的経験主義，治療目標の共有，変わろうとする強い動機に裏打ちされた良好な治療関係を築くことが，何よりも肝要である。そして OCD の治療が嵌りやすい落とし穴，つまり誤って強迫観念の内容に焦点を絞る，保証を与える，対決的なスタイルを必要以上に取る，うっかり「治療が誘発する」中和化を実行するなどの誤ちを避ける必要がある。

　OCD の CBT では，心理教育が大変重要な役割を果たす。通常，初めの 2〜3 セッションがこれに当てられる。大切な臨床上のポイントは，治療の進展を焦って性急に認知再構成や行動療法的介入を行わないことである。まずは OCD の苦痛と持続に関する認知行動理論を，クライエントにしっかり理解し受け入れてもらうことが重要である。強迫観念を持続させている誤った評価や中和化の中核的役割についてクライエントが疑義を呈している状態で，評価やコントロール反応の修正を目的とした認知行動的作業に応じてもらうのは難しい。逆にクライエントが認知行動モデルを受け入れたなら，変わろうとする意欲や結果への期待が高まり，治療に取り組む熱意も増すだろう。

付録 9.1 非臨床群が体験している侵入思考,衝動,イメージ (1/2)

侵入思考の内容	体験している非臨床群の割合(%) 女性	男性
1. 暖房,コンロ,電気を消し忘れて,火事になるのではないかと心配する	79	62
2. 玄関の鍵を閉め忘れて,誰かが家に入り込んだのではないかと心配する	77	65
3. 運転中,車を道路外に飛び出させたい衝動に駆られる	64	53
4. トイレの便座や水洗レバーに触れたら,性病に感染するのではないかと心配する	60	40
5. 家はきちんと片づいているのに,完璧に片づいているかどうか確認したい衝動に駆られる	52	40
6. 友人に対して,怒っているわけでもないのに,下品で無礼なことを口走りそうになる	59	55
7. 見ず知らずの人に,下品で無礼なことを口走りそうになる	50	55
8. 運転中,車を対向車線に飛び出させたい衝動に駆られる	55	49
9. 公衆の面前でセックスをしている自分を想像する	55	67
10. 権威をもつ人(牧師,上司,教師など)とセックスをしている自分を想像する	51	62
11. 運転中,歩行者や動物を轢いたのではないかと心配する	46	51
12. 誰かと話しているときに,相手の裸体が頭に浮かぶ	44	63
13. スカートをまくったり,ズボンをおろしたりして,自分を猥褻にさらけ出したい衝動に駆られる	14	24

付録 9.1　非臨床群が体験している侵入思考，衝動，イメージ（2/2）

侵入思考の内容	体験している非臨床群の割合（%）	
	女性	男性
14. 人前でマスターベーションをしたい衝動に駆られる	11	18
15. 切れそうなナイフを見ると，手首やノドを切り裂いている自分を想像してしまう	20	22
16. 公共の場のドアのノブに触れて，自分がきたなく汚れたように感じる	35	23

Purdon と Clark（1993），Byers ら（1998）より引用

David A. Clark 著 *Cognitive-Behavioral Therapy for OCD* より。©2004 The Guilford Press。本フォームのコピーは，本書購入者が私的に使用する場合にのみ許可する。

付録 9.2 望まない侵入思考と強迫観念の持続に関する認知行動的評価モデル

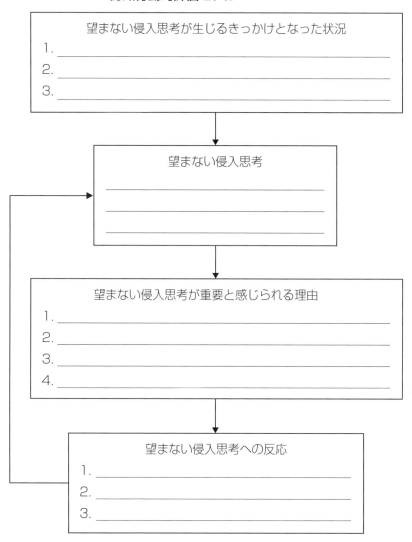

David A. Clark 著 *Cognitive-Behavioral Therapy for OCD* より。©2004 The Guilford Press。本フォームのコピーは，本書購入者が私的に使用する場合にのみ許可する。

第 10 章
認知再構成と代わりの解釈の生成

　認知行動モデルに関する心理教育は，治療の効果を上げるためにきわめて重要な要素である。というのも，クライエントの治療コンプライアンスや動機は，本人がそのモデルや治療理論をどれだけ受け入れているかに大きく左右されるからだ。心理教育はアセスメントの時期に始まり，2～3回目のセッションまで続く。心理教育の構成要素として重要な事柄の中に，強迫観念と評価を区別する方法，誤った評価にはさまざまなタイプがある事実，OCD の悪循環を中和化，メンタルコントロール方略，強迫儀式，回避が強化する事情を，クライエントに教示することがある。

　ここから前章に続いて心理教育について述べるが，本章では主に強迫観念と評価の区別の仕方をクライエントにどう教えるかについて検討していく。前述したように，OCD 患者は強迫観念に集中しすぎるせいで，強迫観念と評価の区別を難しいと感じることが多い。クライエントの注意関心を強迫観念自体から，強迫観念についての考え方や解釈の仕方に移行させる作業は，治療全体の中でもとりわけ難しい部分かもしれない（Whittal & McLean, 1999）。しかし，クライエントが自らの誤った評価と中和化反応を同定し正しく理解できなければ，認知行動的介入を進めることはできない。

　クライエントが強迫観念に対する自分の認知行動的反応に気づけるようになった時点で，誤った評価と信念を修正するために認知再構成の課題が導入される。認知的介入をどの段階で導入するかについては，認知行動療法家の間でも若干の意見の相違が存在する。Freeston と Ladouceur（1999），Steketee（1999）は初めに曝露反応妨害法（ERP）を行い，その後のセッションで認知再構成を導入しているが，Salkovskis（1999）と Rachman（2003）は誤った評価の修正を目的とする認知方略から始めて，その後に曝露反応妨害法（ERP）を導入している。筆者は，後者の進め方に賛同している。というのも，ERP と比べて

脅威の度合いが軽い認知的介入を先に行うことで，クライエントが，次に控える難易度の高い行動課題に対する準備ができるからである。加えて，認知再構成を行って代わりの説明を考え出す作業は，強迫観念と結びついている誤った評価と信念に直接焦点を絞ることで，心理教育を促すのに役立つためでもある。

I　中和化および評価の同定

1．中和化

　ほとんどのクライエントは，自分の強迫行為や回避パターンに気づいている。治療者は治療の初期に，第3章で紹介した例（表3.2）のような不安階層表の作成に取り組む必要がある。この表に，強迫観念が出現するきっかけとなり，さまざまな強さの不安を引き起こす可能性のある状況を記載する。この状況の多く，特に階層表の上位に挙がる不安レベルの高いものは，積極的に回避されやすい。不安階層表は，治療の中盤で実施されるERPの基礎データのひとつになる。Steketee（1993, 1999）は，不安階層表の作成と回避の扱い方に関する有用な議論と実例を記している。「強迫的不安をリストアップする」（Steketee, 1993, 77頁）ためのフォーマットは，ERPを計画する際に利用することができる。FoaとKozak(1997)が作成したクライエント向けのワークブックには，儀式や行動的回避の同定に使える優れたフォーマットがいくつか紹介されている（23-27頁）。ワークブックの付録はクライエントのために書かれており，そこでは，状況が生むきっかけ，回避，儀式が強迫観念の持続で果たす役割についての説明がなされている。

　クライエントは，強迫観念に反応して行う中和化やその他の思考コントロール方略には，あまり気づいていないことが多い。治療者は第2章の表2.5と表2.6を活用して，中和化，保証の希求，思考のコントロールについて話し合う機会を作り，各概念を説明することができる。クライエントがアセスメント中にコントロール方略記録シート（付録8.5）を完成させたら，それを確認することで，強迫観念に対する最初の反応に関する貴重な情報が得られる。場合によってはセッションの中で強迫観念を顕在化させて，クライエントがいつもどのように不安を抑えたり，強迫観念の否定的な影響を消し去ったりするかを検討する必要がある。多くのケースで重要なのは，セルフモニタリングのホームワークを

課して，クライエントが強迫観念に対処するときに用いるさまざまな方法の情報を集めることである．こうすることで，クライエントは自分の強迫観念を持続させている中和化の役割に気づきやすくなる．コントロール方略記録シートを，このホームワークで使うことができる．

2. 評価

　クライエントが評価と侵入思考の違いをよく理解できるように，評価について説明する際は，「強迫観念に関するあなたの解釈」，「あなたにとって強迫観念が意味すること」，「強迫観念に関するあなたの思い」，「その思考に与えられた意味」という言い方をしてはどうかと提唱している研究者が多い（Freeston & Ladouceur, 1997a ; Whittal & McLean, 1999）．このほかにも，「どういうわけで，この考えはあなたにとって重要になったのですか？」，「この考えのどんなところに，それほど動揺するのですか？」，「この考えがあなたにとって重要な理由は，どんなところでしょう？」，「その考えのどの部分があなたの注意を引いている（無視するのが難しい）のでしょう？」といった質問をして，クライエントの評価を探ることができる．このようにしてクライエントと共同で検討することで得られる内容は，第5章で詳述した特定のタイプの誤った評価（責任，個人的意義，意味の過大評価，思考コントロールへのこだわり，思考と行為の混同など）と完全には合致しない可能性がある．

　クライエントが侵入思考や強迫観念の重要性をどう考えているかを説明し終えたら，治療者はそこに含まれるさまざまなタイプの誤った評価を同定することに焦点を絞る．表10.1に，強迫観念の内容，強迫観念に関するクライエントの解釈，解釈に含まれるさまざまな誤った評価の臨床例をいくつか示した．

　表10.1からわかるように，クライエントの強迫観念に関する解釈には，認知行動理論（第5章参照）で論じた数多くの誤った評価スタイルが見つかるはずである．まず治療者は，クライエントが自分の強迫観念をどう解釈しているかについて，詳しい説明を入手することに集中する．強迫儀式がある場合は，儀式に関する評価を検討する必要がある．重要性に関する解釈がわかったら，その解釈をさまざまな誤った評価パターンに分類する作業に取り掛かる．この作業は，次のような方法でクライエントに伝えることができる．

表 10.1 主な侵入思考や強迫観念に関連する誤解釈および評価の具体例（1/2）

侵入思考もしくは 強迫観念，強迫行為	クライエントによる 強迫観念の解釈	誤った評価のタイプ
「私には，寝る前に必ず順序どおりにしなくてはならない決まった行動がある。もしできなかったら，きちんとできるまで何度もやり直す」	「寝る前の決まり事をきちんと実行するのは大切だ。もしそれをしなかったら，とても不安になって眠れなくなる。眠れないと，具合が悪くなって嘔吐しやすくなる。具合が悪くなると，授業に出られなくなり，みんなのお荷物になってしまう」	1. **脅威の過大評価**：「眠れないと，具合が悪くなる」 2. **完全主義**：「寝る前の決まり事をきちんと実行しなければならない」 3. **責任の過大評価**：「みんなに迷惑をかけないよう，具合が悪くなるのを避けなければならない」 4. **不安に対する不耐性**：「不安になるわけにはいかない」
「彼氏が危ない目に遭うかもしれないという思いがあり，この思いが浮かぶと，儀式を繰り返してしまう」	「もし彼の身に何かが起きたら，それは私がそう考えたせいだ。それに，こういうことを考えると，不安でたまらなくなる。以前，誰かが傷つくことについてすごく心配したことがある。だから，あのときみたいに心配がエスカレートしないようにすることが大切だ」	1. **思考と行為の混同**：「悪いことを考えると，その悪いことが実際に起きる可能性が高まる気がする」 2. **責任の過大評価**：「確実に彼の身に悪いことが起きないようにするために，何かしなければならない」 3. **思考コントロールへのこだわり**：「こういう考えは，内容がエスカレートしないようにコントロールしなければならない」

「なぜこの望まない侵入思考（強迫観念）をそんなに重要と思うのかを，今話してくださったので，さらに詳しく検討して，あなたにそう思わせている強迫観念の評価の仕方やテーマを調べたいと思います。認知行動モデルでは，人には思考に対する特定の評価傾向があり，そのせいで思考の出現頻度や苦痛が増大すると仮定しています。そうした厄介な評価傾向が，

表10.1 主な侵入思考や強迫観念に関連する誤解釈および評価の具体例（2/2）

侵入思考もしくは強迫観念，強迫行為	クライエントによる強迫観念の解釈	誤った評価のタイプ
「幼稚園児だった頃，ティーンエイジャーのベビーシッターに性的な関心から触られたという思いがあり，この思いが出てくると，あるフレーズを繰り返し声に出して言ったり，ある行為（たとえば，自分の足取りをたどり直すなど）を繰り返し行ったりする」	「このことを考えると非常に不安になるため，これを考えたときにしていたことは何であれ，繰り返す必要がある。このことを考えなくてもその行為ができるようになるまで何度も繰り返すことで，思考と行為のつながりを断ち切ることができる。こうしなければ，思考の引き金になる出来事が増える一方で，強迫観念もどんどん増えていく。そして，最後はこの強迫観念に取り込まれ不安に打ちのめされて，きっとノイローゼになる」	1. **意味の過大評価**：「子供のときに性的な関心から触られた可能性があるという考えは，私の最も重要な考えになっている」 2. **思考コントロールへのこだわり**：「この考えが，絶対にこれ以上頻繁に出てこないようにしなければならない」 3. **中和化**：「考えと関連のある行為を繰り返すことで，考えの効果を無効にしなければならない」 4. **脅威の過大評価**：「考えがエスカレートしていったら，私はノイローゼになる」 5. **曖昧さに対する不耐性**：「そのフレーズや行為を何度も繰り返して，それを完全にやったと自分で確信して強迫観念を払拭しなくてはならない」

強迫観念に関するあなたの解釈にあるかどうかを調べたいのです」

　強迫観念に関する認知行動モデルでは誤った評価が多々提唱されているが，付録10.1に，その主だったものに関する説明と例を示した。この表のコピーを渡すことで，クライエントが理解を深め，自分の症状に評価の概念を適用できるようになる可能性がある。クライエントの「重要性に関する解釈」と関連のある誤った評価パターンをしっかり調べるには，1セッションすべてを当てる必要があるだろう。付録10.2のフォーマットを用いて，自分の強迫観念と

評価をセルフモニタリングするよう指示を出せば，効果的なホームワークとなる。もちろん，生じてくる強迫観念をすべて記録するのは無理だろう。代わりに1日に3〜4回，強迫観念とそれに関する解釈を記録するのである。この課題の目的は，望まない強迫的侵入思考の誤った評価について，クライエントが気づきを深められるようにすることである。

II　認知再構成

　クライエントが強迫観念に対する自分の反応を十分自覚できるようになったら，強迫観念に関連した「重要性に関する解釈」に挑戦する認知的スキルを扱う段階に移る。認知的介入は，曝露反応妨害法（ERP）のような行動的方略と比べると，強迫観念に対する誤った評価や中和化反応を修正する効果が概して小さい。しかし，認知的介入の方略によってクライエントが体験する不安は小さいことが多く，難度の高い行動課題に立ち向かうクライエントをリラックスさせる方策のひとつとして最初に導入される。このように容易なものから骨の折れるものに進む手順を組むことで，治療コンプライアンスを改善できる可能性がある点は，CBTの特徴のひとつである。
　OCDに対するCBTの認知的介入には，以下の3つの目的がある。

- 自分の望まない侵入思考について「無意識に行っている」評価や解釈は，その思考に対して**取りうる複数の反応の仕方**のひとつであることに，クライエントが気づけるよう援助する。
- 強迫観念の重要性や意義の評価は，**可能性の推測**（O'Connor & Robillard, 1999）に基づいている——すなわち，強迫観念は「何かが起きる」からではなく，「何かが起きるかもしれない」から重要視される——ことを明らかにする。
- 強迫観念の誤った評価と過度のコントロールは，ある特定のタイプの望まない侵入思考に対する**きわめて選択的な**取り組み方であることをクライエントに強調する。もしも頻度が低くてつらくない望まない侵入思考と，頻度が高くてつらい強迫観念で，クライエントの反応が異なっている事実を示すことができるなら，認知的方略によって強迫観念に対する別の取り組み方を考える道が開かれたことになる。

強迫観念の持続に加担している1次評価には，適用できる認知的介入がいくつかある。以下，その内容を具体的に論じていく。認知行動療法家はこうした認知的介入から治療を始めるかもしれないが，行動的課題や行動実験も同時に行っていくべきである。強迫に関与する信念と評価への具体的な認知的介入について，Freeston ら（1996），O'Connor と Robillard（1999），Rachman（2003），Salkovskis（1999），Salkovskis と Wahl（2003），Steketee（1999），van Oppen と Arntz（1994），Whittal と McLean（1999, 2002）が論じている。

1. 脅威の過大評価への挑戦

先に述べた van Oppen と Arntz（1994）のエクササイズでは，脅威となる出来事が単独で起きる確率と，強迫観念から想像される災難に至るまでの一連の出来事が発生する累積確率を比較している。これは，強迫的な恐怖に関するリスクを異常に高く評価する傾向を扱える点において優れている（Steketee, 1999 の実例も参照）。ただしこのエクササイズの目的は，脅威の過大評価の存在を明らかにすることであり，恐ろしい出来事が発生する相対的な確率を論じることではない。

Beck ら（1979）や J. S. Beck（1995）が説明している「下向き矢印法」は，強迫観念の誤った解釈への認知的介入で広く使うことができる（Salkovskis, 1999 ; Steketee, 1999）。このエクササイズでは，まずクライエントに強迫的思考を挙げてもらい，治療者が「あなたにとって，その思考のどのようなところが不都合ですか？」と質問する。クライエントが治療者による質問に答えていく中で，治療者は一枚一枚皮を剥ぐようにして，中核にある強迫観念に関する根本的で非機能的な評価と信念に近づいていく。中核の根本的不安が明らかになったら，「つまりあなたの不安は，もしその強迫観念が真実なら恐ろしい結果が起きるということから生じているのですね」と要約する。これが脅威の過大評価の一例であるかどうかを，治療者は，クライエントとともに検討していく。「この考え方を知って，ご自身の捉え方はリスクの大きさや，ひょっとしたら発生確率も過大評価していると思いますか？」と，クライエントに訊ねることができる。

図 10.1 は，脅威の誤った評価を明らかにするために，洗浄強迫患者で下向き矢印法を実施した例である。この図に示されているとおり，重要なポイントは「本に触ると，エイズに感染するリスクが上がる」という要約にある。クラ

イエントは,「本に触ると,エイズに感染するリスクが上がる」確率を見積もるよう求められることもある。下向き矢印法の目的は,強迫観念を非常に恐ろしく危険なものと決め込んでいるクライエントが,脅威を誤って(過大に)評価しているという見方を受け入れられるようにすることである。クライエントがこの時点で,自分の脅威の評価はバイアスがかかっていて非現実的であると認めたら,治療者は本に触れる一連のERPを実施することができる。ERPは,本に触れることに伴うリスクをさらに検証する方法として導入される。

クライエントが脅威の評価におけるバイアスや誇張の可能性に考えが及ばないなら,そのクライエントはERPを受け入れる準備が整っていない。その場合は脅威の過大評価に取り組むために,別の認知的課題が必要になる。その方法のひとつにBeckら(1979)が紹介し,Christine Padesky(たとえばGreenberger & Padesky, 1995による『Mind Over Mood』を参照)によって普及した「2カラム証拠集め技法」──すなわち現実検証──がある。Steketee(1999)とRachman(2003)も意義や脅威の解釈を問題にする際に,証拠集め技法をどう活用するかについて論じている。

図10.1に示した事例では,治療者は「本に触れたらエイズになるかもしれない」というクライエントの主張に対して,その根拠と反証をクライエントと一緒に調べていくために,たとえば以下のように問いかける。「本に触れたことでエイズになって死ぬ人は,どれくらいいますか?」,「人が本に触れてもエイズにならないで済む頻度は,どれくらいでしょう?」,「あなたが本に触れてもエイズにならないで済む頻度は,どれくらいでしょう?」などである。

別の介入方法として,エイズウイルスがどう感染するかについてクライエントに情報を集めてもらうやり方もある。そして,無防備なセックスをする,注射針を共有する,他人の血液に触れるといったリスク因子の発生確率と脅威の大きさを評価するよう,クライエントに指示する。評価が出たらその値と,「本に触れる」ことの評価を比較する。その後に,「もし本に触れるか,保護服を着ないで病理学研究室で働くかを選ばざるをえなくなったとしたら,どちらを選びますか?」とクライエントに訊いてもよい。間違いなく,クライエントは本に触れる方を選ぶだろう。となれば,その選択理由を検討することができる。理由のひとつは,本に触れる方がはるかにリスクが低いことであろう。これを活用して,当初クライエントは本に触る脅威を過大評価していたのではないかと指摘することができる。「エイズの本来のリスク因子に照らしてみると,あ

本屋で本に触ると，自分がすごく汚くなったような気がします。
[治療者：汚くなった気がすると，どのような不都合がありますか？]

↓

自分の手が汚いと思うと不快になります。
[治療者：汚い手のことで不快になると，どのような不都合がありますか？]

↓

不安になったとき，他の人がこの本に触れたことを思い出します。
[治療者：あなたが触った本に他の人が触ったとすると，どのような不都合がありますか？]

↓

この本に触った人のひとりが汚かったり，何か病気をもっていたりするかもしれません。
[治療者：その人が病気をもっていたとしたら，どのような不都合がありますか？]

↓

その人は本を汚します。本に菌が付くかもしれません。
[治療者：菌が付いた本は，どのように不都合ですか？]

↓

本に触った私が，その菌に感染することになります。
[治療者：もしあなたが本当に感染したら，次にどのようなことが起こるかもしれないと思って不安になりますか？]

↓

私は重い病気に罹るかもしれません。
[治療者：あなたにとって，自分が罹りうる病気で最悪のものは何ですか？]

↓

エイズです。私は結局，エイズになって死ぬんです。
[治療者が要点をまとめる：では，一緒にあなたの思考の流れを追ってみましょう。結局のところ，あなたは，他の人が触った本に触ると，エイズになって死ぬ可能性があると考えているのですね。あなたは自分が，本に触ることのリスクを過大評価していると思いませんか？]

図 10.1　洗浄強迫の人に見られる脅威の過大評価を確認するための下向き矢印法の一例

なたには本に触れるリスクを無意識のうちに過大評価する傾向があると思いませんか？」と訊ねるのである。

2．TAF（思考と行為の混同）のバイアス

1）見込みTAFのバイアス

見込みTAF（Lilelihood TAF）のバイアスに対する認知的介入は，脅威の過大評価に関して論じた方略と非常によく似たものになる。というのも見込みTAFには，強迫観念は恐れている結果の発生確率を高めるという誤った見方が含まれるからである。Freestonら（1996）は下向き矢印法を用いて，加害や事故の強迫観念と関連のある見込みTAFを明らかにする方法を説明している。治療者は，強迫観念によって否定的な結果が発生する可能性が高まるというクライエントの信念（たとえば「彼氏が事故に遭うかもしれないと私が考えると，彼が事故に遭うリスクが高くなる」）を確認して言語化したら，クライエントがどの程度真実と信じているかを判断するために確信の度合を得点化してもらう。見込みTAFのバイアスが明確に同定されたら，次に治療者は，強迫観念がどのように否定的な出来事の発生する可能性を高めるかについて，具体的で詳細な説明をしてもらう。

たとえば，以下のような質問が可能だろう。

- 「事故について考えると，事故がおこりやすくなるとのことですが，どうしてそう思うのですか？」
- 「事故について考えた直後に起きると思いますか？ それとも，少し経ってから起きると思いますか？」
- 「事故のことを考えると，その事故の起きる可能性が高まるのは短い間ですか？ それとも長期にわたってですか？」
- 「考えることで発生の可能性が高まる事故というのは，特定の種類の事故だけですか？ それとも事故全般ですか？」
- 「事故について考える時間の長さや回数が，事故が起きる可能性に影響しますか？」
- 「あなたが加害や死について考えたせいで，誰かに危害が及んだり，死が訪れたりしたとして，そのことで法的な罪に問われると思いますか？」
- 「毎年何人の人が，他の誰かの考えのせいで亡くなると思いますか？」

繰り返しになるが，この一連の質問の目的はクライエントの思考の誤った部分を強調して，TAF バイアスの存在をクライエントが確認できるようにすることである。TAF バイアスが存在するという見方をクライエントが受け入れたら，Freeston ら（1996）や Whittal と McLean（2002）が説明する行動実験に移行して，この考え方への異議を検討しはじめることができる。

2) 道徳 TAF のバイアス

道徳 TAF（Moral TAF）とは，強迫的な思考を，実際の行為と同じくらい道徳的に非難すべき対象だと考える傾向をいう。道徳 TAF は，認知的介入にかなり抵抗を示すことがある。Freeston ら（1996）は下向き矢印法を用いて，根底にある中核的な非機能的思考（たとえば「性的な関心から子供に触ろうという考えがあるということは，私は邪悪な人間であり『変質者』だ」など）を顕在化させるよう勧めている。クライエントと一緒に検討して，クライエントが非常に厳しく自己判断していることが明確になったら，治療者は「どう考えるかが，その人間の真の道徳性を決定する」という視点を検証するようクライエントに提案する。ソクラテス的質問を用いると，「悪い考えは悪い性格特性の基盤である」といったガチガチに凝り固まった信念に，クライエントが疑問を差し挟めるようになることがある。

たとえば，「最初はとても道徳的な人（善良な人）だと思っていたのに，今はそう思えないというように，気持ちが変わったことがありますか？ そんなふうに気持ちが変わったのは，何があったからですか？ その人の考えが原因でしたか？ それとも，その人の行為が原因でしたか？」というように質問する。子供への性的な乱暴行為を働いて起訴されている聖職者に関する報道を，例として挙げることもできる。また，以下のような質問も可能である。

- 「もし考える内容によって道徳性が決まるとしたら，悪い考えがいくつあると不道徳な人になりますか？」
- 「ものすごく不道徳なことをひとつ考えるのと，ちょっとした不道徳なことを 100 考えるのは，同じくらい悪いことですか？」
- 「道徳性の指標になるのは，不道徳な考えの種類がいくつあるかですか？ それとも，ひとつの不道徳な内容を考える頻度ですか？」

このような質問をするのは，道徳的かどうかの判断は厳密なものでも絶対的なものでもないこと，思考よりも行動の方が道徳性の判断の材料として妥当であることを伝えるためである。

　WhittalとMcLean（2002）は道徳TAFの存在を強調するために，一方の極を「最も善良な人」，もう一方の極を「最も邪悪な人」とする連続体をクライエントに提示するやり方を提唱している（Steketee, 1999も参照）。まずクライエントに，連続体の両極に当てはまる人を思い浮かべてもらう。つづいて，クライエント自身が連続体のどこに位置するかを示してもらう。さらに治療者は，悪い考えを抱いただけの人，実際に悪い行為をした人の例（たとえば，万引きしようと考えたが実行しなかった人と，万引きの罪で訴えられている人）をいくつか提示して，その人たちの位置をクライエントに決めてもらう。その後，最も邪悪寄りの位置に置かれた人について，なぜ他の人ではなく，その人がその位置に置かれたのかについて話し合う。このエクササイズも，「悪い考え」よりも「悪い行為」の方が不道徳を決める基準として重要であるという考え方を強化する。

　人の意志や意図が道徳的価値観にどのように影響を及ぼすかを検討することもできる。故意に歩行者を轢いた人と，飛び出してきた人をたまたま撥ねてしまった人を比較して考えるのである。Freestonら（1996）は，クライエントが自分の望まない忌まわしくさえ思える侵入思考をノーマライズするひとつの方法として，自分の「風変わりな考え」を親しい友人や家族に話してみることを勧める方法を記している。この認知的介入の目的は，以下の3点についてクライエントを手助けすることである。

1. 道徳TAFについて誤った評価をしていることに気づく。
2. 道徳的価値は，そもそも思考によって決定されるものではないことを認識する。
3. 道徳性の判断は，行為の意図的選択に基づいていることを認識する。

3. 責任の過大評価

　責任の過大評価を正面から扱う際には，多くの著者が円グラフの使用を推奨している（Salkovskis & Wahl, 2003 ; van Oppen & Arntz, 1994 ; Whittal &

McLean, 2002)。クライエントは自分に責任があると思っている状況を特定し、その状況が発生したことに、どの程度責任を感じているかを得点化する（たとえば、「クラスの男子が病気になった。その責任の95％は私にある。だって私、マニキュアしていたから。前にも私がマニキュアしていたときにほかの子が病気になったもの」など）。次に、この状況を引き起こした可能性のあるすべての要因（少年の病因と考えられるさまざまな事柄）をクライエントに訊ねる。クライエントは円を描き、病因と思われるものすべてを重要度や責任の見積りに応じて円に書き込む。van Oppen と Arntz (1994) は、クライエント自身の寄与については円グラフの残りの部分になるよう、最後に書き込むことを勧めている。他のすべての要因の検討が終わったら、クライエントが最初に見積もった責任の大きさと、円グラフに記された最終的な見積もりを比較する。

　このエクササイズは、以下の効果を生み出しうる認知的介入である（Salkobskis & Sahl, 2003 による議論を参照）。

1. クライエントには、強迫観念に関連した否定的状況についての責任を過大評価する無意識的な傾向があるため、その傾向に注意が向くようにする。
2. 責任には、多面的で多層的な性質があることを強調する。
3. 複数の原因が相互に作用しているため、いかなる否定的状況であっても、全体的な責任の分割は難しいという点を強調する。

　Rachman (2003) も、まずクライエント自身に自分が担っている主な責任を列挙してもらい、次に当人が現実的な責任を守れなかった例を挙げる方法を提案している。話し合いは、大きな責任がある状況（たとえば、時間通りに職場に着くこと）、部分的もしくは共同責任がある状況（たとえば、夫婦共通の子育ての義務）、小さな責任がある状況（たとえば、近所の車道に落ちていた鋭利なものを拾う）の例を検討しながら行う。この介入の目的も、クライエントが責任の認識を過大視する自分の傾向に気づくようにすることである。

　Freestonら (1996) と Rachman (2003) は別の認知的介入法を記して、この方法もクライエントによる責任の過大評価に誤ったところがある点を強調するのに役立つと述べている。その「責任転嫁 (transfer of responsibility)」エクササイズでは、クライエントに中等度の苦痛を感じる状況を選択してもらう。

たとえば，自分のマニキュアのせいで他人が病気になるかもしれないと心配している前述の女子学生が，これを中等度の苦痛と評価したとしよう。このクライエントに，1週間，他者が病気になるという責任を治療者に一時的に転嫁して過ごしてもらう。責任を治療者に移している期間，クライエントはマニキュアを塗る頻度，塗るときの苦痛の程度，塗ることへの反応をセルフモニタリングして，この1週間の結果と，高レベルの責任を感じて過ごした通常の1週間の結果を比較する。このエクササイズの目的は，責任の過大評価と悪い結果のつながりを明らかにすることである。

また，法廷ロールプレイ（courtroom role play）を導入することもできる。このエクササイズでは，クライエントはまず検察官の役を引き受けて，なんらかの否定的な出来事に対する自分の罪や責任の証拠を見つける（Freeston et al., 1996 ; Steketee, 1999）。次に弁護士役を引き受けて，「疑いの余地なく」有罪とは見なしえないことを立証する。この中でクライエントは，自分に罪や責任があると結論づける証拠がほとんどないことに気づく。このエクササイズのポイントは，強迫観念に関する責任の評価が過大視される傾向があることを強調する点にある。治療者はこの点に特に注目して，否定的な状況に対する実際の責任の大きさについて，クライエントと議論しないよう留意すべきである。

次の臨床例では，認知再構成を用いて責任の過大評価を修正している。クライエントは，加害に関する強迫的反芻のある52歳の男性である。彼は事故が起きる可能性について考えると，事故が起きないようにする責任に関する思考が頭から離れないようになり，不安でいっぱいになっていた。たとえば彼は以前，自宅の近くにある踏切は危険で誰かが死ぬかもしれないと考えていた。10年後にある人がその踏切で亡くなると，彼は強い罪責感に苛まれた。自分は無責任な態度を取っていたと考え，踏切の危険性について鉄道会社に通報しなかったから事故が起きたと考えたのである。

認知再構成エクササイズでは，「悪い考えは悪い出来事を発生させる」（見込みTAFバイアス）という責任の過大評価の一側面に焦点が絞られた。まず，この主張に対する別の視点が提示された。すなわち，「悪い考えと行為の関連は偶然かもしれない」という見方である。次に，彼が前もって事故や不運なことについて考えていない場合にも不運な出来事が起きる証拠と，起こりうる不運について考えたのに何も起きなかった証拠を検証した。セッションの中で証拠集めが行われ，ホームワークとしても同じ課題（つまり，起こりうる不運に

ついて考える回数を記録し，その不運が起きるかどうかに注目する課題）が出た。この時点で，悪い思考が悪い出来事をもたらした回数と，思考が結果につながらなかった回数の比較が可能になる。その証拠が，「因果律仮説」と「偶然の一致仮説」のいずれを支持しているか検討するのである。この認知的介入は，クライエントの推論に，TAF バイアスだけでなく，赤の他人に起きた事故にまで責任を負おうとする責任の過大評価傾向もあることを明らかにするのに役立った。

4. 思考の意味の過大評価

TAF バイアスや責任の過大評価への挑戦に焦点を絞った認知的介入は，どのようなものであれ，思考の意味の過大評価とも関わることになるだろう。治療者は，前述した認知的エクササイズを実行している間に，クライエントに次の点を指摘するとよい。すなわち，望まない侵入思考は個人的な責任や想像上の脅威が起きる可能性の上昇をもたらすため，いったん重要と見なされると，当人はその思考にこだわるようになるという点である。ある思考にこだわる結果，それは重要に違いないという評価が強まり，さらにそれにこだわるようになって……とスパイラルが続いていく。治療では，思考の意味の過大評価は思考の出現頻度上昇の**原因**であり，かつ**結果**でもあることを強調すべきである。「ある望まない侵入思考を非常に重要なものと判断すると発生頻度が上がり，逆に頻繁に発生する侵入思考は重要と判断される」という内容への理解を求めるのである。

Whittal と McLean（2002）は，ソクラテス的質問を使えばクライエントの思考の循環性と，思考の意味が誤って過大評価されている事実を指摘できるのではないかと述べている。過大評価の治療的な取り組みは，「重要とみなされた思考」と「重要とみなされていない思考」を取り上げ，それぞれをクライエントがどう経験しているかを比較検討しながら進めていく。クライエントはまず，重要ではあっても強迫観念ではない思考の例（たとえば，近々予定している健康診断，所得税の還付がまだされていないこと，仕事の面接結果についての考え）を挙げるよう指示され，こうした思考にこだわる傾向の有無を話し合う。次に重要でも強迫的でもない思考の例を挙げ，その思考にどの程度こだわる傾向があるかを評価してもらう。最後に強迫的思考をリストアップして，初めのふたつの考えに照らし合わせながら強迫観念の重要性を評価する。このエ

クササイズのポイントは，思考の出現頻度が重要性を決定する唯一の要因ではないことを示す点である。

Freeston ら（1996）はこの循環思考を「歪んだデカルト的推論」と呼び，一例として「消費者がある特定ブランドのソーセージを他ブランドの製品より多く買うのは新鮮だからであり，そのブランドのソーセージが新鮮なのは，消費者がそれを他ブランドのものより多く買うからだ」（437-438 頁）という考え方を挙げて，これを説明している。このエクササイズのもうひとつの目的は，思考の意味の過大評価は思考へのこだわりをもたらすが，その逆はない点を強調することである。また，ある思考へのこだわりはその重要性を表しているという仮定があることで，誤った循環的推論が発生していることも，このエクササイズは明らかにしている。セッション内では，この認知的エクササイズに引きつづいて，「私がこだわるのだから，それは重要な思考である」という評価を検証するための行動実験を行うことが肝要である（行動実験については，第 11 章の「思考の意味の過大評価」の項で論じる）。

治療の焦点になる思考の意味の過大評価において，もうひとつ鍵となる要素がある。それは「ある思考にこだわるのは，それが私にとって何か重要なことを意味しているからだ」という解釈である。この解釈は認知再構成の対象になりうる。これについて，若い女性の例を挙げて説明しよう。

女性は，思わず動揺するような不快なセックスや暴力に関する強迫思考がしばしば頭に浮かぶため，そうした思考は自分がなんの罪もない人をレイプする可能性を示唆していると解釈して重視していた。治療者はまず，女性がその思考の意味を，「セックスや暴行に関する考えがここまで頭から離れないのは，心のどこかにレイプしたいという欲求があるに違いない」と過大評価していることを特定する。次に，思考の意味の過大評価に含まれる循環を聞き出すために，「自分にレイプする可能性があって，それが**原因**でセックスや暴力のことを頻繁に考えるのでしょうか？　それとも，自分にはレイプする可能性があるのではないかという心配は，セックスや暴力について頻繁に考えた**結果**生じたのでしょうか？」というソクラテス的質問をする。そののちに，自分がレイプするのではないかと心配するようになったのが，セックスや暴力に関する強迫観念をもちはじめる以前だったのか，以後だったのかについて，クライエントに過去を振り返ってもらい検討する。

言うまでもなく，「自分がレイプするのではないかと心配する」ようになっ

たのは，セックスや暴力の思考にこだわった結果であることを示す証拠は，思考の意味の誤った過大評価の存在を際立たせるだろう。ここまで来たら，頻繁に出現する思考を自分にとって重要なものと誤解釈した状況が，ほかにもないか調べることができる（たとえば，試験範囲の内容を理解できていないことが頭から離れず，自分はあまり賢くないのではないかと考える，自分が周りから好かれているかどうかで頭がいっぱいになり，本当は嫌われているのではないかと考える，パートナーが自分を愛しているかどうかを考えてばかりいて，相手の愛情を疑ってしまう，など）。

またクライエントの人となりがわかり，クライエントの思考との関わりの有無もわかるような出来事をいくつか挙げるよう，クライエントに指示してもよい（たとえば，困難を乗り越えた体験，自分の行為について他者から誉められたり批判されたりしたこと，よくある自分の行動パターンに関する観察結果など）。この認知再構成エクササイズの目的のひとつは，思考の出現頻度と重要度の循環（つまり原因 vs. 結果）の証拠を揃えて，思考の意味の過大評価に異議を唱えることである。今ひとつは，望まない侵入思考の出現頻度はその人の意志や価値を正確に示すものではない事実を示すことである。

5．曖昧さに対する不耐性／完全主義

曖昧さと完全主義を基準にする誤った評価に焦点を絞った認知的介入の目的は，ふたつある。ひとつは，両タイプの評価と関連のある否定的な影響を明らかにすること，今ひとつは，確実（不確かなところが皆無）で完全な状態は，もしあったとしてもまれにしか得られない事実を示すことである。強迫観念を重要視するクライエントの解釈が曖昧さに対する不耐性や完全主義に左右されていると認識できたら，治療者とクライエントは共同で，確実と完全を追及するメリットとデメリットのリスト作りに取り組むとよいと，Freestonら（1996）は述べている（Steketee, 1999 も参照）。

まず，確信をもって行動や決断をしたと鮮明に記憶に残っているときのことや，完璧に振る舞ったときのことをクライエントに思い出してもらう。そして確実かつ完全と評価した出来事について，その評価のメリットとデメリットを見きわめる。つまり，「確実な行為，あるいは完全な行為の結果はどうでしたか？」，「確実性や完全性を得るために，どれくらい努力をしましたか？」，「振り返ってみて，努力した甲斐はあったと思いますか？」，「確実性や完全な状態

には，どのようなメリットやよい結果がありましたか？」，「その状況において確実や完全を目指して努力したことで，何か損害やデメリットはありましたか？」などと訊ねるのである。

次に確実もしくは完全になりえず，不確かなままになってしまった重要な出来事を，クライエントに思い出してもらう。ここでもソクラテス的質問を用いて，曖昧さや不完全性に耐えることの肯定的影響と否定的影響を検証する。さらに確実かつ完全になりうる頻度だけでなく，どのくらい努力すれば，確実かつ完全という難しい目標を達成できるのかについても検討するとよい。この一連の質問のポイントは，確実や完全の達成がいかにまれであるかを際立たせることである。認知再構成エクササイズは，次のような費用対効果分析で締めくくるのが望ましい。すなわち，「確実かつ完全を目指して努力するのは，本当に価値があることですか？」，「すべてを考慮すると，費用（損害）の方が効果に比べてはるかに勝っていませんか？」などと訊ねてみる。クライエントが，曖昧さと完全性を基準とする評価は有益ではないと同意すれば，過度に二者択一的でも絶対的でもない，ほかの考え方の検討に進むことができる。

6. 思考コントロールと中和化に関する評価

認知的介入が焦点を絞る対象は，ほかにもある。強迫観念をコントロールしなくてはならないというクライエントの信念や評価だけでなく，強迫儀式や中和化などの心理的なコントロール方略を重視して有効とするクライエントの評価も，より具体的に取りあげるべきであり，この点についての認知行動療法家たちの意見は一致している（Freeston & Ladouceur, 1997a ; Salkovskis, 1999 ; Salkovskis & Wahl, 2003 ; Whittal & McLean, 2002）。Freestonら（1996）は「コントロールの必要性」に関する評価は，通常，当初は中程度とみなされるが，さらに質問を重ねる中で，TAF，責任，脅威の過大評価についてのもっと強い信念に行き着くことが多いと述べている。しかし第7章で述べた強迫観念に関する認知コントロール理論では，思考コントロールに関する2次評価や信念は，これまで認められていた以上に強迫観念の病因として重要な役割を担っていると考えられている。思考コントロールの2次評価の修正は，効果的なCBTのプログラムにとってきわめて重要と考えられるため，この介入については第12章でさらに掘り下げて論じる。

7. 不安や苦痛に対する不耐性

　不安や苦痛の経験やその結果について，さまざまな評価や信念が生まれるのは OCD に限ったことではないが，そうした評価や信念は強迫観念の持続に関して重要な役割を果たしているため治療の対象にすべきである（Freeston et al., 1996 ; Rachman, 1998）。Freesson ら（1996）は，不安に対する不耐性について誤った評価がなされると，ERP のコンプライアンスが低下する可能性があると述べている。不安に対する不耐性に関する評価には，次の 3 つの要因が指摘されている。

1. 不安は深刻で恐ろしい結果をもたらす。
2. 不安を感じている間，人間は本来の働きや動きができない。
3. 不安や苦痛の程度を最低レベルに留めておくべきである。

　Rachman(1998)は不安に対する不耐性には，しばしば「超必然的推論」(Arntz, Rauner, & van den Hout, 1995)が関係すると指摘している。超必然的推論とは，不安感情から脅威やリスクの存在を推定することをいう（たとえば，「今不安を感じているのだから，ここには何か危険なことがあるにちがいない」など）。

　不安や苦痛への不耐性に介入する最も効果的な方法は ERP などの行動的介入で，そうした介入では比較的高いレベルの不安に直接曝露する。しかし不耐性の評価への介入が効果を上げるためには，治療者は以下のような具体的な質問をして，クライエントが強い不安とその結果についてどう考え評価しているのかを探る必要がある。

- 「では家を出て，ちゃんと鍵をかけたかどうか不安になったとき，そんなふうに不安になったことについて，何が気がかりだったのですか？」
- 「その不安が続いた時間は，予想どおりでしたか？」
- 「その不安がどのようにして，普段どおりに働いたり動いたりすることに影響を与えたのでしょうか？」
- 「不安が高まった状態をいつもより長く放っておいて，何か直接的な影響はありましたか？」
- 「家を出て 2 時間後，あなたの不安はどうなっていましたか？（4 時間

後などでも可)」

　また，不安を必死にコントロールしたとき，その不安をどう味わい解釈したか，不安をそのままにして自然に消えるのに任せたときはどうだったかをクライエントに記録してもらい，双方を比較するやり方も可能である。下向き矢印法は，不安の影響に関する破局的信念の核心部分を同定する際にも使用できる (Steketee, 1999)。この介入のねらいは，行動的曝露と反応妨害を用い，クライエントの信念——不安は深刻な否定的結果につながる，不安になると普段どおりに働いたり動いたりできなくなる，など——に異議を唱えることにある。

　慢性的な不安を抱えている人は，恐れている状況への曝露によって意図的に不安レベルを上げることにかなり抵抗を示す場合がある。それは，不安は耐えがたく，なんとしても減らすべきだという信念があるからである。したがって行動的介入を始める前に，認知方略を導入しなくてはならないケースもあるだろう。そういう場合は，強迫関連の状況にあるクライエントの不安体験を検証するとよい。治療者はまず次のような質問をして，クライエントに不安とその強度を説明してもらう。

- 「そのときの不安な気持ちは，どんなところが一番つらかったですか？」
- 「特につらいと感じた感覚，身体症状，感覚は何かありましたか？」
- 「その不安を0〜100で表すと，どの程度の強さでしたか？」
- 「その不安は，どれくらいの間続きましたか？」

　次に，不耐性に対する誤った評価を同定するために，不安に関するクライエントの解釈を，以下のように質問して検討する。

- 「その不安が続くとしたら，なんらかの影響を受けそうだと思いましたか？」
- 「その不安レベルを下げることができないと，何が起きそうだと思いましたか？」
- 「不安のせいで，あなたにどんなことが起きましたか？」
- 「不安をコントロールしなくてはと思って，どれくらい気をもみましたか？」

- 「不安を減らすために，何をしましたか？」
- 「不安を減らす工夫によって，どれくらい効果が上がりましたか？」

　一連のソクラテス的質問が終わったら，治療者はやり取りを要約する作業に移る。その際，ここまで質問を通して特定された理由から，クライエントが不安に耐えることができないと結論していた事実を強調する。
　不耐性が誤って評価されていることを突き止めたら，次のようなソクラテス的質問に移行する。その中で，不安はクライエントが思った以上に耐えうるものであり，思っていたほど恐ろしいものではないことを明らかにする証拠を，詳しく調べていく。

- 「では，もう一度この不安な状況を振り返り，あなたがいくらかでもコントロールできていたことや，たとえ最低レベルであれ行動できていたことを示す証拠があるかどうか，調べてみたいと思います」
- 「もう少し強い不安でもなんとか耐えられたかもしれないことや，もう少し長く不安に耐えられたかもしれないことを示す証拠が，何かありますか？」
- 「これまで，不安を減らせない不安状況（たとえば，洗浄強迫のある人が汚れたと感じたが，他の人がいるので洗えないという状況）にいたことがありますか？」
- 「そのとき，どんな感じでしたか？」
- 「その結果，どうなりましたか？　短期的な影響と長期的な影響はどうでしたか？」

　治療者はこうした一連の質問を通して，不安の否定的な側面を過大評価する傾向のせいで不安を耐え難く感じるところがあることを，クライエントが検討できるようにする。クライエントがそのような傾向が自分にありそうだと認めたら，そのクライエントはより高いレベルの苦痛に曝露する準備が整った可能性がある。
　不安は耐えがたい，ゆえに避けるか減らすかしなければならない——そう信じつづけているクライエントには，**認知リフレーミングのエクササイズを使う**ことができる。治療者はまずクライエントから，強い不安を感じながらも強迫

状態に陥らなくてすんだ体験例を聞き出す。たとえば，致命的な交通事故をかろうじて回避した，命に関わる病気の検査をした，仕事を首になった，貴重な人間関係（つまり結婚など）が危うく破綻しそうになった，想定外の高額出費があった，などの経験の有無を訊ねるのである。次に，その状況に関連する不安内容を説明してもらい，不安の強さ，不安とその結果についての解釈を聴取する。そののちに，強迫状況における不安得点と，非強迫状況における不安得点を比較する。

　通常 OCD 患者は，非強迫的不安より強迫関連の不安に高い得点をつける。この点を指摘した上で，強迫関連の不安を現実的に評価できているかどうかを，以下のように検討していく。

- 「あなたは，解雇を通達されたときより，玄関の鍵を締めたかどうかを心配したときの方に，高い不安得点をつけていますね」
- 「このふたつの状況のどちらが，あなたの人生においてより重要ですか？」
- 「どちらの方が差し迫った問題であり，長期的に悪影響を及ぼすでしょうか？」
- 「あなたの人生の基盤を揺るがすようなことが起きたら，ひどく動揺すると思うのですが，その動揺以上に不快と感じる強迫関連の不安とは，どういうもなのでしょうか？」
- 「自分の健康や幸福に対する重大な脅威という観点から見て，ご自分が強迫関連の不安に過度に反応しているかもしれないと思いませんか？」
- 「生活の別の部分では心配や不安にうまく対処できていることを考えると，強迫的な状況での不安にももう少し耐えられるのでないか，そういう力が自分にあるのではないか，と考え直せそうですか？」
- 「自分が耐えられると思っているより強い不安にも，ひょっとしたら耐えることができそうですか？」

　このエクササイズでは人生の重大な出来事で経験する不安を使い，強迫関連の不安をより現実的な観点で「リフレーミング」する。人生の重大な出来事を経験していない OCD 患者はめったにいないが，そのような場合には，仮想の出来事を利用することができる。ただしこの場合，実際の出来事を使ったとき

よりも効果は低くなるだろう。ここまで見てきたように，不安や苦痛に対する不耐性に認知的課題を取り入れるのは，CBT で強迫観念や強迫行為を治療する際に，治療の成功に不可欠な曝露のエクササイズをクライエントが行う準備を整えるところに目的がある。

Ⅲ 代わりの解釈の生成

　強迫観念や強迫行為と関連のある誤った評価や信念に異議を唱える認知行動的介入が注目されるあまり，より機能的で適応的な代わりの解釈をクライエントと協働して生み出すことの重要性が，CBT ではしばしば見過ごされる (Clark, 1999)。しかし治療を成功させるには，強迫症状の持続を説明する代わりの解釈の生成が不可欠である。強迫観念に関する自分の評価や信念が間違っているという見方を受け入れなくてはならないとしたら，クライエントは自分の症状の持続について理解するために，別の枠組みを作り出す必要がある。
　Salkovskis と Freeston (2001) は，誤った強迫的仮定を体系的に再構成して強迫観念の理解を改め，今までのような脅威を感じないで済む捉え方にする重要性を強調している。そうした捉え方ができると，クライエントの反応は，新しい解釈を支持して古い視点を否定する健康度の高いものになっていくだろう。この新しい捉え方は，一方の容認が他方の拒絶を意味するような，誤った解釈の対極にあるものにできるとよい。表 10.2 は，誤った解釈の主なもの，各強迫評価パターンに関連する新たな視点になりうるものを示している。
　表 10.2 に機能的な解釈を例示してあるが，その内容はクライエントが代わりの解釈を生成する際のヒントに過ぎない。代わりの信念や評価を生成する際には，考慮すべき側面が多々ある。第 1 に新たに生成する解釈は，クライエントの強迫観念に特異的な内容と意味に合わせて調整する必要がある。標準的な解釈だけでは，クライエントの強迫観念に対する誤った評価を十分効果的に無効にすることはできない。たとえば，先ほど例に挙げた加害強迫観念のある若い女性は，自分がしばしばコントロールを失って見ず知らずの人に暴力を振るうかもしれないと考えるせいで，自分には「レイプする可能性」が潜んでいると信じていた（思考の意味の過大評価）。これに代わる説明として生成されたのは，彼女にしばしば「レイプ関連の考え」が浮かぶのは，彼女がこういうタイプの思考を特に不快に感じる敏感で良心的な人であり，だからこそ，この考

えに注目することが増える，というものであった．この解釈は表10.2に挙げた説明に合致しつつ，クライエントの強迫観念の内容に合わせて調整されていることに注目していただきたい．

　第2に，代わりの解釈を誘導による発見のプロセスを通じて生成することが重要である（Padesky, 1995参照）．代わりの解釈がクライエントと協力して生成されたものではなく，治療者から一方的に教示されたものであると，クライエントは，そのことについてじっくり考えてみようという気になりにくいだろう．このことを踏まえると，代わりの解釈を紹介する前に，誤った評価や信念に対してなんらかの認知行動的介入を行っておくとよいかもしれない．しかし，少なくともそうした介入のいくつかは，適応的な評価と適応性を欠く評価の違いを検証するものである必要がある．前述の女性のケースでは，ある行動実験を用意して，彼女に「レイプしようとする無意識の意志がある」のではなく，彼女が「他者を傷つけるという考えに過敏である」事実を示す証拠を集めている．治療者とクライエントが強迫観念の重要性に関する代わりの解釈を構築する際には，その作業に役立つ新たな情報を集めなくてはならない．Rachman (2003) はそういう情報の集め方について，ガイドラインを示している．

　最後に，適応性のある評価や信念の生成に通底するテーマを明確にすることが重要である．強迫症状と不安が持続するのは，強迫観念の重要性や意義を誤って評価するためであり，その結果，中和化，回避，強迫的儀式を介して強迫観念をコントロールしなければならないという2次評価が発生するためでもあるという事情を強調する．望まない思考やイメージや衝動が反応する必要のない無害で的外れなものであり，馬鹿げた現象でさえあるという認識を受け入れることができれば，強迫的傾向を改善するのに役立つ適応性の高い視点が生まれる．

Ⅳ　まとめと結論

　OCD治療におけるCBTが純粋な行動的アプローチと異なる点は，誤った強迫的評価や信念を正面から問題にする認知的方略にかなりの重きをおいているところにある．重要性に関する誤った評価や解釈を強迫観念自体と区別すべきであることを，クライエントに学んでもらう必要がある．この判別スキルの習得が済んだら認知再構成を導入して，脅威の誤評価，TAF，責任の過大評価，

意味の過大評価，思考コントロールへのこだわり，曖昧さに対する不耐性，完全主義，不安や苦痛に対する不耐性に関する検討を行っていく。治療初期に認知再構成を導入する目的は，強い効果はあるものの不安が伴う行動的エクササイズを，クライエントが受け入れやすいようにするためである。加えて，深く根づいた強迫的信念に対して，より探求的で制限が緩く，絶対的でもない視点を採用するよう，クライエントに働きかけるためでもある。こうした態度を身につけることで，クライエントはのちに行う曝露に基づくエクササイズから多くの利益を得ることができる。

　治療の初期段階で，クライエントが強迫観念の持続や頻度に関する代替解釈の生成に取り組みはじめることが重要である。頻度の高い強迫的思考の発生原因として，誤った評価や過剰な思考コントロール，中和化を強調した説明を行うことで，あとに続く行動的介入に関する確かな理論的根拠を提供することができる。最終的には，クライエントが自分の望まない侵入思考を，反応するに値しない無意味で些細な「心の滓(かす)」とみなせるようになることが重要である。

表 10.2 強迫症状の 1 次評価に関する誤った解釈と、それに代わる適応性のある解釈の実例（1/2）

評価のタイプ	誤った解釈	適応性のある代わりの解釈
脅威の過大評価	強迫観念の原因はなんであれ、途方もなく不快なことが起きる可能性を高める。	実際に脅威やリスクが発生するという客観的な証拠、もしくは現実的な証拠がないかぎり、その状況は安全である。想像した悪いことが起きる可能性について考えたり、そのなんらかの感情が湧いたりしたからといって、実際に悪いことが起きる確実性が高まるわけではない。
思考と行為の混同	見込み TAF：強迫観念が生じると、悪いことが起きる可能性が高まる。 道徳 TAF：「悪い」ことを考えるのは、そういった考えを実行するのと同じくらいに不道徳である。	見込み TAF：思考は現実世界の出来事に対して、直接的な原因となるような影響を及ぼさない。 道徳 TAF：道徳的特性は、私たちが何を考えるかではなく、何をするかに依拠している。
責任の過大評価	否定的な結果が生じる可能性について考えたのだから、そう考えた当人には、自他に生じうる悪い事態を未然に防ぐに足る責任がある。	現実に起きるいかなる否定的出来事にも、そうなる要因が多々ある。その結果、責任は多くの要因に分散され、一個人がその発生で果たす役割はごく小さい。事実上、取るに足らない程度であることが多い。自他に生じうる悪い事態への個人的影響力は非常に限られており、その出来事を防ぐ責任は、仮に皆無でないにしても、非常に小さい。
思考の意味の過大評価	強迫観念はなんらかの望ましくない内的動機や可能性を意味しているため、繰り返し生じる強迫観念は非常に重要であるに違いない。	強迫観念は、自分が大事にしている価値観や好みとはまったく逆であったり、異質であったりするテーマを含んでいるため、どうしても過度の注意を向けがちになる。その考えにこだわっていると、それを重要と思う気持ちが強まっていく可能性がある。

表10.2 強迫症状の1次評価に関する誤った解釈と、それに代わる適応性のある解釈の実例 (2/2)

評価のタイプ	誤った解釈	適応性のある代わりの解釈
思考のコントロール	強迫観念をしっかり効果的にコントロールすることに失敗すると、ひどく困った結果につながるだろう。	望まない思考を必死にコントロールしようとすると、その思考の頻度と強度、それに伴う苦痛を強めることになる。強迫観念を精神的にコントロールしようとする努力を放棄することが、最終的にその思考への注目が減り、自分にとっての思考の重要度が下がる。
曖昧さに対する不耐性	疑念、曖昧さ。悪いことが起きる可能性を減らすために、思考や行為を完全に確かなものにする努力をしなければならない。疑念、曖昧さ、悪いことが起きる可能性をそのままにすると、不安や苦痛が生まれる。	不確かさは人間の体験に付きもので、完全に取り除くことは不可能である。不安や危機感が高まるのは、確かさ（あるいは、疑念の完全払拭）を求めて努力するからであって、不確かな部分が存在するからではない。
完全主義	些細なミスやちょっとした不正確さが原因で起きる深刻な事態を避けるために、すべての問題や状況に対して、完璧に対応したり解決したりできるよう、努力しなければならない。	些細なミスや欠陥は、誰がどれだけ努力しても避けがたいことがあり、深刻なマイナス結果をもたらすことはない。不安や苦痛が生じるのは、けっして達成しえないもの——絶対的完璧——を目指して奮闘するからである。代わりに採るべき道は、状況のニーズに応じて、自分の出来るかぎりのことをすることである。
不安や苦痛に対する不耐性	不安や苦痛を軽減したり除去したりしないと、悪いことが起きる。	不安や怖れは、人間が生きるのに不可欠な自然な感情である。人間はさまざまなレベルの短期的な不安に順応することができ、有害な長期的事態を招くことではない。

付録 10.1 望まない侵入思考および強迫観念の持続に関与している評価のリスト (1/3)

評価のタイプ	評価の説明	評価の実例
脅威の過大評価 Overestimated threat	非常に悪い結果や破局的ですらある結果が起きるのではないかと考え、その可能性や重大性を過大視する。その結果、強迫観念は自分の安全や幸福に対する深刻な脅威を意味するものになる。	1. 「知らない人と握手すると、命に関わる大病に罹る恐れがある」 2. 「車のキーを閉め忘れると、車を盗まれる」 3. 「ちょっとでも体の不調があれば、それは大病に罹りつつあるサインだ」
思考と行為の混同 TAF: Thought-action fusion	悪い出来事について考えると、それが本当に起きる確率が高まると感じたり、「悪い」考えを抱くことは、実際に「悪い」行為を実行するのと同じくらいいけないことと決めつけたりするのである。	1. 「縁起でもないことを考えると、それが起こる可能性が高まる」 2. 「誰かが事故に遭ったと考えたり想像したりすると、本当にそうなる確率が高まる」 3. 「ある子どもに触れたときに、実は性的な意図があったかもしれないと思うことは、実際に性的な目的で触れるのと同じくらい罪深いことだ」 4. 「何かミスをしたのではないかと考えるからには、本当にミスを犯した可能性が高い」
責任の過大評価 Inflated responsibility	自分が他者に影響——現実のものであれ想像したものであれ——が及びうると感じうる否定的な結果について、その実現を防ぐ責任が自分にあると感じる。その否定的な結果を左右する力が自分にはあると信じているため、責任を感じるのである。	1. 「道路でガラスの破片を見かけたら、拾ってドけなくてはいけない。もし自分が放置して、それを踏んだ車が事故を起こしたら、自分のせいになる」 2. 「私が何かよくないことをなしでかすと、罰として神様が他の人たちを病気にしてしまうかもしれない」 3. 「私は、絶対に他者に悪影響を与えないようにしなくてはならない」

付録 10.1 望まない侵入思考および強迫観念の持続に関与している評価のリスト (2/3)

評価のタイプ	評価の説明	評価の実例
思考の意味の過大評価 Overimportance of thought	意に反してあまりに頻繁に望まない侵入思考が出てくるからには、その侵入思考は自分にとって何らか意味があると受け止める。	1.「自分は病気に罹りやすいに違いない。ばい菌の混入を避けることしか頭にないのだからだ」 2.「他人に対して乱暴で攻撃的なことを考えるのは、おそらく心の底で、相手を傷つけたいと思っているからだ」 3.「自分は悪い人か、悪魔にとりつかれているに違いない。神を冒とくする考えがこんなに頻繁に浮かんでくるのだから」 4.「自分の行動が適切だったかどうかをずっと考えてしまうのだから、私は自分の不注意さに十分気をつけないといけないのだろう」
思考のコントロール Control of thoughts	悪い事態を引き起こさないために、望まない侵入思考をほぼ完璧に抑え込みたいと強く思い、また、そうできると考える。	1.「この強迫観念をもっとしっかりコントロールしないと、不安に押しつぶされてしまう」 2.「この強迫観念をきっちりコントロールできれば、その影響を受けずに行動を取る可能性が低くなる」 3.「この考えをちゃんとコントロールしなかったら、しまいには気が狂ってしまう」
曖昧さに対する不耐性 Intolerance of uncertainty	予測の可能性とコントロールを最大にするためには、思考と行動にほぼ完璧な明確さを求める必要があると考える。曖昧さ、不慣れなこと新しいこと、変化、未知のことなどは、不安やストレスが増すので、避けるべきである。	1.「決定にいくらかでも迷いがあるなら、疑問がすべて氷解して、正しい決定と確信できるまで、繰り返し熟考すべきである」 2.「私は、自分が友好的な人間でレイプなどをどこででもできるタイプではないことを、さちんと証明するなり、保証するなりしなくてはならない」 3.「用紙に記入したら、間違いが皆無であることを確認しないではいられない」 4.「自宅は、ばい菌による汚染があるうえない状態にしておくことが大切である」

付録 10.1 望まない侵入思考および強迫観念の持続に関与している評価のリスト (3/3)

評価のタイプ	評価の説明	評価の実例
完全主義 Perfectionism	どんな状況や問題にも，常にベストの対応を行いたいと強く思い，またそうできると考える。些細なミスやちょっとした不正確さであっても，避けなければならない。それが重大な結果につながりかねないから。	1.「特別なお祝いには，常に『完璧な』贈り物を選ぶことが大切である」 2.「質問表の間いに『はい』と答えていいのは，どんな場合であれ，100％自分に当てはまると確信できる場合に限られる」 3.「神や他人には，けっしてよこしまな考えや腹黒い思いを抱いてはならない」 4.「私がばい菌に汚染されないよう，自室を絶対に清潔にしておかなくてはいけない」
不安や苦痛に対する不耐性 Intolerance of anxiety or distress	不安や苦痛は，悪い結果を招くがゆえに悪いものと考える。だから，不安が生じないよう全力を尽くし，万一不安を感じたら，即座にそれを軽くできるよう万全を尽くさなくてはならない。	1.「こんな不安には，もう耐えられない」 2.「望まない侵入思考で気が動転したら，不安を和らげる対策を講じなくてはいけない」 3.「不安や苦痛を感じたら，すぐに手を打たないと悪化すると思う」

David A. Clark 著 *Cognitive-Behavioral Therapy for OCD* より。©2004 The Guilford Press。本フォームのコピーは，本書購入者が私的に使用する場合にのみ許可する。

付録 10.2 望まない侵入思考（強迫観念）とその評価の記録

記録のつけ方
あなたが体験している主な望まない侵入思考や強迫観念で，1日に3〜4回，頭に浮かんでくるものを，以下に書き込んでください。一番左の欄に日付と時刻を記入し，その右に強迫観念が浮かんだきっかけを簡潔に記入しましょう。次の欄に強迫観念の内容を記し，つづいて，その強迫観念の重要性についての解釈——つまり，それが発生したとき，なぜそれを重要と感じたのか——を書きます。一番右の欄には評価のパターンを書いていただきますが，そこには最近のセッションで一緒に検討した評価パターンの中から，当てはまりそうなものを選んでみてください。いろいろな評価の実例リスト（付録10.1）を参考にしても構いません。もし当てはまりそうな評価のパターンが見つからなくても，心配は要りません。次のセッションで，一緒に検討しましょう。

日付／時刻	強迫観念が浮かぶきっかけ	強迫観念の内容	強迫観念を重要と感じた理由	主な評価のパターン

David A. Clark 著 *Cognitive-Behavioral Therapy for OCD* より。©2004 The Guilford Press。本フォームのコピーは，本書購入者が私的に使用する場合にのみ許可する。

第11章
経験的仮説の検証

　行動的介入は，強迫観念と強迫行為に対する CBT の治療効果を上げるのに不可欠である。論理的説得，証拠集め，仮説検証といった言語的な介入だけで，強迫症状が顕著に減少することはめったにない。曝露反応妨害法（ERP）は依然として，OCD の CBT における中心的な治療法である。さらに，各クライエント固有の誤った評価や信念に合わせて調整した行動実験も，治療による有意義な変化を促すのに不可欠である。

　本章では，OCD の非機能的な認知基盤をダイレクトに修正するのに役立つ，標準的な ERP に加えられるべき改善点について論じる。さらに，誤った強迫的評価に対して経験を通して異議を唱え，代替解釈を強化するのに有効な，さまざまな行動実験を供覧する。実際セッションの大半の時間は，クライエントがセッション内やセッション間に行動的エクササイズから得た体験を発展させ，評価し，強化することに費やされる。

I　曝露反応妨害法（ERP）

　強迫観念と強迫行為に対する ERP は，本書の第3章も含め多くの行動指向型の治療マニュアルで説明されている（Kozak & Foa, 1997；Steketee, 1993, 1999）。本章では，認知行動的文脈における ERP の使い方に焦点を絞って論じていく。

　セッション内およびセッション間で実施される ERP は，治療を開始してから5～10セッション以内に導入すべきである。ERP は，誤った評価や信念に行動的観点からアプローチして，強迫観念に対するより健全な反応を促す働きをする。

　次に示す洗浄強迫の治療は，CBT における ERP の適用例である。クライエ

ントは，中等度の不安が喚起される状況を不安階層表の中でいくつか挙げているが，そのひとつに対する取り組みとして，1日に少なくとも1～2回公衆トイレを使うよう励まされ，毎回の曝露のあと，最低1時間は手を洗わないよう指示される。このERPのエクササイズでは，以下の誤った評価や信念を問題にしていく。

- 脅威の過大評価：「公衆トイレを使ったら，なんらかの恐ろしい病気になる」
- 責任の過大評価：「私はトイレでばい菌に汚染され，それを他の人に広めることになる」
- 曖昧さに対する不耐性：「私は自分が清潔だと感じなくてはいけないし，汚れていたり汚染されていたりする確率をゼロと確信していなくてはならない」
- 不安に対する不耐性：「私はこの不安に耐えられない。なぜなら，この不安はどんどん大きくなり，ますます悪化していくから」

　誤った評価や信念をERPで効果的に問題にするためには，エクササイズを認知的な文脈の中で導入して，その結果を評価する必要がある。つまり治療者は，ある思考や状況の重要性とリスクに関する特定の評価や信念を検証する認知的な作業の一助としてERPを導入するのである。ERPを行うセッションの中で，クライエントは自分の思考や感情，エクササイズの結果とその解釈を記録していく（たとえば，「手を洗わなくても，不安がかなり早く治まったので，とても驚いた」など）。

　続くセッションで，治療者はクライエントによるセルフモニタリングの記録を十分時間をかけて検討する。ここで重視されるのは代わりの解釈を支持するデータだけでなく，誤った評価や信念に反するERP体験の側面を引き出すことでもある。不安レベルが上昇するさまざまな状況で繰り返しERPを実施して，強迫的評価や信念に安定した変化がもたらされるようにする。さらに，OCDの亜型や個々の強迫観念の内容によっては，強迫的反芻に馴化訓練が適用されるのと同じように，強迫観念自体への曝露を繰り返すやり方で行動的介入を進めることもある。

II　行動実験

　行動実験，すなわち経験的仮説を行動を通して検証する作業は，OCD の CBT の柱である。Beck ら（1979）はさまざまな行動的技法がミニ実験として企画されていることに注目し，そのような実験は非機能的思考や信念の正当性を検証して，認知の変容をもたらしうると指摘している。強迫観念と強迫行為に対する CBT で行動実験を導入するのは，誤った1次評価および2次評価と誤った信念が特定されたあとになる。表 11.1 に要約した 26 の行動実験は，強迫観念と関連のある誤った評価の正当性を検証する際に活用することができる。

　行動的なエクササイズは，治療プロセスのできるだけ早い段階で導入すべきである。というのも，そうしたエクササイズは認知的変化や行動的変化をもたらす最も効果的な方法だからである。主に認知的介入が最初に導入されるかもしれないが，実際問題としては認知的治療要素と行動的治療要素をうまく統合して一緒に用い，治療的な変化を引き出すようにするのがよい。すべての行動的介入は協働で進める形で適用し，クライエントの個別の強迫的関心に合わせて調整する必要がある。

　誤った評価への反証を提供し，代わりの説明を支持する行動実験こそが最も有効な介入と言えよう。誤った評価と信念に対する反証を強調するために，治療者は行動的ホームワークの結果を次のセッションで評価することが重要である。後続のセッションでも，行動実験を通して得られたクライエントの重要な洞察を強化しつづける必要がある（たとえば，「2～3週間前にやった実験を思い出してください。強迫観念を抑えようとした日もあれば，そうしなかった日もありましたね。あの実験結果を思い出すことはできますか？」）。

　表 11.1 に要約した行動的エクササイズには，このあと簡単に説明を加えていく。Rachman（2003）の強迫観念に関する治療マニュアルには，責任の過大評価，TAF バイアス，思考のコントロール，中和化に対する多くの行動実験について記載されているので参照されたい。

表 11.1　強迫観念の誤った評価に対して実施される典型的な行動実験（1/3）

評価のタイプ	行動実験
脅威の過大評価	**リスクの評価**：脅威への曝露ののち，リスクが増したことを示す「実際の」証拠を集める。 **脅威の調査**：自分の主な強迫的関心事から生じる現実的な害やリスクについて人に訊ねたり，「記録文書になっている」証拠を集めたりする。 **非定型曝露**：否定的な結果に関する特定の信念を検証するために，通常の活動とは異なるいくつかの行動を含む曝露を行う。
思考と行為の混同	**予感の実験**：知人のことについて考え，その人から連絡がある度に記録する。 **侵入思考の調査**：信頼できる友人と家族を対象に，彼らが経験している望まない自我違和的な侵入思考のタイプについて調査する。 **思考の力**：まず，肯定的な出来事か中性的な出来事について具体的に考え，その出来事が起きたかどうかを記録する。次に，治療者や友人や自分に起きる悪いことについて考え，その結果を記録する。 **認知的リスク**：望まない侵入思考について反芻する頻度と持続時間を増やし，否定的な結果が起きる傾向が高まることを示す証拠があれば，すべて記録する。
責任の過大評価	**責任の操作**：自分の強迫観念から発生するなんらかの否定的な結果に対する自分の責任に注目して1週間過ごし，その間，強迫観念の頻度と苦痛の度合いを記録する（重い責任を負っている状態）。次の1週間は，その責任を治療者に一時的に移譲するという内容の書面による契約を治療者と交わし，強迫観念の頻度と苦痛の度合いを記録する（重い責任を負わない状態）。その間，起こりうる否定的な結果に対する責任は治療者にあることを思い起こすようにする。 **責任の重さの変動**：主要な強迫的関心事に関して，責任の重さが徐々に高くなるよう設定した複数の作業に，順次曝露していく。
思考の意味の過大評価	**偽りの重要性**：1週間，なんらかの無害な外的刺激（たとえば売家の看板）に特別念入りに注目しつづけ，その後の1週間は注目するのをやめる。 **重要性の操作**：強迫的関心事ではない侵入思考を選び，30秒間そのことについて考え，主観的な重要度と苦痛の度合いを評価する。つづいて同じエクササイズを繰り返すが，今度はその思考のもつ意味をふくらませ，再び主観的な重要度と苦痛の度合いを評価する。

表11.1　強迫観念の誤った評価に対して実施される典型的な行動実験（2/3）

評価のタイプ	行動実験
思考の意味の過大評価（続き）	**重要度の増大**：短い時間（10秒），強迫観念について意図的に考え，主観的な重要度と苦痛の度合いを評価する。2回目は，より長い時間（60秒），その強迫観念について考え，主観的な重要度と苦痛の度合いを評価する。 **隔日注目デー**：強迫観念にしっかり注目する日と，どうでもいいことのように放っておく日を，交互に繰り返す。双方における強迫観念の頻度，随伴する不安，その他の結果を記録する。
思考のコントロール	**思考抑制の効果**：2分間，中性思考を抑制する努力をし，思考が浮かんできたら治療者に合図する。合図があるたび，治療者は記録する。次に，治療者の指示によって，強迫的でない重要な思考（たとえば今心配していること）を2分間抑制する努力をし，浮かんでくるたびに合図をして治療者が記録する。最後に2分間，主要な強迫観念を抑制する努力をし，以下，同様にする。 **隔日抑制デー**：上記の実験と似ているが，以下の点で異なる。強迫観念を意図的に抑制する日と，モニタリングするだけの日を交互に繰り返して，出現頻度と苦痛の度合いを記録し，抑制した日とモニタリングのみをした日の結果をグラフにする。 **隔日コントロール・デー**：強迫観念を意図的にコントロールしようとする日と，コントロールをやめる日を交互に繰り返して，それぞれを比較する。
曖昧さに対する不耐性	**確信度の調査**：友人，家族，職場の同僚などに，毎日習慣的にしているルーチンをしたかどうか（たとえば，コンロの火を消したか，玄関の鍵をかけたか）の記憶を，どれだけ確信できるかについてインタビューする。 **確信度の操作**：日課となっている強迫的でない行動（たとえば歯磨き，家全体の掃除機がけ）の記憶の確信度を記録する。クライエントはこの作業の中からひとつを選び，記憶の確信度を増す試みを行う。このエクササイズをしている間，頻度と苦痛の度合いを記録する。 **曖昧さへの曝露**：強迫的関心事に対して，さまざまな程度の不確かさが残るような設定で，作業を行ったり決定を下したりする。クライエントは待機している数時間あるいは数日間，疑いや不確さのレベル，苦痛の度合いを記録する。治療者はその後，その作業の実施や決定が原因で，何か否定的な結果が発生していないかをチェックする。

表 11.1　強迫観念の誤った評価に対して実施される典型的な行動実験（3/3）

評価のタイプ	行動実験
完全主義	**費用対効果分析**：完全主義的な関心に関連のある作業で，職場や家庭において特に重要なものをいくつか選択する。その作業を完全に行ったあと，各作業について，完全主義，努力，苦痛のレベルを評価する。以下のような問いが役立つ。「完全性の評価を上げるには，あとどのくらいの時間と努力が必要だろうか？」「この作業の『完成度をさらに』高めることの費用対効果はどうだろう？」 **完全主義の観察**：友人や職場の同僚で，優れた成績を収めていると感心している人を選ぶ。その人物が重要な作業を行ったときの完全性のレベルを観察し評価する。以下のような問いが役立つ。「どのくらい頻繁に『絶対的な完璧』を実現したのだろう？」「はっきりわかるミスや不備は，どのようなものがあったのだろう？」「ミスや不備は，最終的な結果にどう影響したのだろう？」「この人は，『絶対的な完璧』に焦点を絞ったのだろうか？　それとも，状況のニーズを満たすことに集中したのだろうか？」 **意図的に間違いをセットする**：さまざまな程度の強迫的関心事を含む特定の作業を選ぶ。治療者はクライエントとともにその作業を行っていくが，作業に，ちょっとした不備や不正確さをいくつか意図的にセットしておく。そして，問題を含む作業を行った結果を記録する。
不安や苦痛に対する不耐性	**不安の調査**：不安やイライラ，恐怖を感じた経験について，友人にインタビューする。以下のような問いが役立つ。「普段からよく不安になる？」「それってどんな感じでした？」「それにどう対処して，結果はどうでした？」 **不安の観察**：さまざまな状況にある人を観察して，その不安レベルを評価する。以下のような問いが役立つ。「どうして，その人が不安を感じているとわかったのだろう？」「不安の強さはどれくらいだろう？」「仕事の出来栄えや作業の結果に，不安はどんな影響を及ぼしたろうか？」 **不安の比較**：治療者はクライエントに，強迫的でない不安な作業と強迫的な作業をしてもらい，異なる状況における不安体験の記録を取る。 **不安の予測**：曝露のエクササイズをしている最中に，クライエントは自分の不安とその影響を，予測する。その後，曝露を最後までやり終えたら，実際の不安とその影響を記録する。予測した不安と実際の不安のレベルを比較する。

注：本表は，Freeston と Ladouceur（1997a），Freeston ら（1996），Rachman（1998），Salkovskik（1999），Whittal と McLean（2002）に基づいて作成されたものである。

1. 脅威の過大評価

　曝露中心の介入は，強迫的関心と結びついている否定的結果の可能性と重要性を過大視する傾向を検証し，強迫的状況が想定より安全かどうかを判断するのに最適である。表 11.1 で，この種の誤った評価に特に効果的と考えられる行動的介入を 3 つ説明している。

　リスクの評価のエクササイズでは，曝露を行ったあとに，リスクが増大した可能性を示す現実的な証拠をクライエントに探してもらう。たとえば，手洗い強迫のある人に公衆電話を使ってもらい，その後手を洗わないよう指示する。その結果，汚染されたことを示唆するなんらかの不快感や不調（たとえば，喉のひりひり感，咳，痛みなど）があれば，それを記録してもらう。現実に危険を示すものがなければ，実際には安全である可能性の高い強迫的な状況において，クライエントはリスクや脅威を過剰に高く見積もりがちであると判断する証拠になる。

　脅威の調査は，加害の強迫観念や確認強迫のある人に非常に有用である (Rachman, 2003 ; Steketee, 1999 も参照）。たとえばクライエントは，知り合いに訊ねるなり，統計的データや他の記録情報を調べるなりして，鍵の閉め忘れで泥棒に入られた家，電気の点けっぱなしで火事になった家，公衆トイレの使用によるガン発症，包丁を使っていた調理中の母親に刺された子ども，突然自制心を失った人から性的暴行を受けた子どもや大人の件数を把握するよう指示を受ける。ごくまれに，強迫的関心が恐れている結果につながるような証拠が見つかったとしても，通常集まるデータは否定的な出来事に至る原因として最も可能性の高い内容になるだろう（たとえば，よくある出火原因，ガンの病因，性犯罪者の性格特性など）。また，強迫的関心が否定的結果につながらない頻度に関する証拠を集めることもできる（たとえば，人と握手しても病気にならない頻度）。重要なのは治療者がこうした証拠を活用して，脅威を過大評価するクライエントの傾向を検証することであり，強迫的関心が現実的で合理的であるかどうかを「論争する」のはなんとしても避ける必要がある。

　非定型曝露では，特定の強迫的信念を検証するために，通常とは異なる行動を取ることを通して曝露を行う。たとえばある会社員は，自分がハンマーで妻を殴ってしまうのではないかという恐ろしい加害強迫観念で苦しんでいた。彼は妻を心から愛しており，これまで家庭内暴力や虐待は，いっさいなかった（こ

のエクササイズを課す前にアセスメントしておく)。このケースでは，通常は地下室に保管している大工用のハンマーを，家の別の場所に移すよう提案できるだろう。また，ハンマーをどれだけ使いやすい場所に置くかによって (たとえば，ハンマーを台所，居間，寝室に移動する)，「暴行に駆り立てられる気持ち」がどう変化するかを評価するよう，クライエントに指示することもできる。ハンマーへの曝露を次第に強めながら，誇張された脅威に関する信念――「私はいきなりキレて，自制心を失い凶暴になるかもしれないので，ハンマーに近づいてはならない」――を調べていく。曝露のエクササイズを具体的に設定する際には，いつもの行動をいつもと少々異なるやり方で実行する (たとえば，1時間鍵をかけずに家を離れる，ごく少量の犬の糞をズボンに付ける，車のトランクを開けっ放しにしたのち，確認せずにトランクを閉める) 場合に，クライエントが想定している否定的な結果が生じるかどうかを検証できるようにしてもよい。

2. 思考と行為の混同バイアス

　WhittalとMcLean (2002) は**予測の実験**，すなわち**予感の実験**について概説している (Rachman, 2003 も参照)。この実験でクライエントは治療者の指示を受け，特定の人や状況のことを考え，その後その相手が連絡してきた回数や，1〜2週間以内にその状況が実際に起きた回数を記録する。このエクササイズのポイントは，見込みTAF――あることを頭の中で考えるだけで，その発生に影響を与えうるという信念――を検証することにある。これを少し変え，ある出来事を思う回数が増えると，それが起きる可能性が高まるかを検証することもできる。たとえばある1週間は，母親からの電話についてたまにしか考えないようにし，別の1週間は頻繁に考えるようクライエントに指示する。それぞれの週に母親が電話をかけてくる回数を予測しておき，実際に電話がかかってきた回数を記録してもらう。

　侵入思考の調査をクライエントに指示してもよい (Freeston et al., 1996；Rachman, 2003)。この実験では，クライエントが自分の信頼している人に，どのような「風変わりな考え」を抱いたことがあるかを質問する。その際，相手が自分の侵入思考を思い出しやすくするために，望まない自我違和的な侵入思考の典型例を挙げたリスト (付録9.1) を利用してもよい。Freestoneら (1996) は，このエクササイズが強迫観念のノーマライゼーションやある種の思考の存

在が不道徳な性格特性を示すという道徳 TAF の基準への挑戦に役立つと指摘している。またクライエントに，自分が尊敬できる倫理規範をもつ人と，道徳的な性格特性の基準や望まない思考の受け止め方について話し合う課題を出してもよい。

　Whittal と McLean（2002），Rachman（1998, 2003）は，ある結果の発生確率はその結果に関する思考からは影響されないこと（つまり「見込み TAF」に根拠がないこと）を証明するために，**思考の力**のエクササイズを変形させたものについて考察している。まずは，宝くじ当選などの肯定的な出来事や——もっとありふれたことにするなら——クライエントの外見に関する褒め言葉の数などを取り上げるとよい。クライエントは，こうした出来事が起きるベースラインとなる確率を記録する（宝くじに当たるというベースラインの確率は，おそらくゼロだろう）。その翌週に，クライエントは指示を受けて，毎日起き抜けから肯定的な出来事を想像し，日中もその結果について頻繁に考えるようにする。この「思考の週」の間に，その出来事の発生率が増えるかどうかを予測しておく。ターゲットとなる出来事に関して，ベースライン週と思考の週に起きたことをすべて記録する。そのあと治療者はエクササイズの結果と，その出来事に関する思考によって発生確率が増えた証拠があるかどうかを検討する。

　認知的リスクは，思考の力の実験から派生したエクササイズである。Rachman（1998）が記しているように，クライエントが肯定的な思考や中性的な思考について考えても，そのターゲットとなる結果が増えることはないと気づけば，否定的な思考や出来事を対象とする実験に進むことができる。最初は強迫的でない否定的思考を取り上げ，思考の増加がその出来事が起きる可能性を増やすかどうか（たとえば，職場で批判されることについて考えると，実際に批判が増えるかどうか）を記録する。このエクササイズがうまく進んだら，次に軽い強迫的関心事を取り上げ，さらに中等度の強迫的関心事に進む（たとえば，具合が悪くなる事態について考えることが増えると，実際に具合が悪くなるかどうか，友人がちょっとした災難に遭うことをよく考えると，実際にその災難が生じるかどうか，などを確認する）。このエクササイズは見込み TAF への挑戦に役立つだけでなく，それに代わる理解——思考は現実の出来事に直接的な影響を及ぼさないという理解——を強化することもできる。加えてこうしたエクササイズをしっかりこなすことで，より大きな脅威となりうる曝露や

反応妨害のエクササイズを,クライエントが受け入れやすくすることもできる。

3. 責任の過大評価

　自分や他人にほとんど起こりそうもない否定的な結果について,自分にはそれを防ぐ責任があると過度に思い込んでしまうと,そこから悪い影響が生じる。LopatkaとRachman（1995）は,その影響の証明に役立つ「責任の操作」というエクササイズを開発した。Rachman（2003）は,**責任転嫁**のエクササイズを治療で活用する方法を説明している。治療では,まず主要な強迫的関心事を同定する。たとえば,「もし私が自宅周辺で仕事着を着たら,高い汚染リスクに家族をさらすことになる」といった内容である。このクライエントの代表的な特徴は責任の過大評価なので,治療を「重い責任」の週から始める。クライエントは書面による指示に従い,最初の1週間,自分が責任をもって汚染物を家に入れないようにすることを頻繁に思い出す。そして,強迫観念の頻度と関連する苦痛を記録する。翌週は「軽い責任」の週とし,クライエントは治療者に責任を転嫁する。ここでも指示書を作成して,治療者の指示に従うことや,曝露のエクササイズ（たとえば自宅で仕事着を着用すること）によって家族が被る悪影響の責任がすべて治療者にあることをクライエントが思い出すのに役立つリマインダーにする。その後のセッションで治療者は,「重い責任」の週と「軽い責任」の週に出現した強迫観念の頻度と苦痛の度合いを比較し,責任が軽い状況で強迫症状が減ったことを示す証拠を探す。

　クライエントが,強迫的状況で自分の責任を誤って過大視していることに気づいたら,治療の焦点を責任の誤った評価の修正に移す。この点で有効性を発揮しうる行動的エクササイズに,**責任の重さの変動**がある。このエクササイズでクライエントは,不安階層表に似た一連の状況にさらされる。つまり,これまで避けてきた課題や不安を引き起こす課題において,引き受ける責任レベルが次第に高くなっていく状況に順次さらされるのである。たとえば確認強迫のある人に,鍵をかけたあとドアノブを一度だけ1秒間確認して外出するよう指示を出す。クライエントが鍵をかけるとき,最初は配偶者が傍らで見守る。ただし,玄関がきちんと閉まっていると,クライエントに保証を与えることはしない。次に,配偶者は施錠時に玄関ポーチの階段の下に留まる。つづいて配偶者は車に乗り込み,そこからクライエントが鍵をかけるのを観察する。最後は,クライエントが鍵をかける際に,配偶者はその行動に関与しないようわざと顔

をそむける。課題が進むにつれ，施錠の責任が配偶者からクライエントに移行していることにお気づきだろう。このエクササイズは，誤った主観的な責任を直接修正するのに役立つだけでなく，改良 ERP としてクライエントのコンプライアンスを高める可能性もある。

4. 思考の意味の過大評価

　誤った評価（思考の意味の過大評価）に対する行動的エクササイズの主要目的は，望まない思考に関与すればするほど，主観的な重要性や意義が増大することを明らかにするところにある。Whittal と McLean（2002）は，思考の意味（もしくはコントロール）の過大評価に対する行動的エクササイズについて概説しているが，筆者はそれを**偽りの重要性**と呼んでいる。

　このエクササイズでは，まず「売家」の看板広告のような無害な刺激物を1週間に何回見るかを見積もるよう，クライエントに指示を出す。そのあと1週間，クライエントは選んだ刺激物を念入りに探し，見た回数を記録する。翌週は積極的に探すのを止めて，目にした回数の記録を続ける。このエクササイズでわかるのは，単に中性的な刺激に注目するようにしただけで，その対象物を注目するのをやめた週ですら目にする頻度が高まるという事実である。このエクササイズは，望まないテーマに注意を向けたり考えたりすればするほど主観的な重要度が高まる事情を示すことを通して，重要性の過大視と注意の間に生じる循環的な相互作用を強調している。

　意味や重要性に関する誤った過大評価と直接取り組むもうひとつのエクササイズに，Rachman（1998）の言う**重要性の操作**がある。クライエントは望まない侵入思考のリストから，自分の現在の強迫的関心事ではないものを選択する。そして，2分間その侵入思考に集中したあと，主観的な重要度と関連する苦痛の度合いを評価する。この評価は，この時点ではかなり低いはずである。その後治療者とクライエントは，その侵入思考をどう捉えると重要度が高まるのかを探っていく。以下は，治療者による介入例である。

　　「あなたの評価を見ると，あなたが『公衆トイレを使うと恐ろしい病気になるかもしれない』という思考にあまり悩まされていないことがわかります。明らかに，これはあなたにとって重要な思考ではありませんね。でも中には，このような思考にひどく動揺する人もいます。そういう人が何を

どう考えるせいで動揺するのか，想像できますか？ その人がこの思考に関する重要性をどうふくらませているのかについて，考えつくことをいくつか書き出してみましょう」

「重要性を過大視するシナリオ」ができたら，クライエントは再び2分間，先ほどの侵入思考を頭に思い浮かべたあと，シナリオを参照しながらもっと完全な形で思い描くよう指示される。2分経過したら，再び重要度と苦痛の度合いを評価する。その後，1回目と2回目の評価を比較して，思考の主観的重要性を人為的に増やすことの影響を判断する。このエクササイズは，重要性の過大評価が及ぼす否定的な影響を強調するだけでなく，自分に及ぶと感じている否定的な影響が誤った評価にとっていかに重要であるかも明らかにする。

Rachman (1998) は，強迫的でない思考の重要性を操作する実験がうまくいったら，強迫思考を意図的に形成する実験に進むことを提案している。表11.1の**重要度の増大**は，Rachman の提案を手直ししたものである。クライエントはこのエクササイズで，まず短い時間（10秒）強迫観念について考えたあと，その強迫観念の重要度と苦痛の度合いを評価する。次に，もっと長く（60秒）同じ強迫観念について考え，前と同様に評価を行ったあと，双方の評価を比較する。このエクササイズの目的は，強迫観念に注目する時間を長くすると，主観的な重要度が高まるかどうかを検証することにある。

隔日注目デーは，思考の意味の過大評価と思考コントロールに関する評価がもつ否定的な影響を際立たせるのに役立つ。Salkovskis(1999)，Rachman(1998, 2003)，Whittal と McLean (2002) は，このエクササイズの修正版に言及している。しっかり強迫観念に注目する日と，「まるでどうでもいいことのように放っておく」（Whittal & McLean, 2002, 424頁）日を交互に繰り返し，強迫観念の出現頻度と苦痛，その他の重要な結果を記録するよう，クライエントに指示する。「注目する日」のデータは，クライエントの強迫症状の通常パターンを示すことになる。このエクササイズに先立ち，クライエントには，強迫観念の頻度や苦痛の度合いがどちらの日の方が高くなると思うか，予測を立ててもらう。このエクササイズを通して，「注目度の低い」日には望まない思考があまり問題と感じられないことが明らかになる。この結果は，重要性の過大評価がもたらす否定的な影響の強力な証拠となり，強迫観念にあまり注目しないで過ごすことの治療効果を肯定する有力な材料にもなる。

これらの行動的エクササイズには，共通する目的がある。すなわち強迫観念が持続するのは，それが当人にとって重要なことを意味しているからではなく，当人があまりにもその思考に注意を向けすぎるためだということを示す証拠を提供することにある。

5. 思考のコントロール

　表 11.1 に示した 3 種類の行動的エクササイズは，中和化，強迫儀式，思考抑制を介して望まない侵入思考や強迫観念をコントロールしなければならないという評価と信念に異議を唱えるためのものである。中和化，強迫儀式，思考抑制は，認知コントロールモデルで提唱されているように，思考コントロールに関する誤った 2 次評価の修正に深く関わっているため，これらのエクササイズについては次章で詳しく論じる。

6. 曖昧さに対する不耐性

　曖昧さに対する不耐性に関する誤った評価への行動的エクササイズとして表 11.1 にあがっている内容は，すべて同一の信念を標的としている。すなわち，自分が想像する否定的な結果を避けるためには，自分の行為と決断の正しさ／正確さについて，曖昧なところがいっさいないようにしなくてはならないし，そうすることが可能とみなす信念を対象としている。Whittal と McLean (2002) は，クライエントが信頼する友人に**確信度の調査**を行うことを推奨している。このエクササイズでは，日常的なルーチン——車や家の施錠，手洗い，コンロの消火など——をしたことを本当に憶えているかどうかについて，クライエントが友人に聞き取り調査をする。クライエントはインタビューの前に，友人が自分の記憶にどれくらい自信をもっているかを予測しておく。Whittal と McLean が指摘するように，クライエントはしばしば驚くのだが，ほとんどの人がこうしたルーチンをしたかどうかを思い出せないばかりか，記憶が曖昧なのが普通であり，記憶が曖昧だからといってリスクが増すこともめったにない。

　確信度の操作は，確信度の調査のフォローアップとして導入できるエクササイズである。クライエントはまず，強迫的関心の的になっていない日常的な行動（たとえば，歯磨き，掃除機かけ，一時停止標識での完全停止，封筒への切手貼り，E メールや電話メッセージへの返事）をいくつか選択し，こうした行動が日々，正確かつ完全に行われていることに関する確信度についてを見積る。

次にこれらの行動からひとつを選択し，次の1週間，その行動が完全に行われたかに関する確信度について，詳細な記録を取りつづける。ここでも，その行動をしている間と，その行動をし終えて1〜2時間経ってからの自信と苦痛の程度を評価する。

このエクササイズからわかることは，たくさんある。OCD患者は，自分が日々，ある程度曖昧な「非強迫的」な作業をたくさんしていること，そうしたことが否定的な結果につながっていないことに気づく。さらに，長期間完全な確信度を維持するのは，ほとんど不可能に近いことがはっきり示される。また確かさを得ようと努力すると，非強迫的な行動でさえ苦痛をもたらすことも明らかになる。加えて，非強迫的な作業の実践に関する確信度を高めることで，なんらかの利益があったり，リスクが減ったりしたかどうかを話し合うこともできる。

さらに直接的な介入として，強迫的関心にまつわるさまざまなレベルの曖昧さにクライエントを曝露するやり方もある。**曖昧さへの曝露**では，適度な不確かさや曖昧さを伴う強迫的な不安を引きおこす状況に，クライエントをおく。その後，数時間から数日間の待機期間を置いて，なんらかの否定的な結果が実際に生じたかどうかを検討するよう指示を出す。たとえば確認強迫のあるクライエントは，友人の誕生日に送るカードをぱっと（直感的に）購入するよう指示される。その後クライエントは，祝いの言葉を2〜3行カードに書くが，書いた内容の読み直しをしない。そのままカードを封筒に入れて封をし，切手を貼り投函する。数日後，その友人に電話をかけてカードの確認を頼み，結果を判断する。この介入が有用なのは，普段は強迫行為を行っている場面で曖昧さを許容しても，必ずしも否定的な結果や脅威，リスクの増大につながらない証拠を提供できる点にある。しかし，友人に電話をする「遅延確認」が儀式的確認や保証希求行動の一種として定着する危険があるため，そうならないよう治療者が留意する必要がある。

7. 完全主義

完全主義と曖昧さに対する不耐性に関する評価は重複するため，一方の評価の行動的エクササイズを他方にも適用することが可能である。WhittalとMcLean（1999）が「確実さへのこだわり」に異議を唱えるために用いた**費用対効果分析**は，微修正を加えることで完全主義にも適用することができる。ク

ライエントは,家庭や職場で行われるさまざまな強迫観念関連の作業を選択し,これらの作業を行って達成した完成度,必要とした努力と苦痛の程度を評価する。翌週には,課題遂行の質を高めるようクライエントに依頼し,結果として完全主義傾向がアップした状況を作る。その後で治療者は,作業の完成度を上げるために行った追加の努力の費用（損害）と効果を検討する。

たとえば確認強迫のある男性が,手紙を書くとき何度も読み返しては書き直すことを踏まえて,自分の完全主義の程度を100点満点中の85点と答えたとしよう。翌週クライエントは,手紙書きの完全主義のレベルを95点に上げるよう指示され,その努力と苦痛の度合いに加えて,手紙を書くために割く時間とその結果を記録する。治療者はこのエクササイズのデータを用いて,完全性を達成するために払った努力が,費用の顕著な増大（すなわち,作業完了の遅れ,苦痛の増大）をもたらす一方で,ごくわずかであれ何らかの効果に結びついたかどうかを検討する。

完全主義傾向のある人は自分の完全主義を,人生に大きな成功をもたらしうる賞賛すべき特徴,もしくは適応性のある特徴と考えていることが多い。どうやら,完全主義がもたらす主観的な利益に対して誤った形で焦点を絞り,病的な完全主義に伴う否定的な影響を見落としているようである。この問題と取り組むには,体系的な**完全主義の観察**を行うことを提案するとよい。このエクササイズでは,まず高いパフォーマンスで周囲の賞賛を得ている友人や同僚を選択する。次の1週間,クライエントはその人物が行ったさまざまな作業とその結果を記録し,パフォーマンスの完全性を評価する。その際パフォーマンスの長所と欠点の双方に注目する必要がある。たとえば,あるクライエントが,会社の部長が議長として部局会議を取り仕切る見事な手腕に,いたく感銘を受けているとする。このクライエントに,次の会議での部長のパフォーマンスを観察し完全性を評価するよう指示する。このエクササイズの目的は,周囲から高く評価されている人でも不完全な仕事ぶりに終わる場合もあるという事実,不完全でありながらもきわめて肯定的な結果を得ていることを証明するところにある。ここからわかるように,完全主義は高いパフォーマンスや望ましい結果の確保に必須というわけではない。

あまり脅威ではない完全主義のエクササイズを終えたら,「曖昧さへの曝露」のエクササイズに手を加えたものを用いて,さらに直接的に完全主義に取り組むことができる。なんらかの強迫観念関連の作業を選択して,ちょっとした不

備や不正確さを含むやり方で作業を遂行するようクライエントに指示するのである。この**意図的に間違いをセットする**エクササイズの結果を，次のセッションで議論できるように記録しておく。クライエントが，友人との会話中に何か変なことを口走ってしまったかもしれないという強迫的な疑念を抱いているとしたら，ちょっと気まずくなるかもしれないような言葉を意図的に相手に言うよう勧める。たとえば友人に，「ごめん，ボーッとしていて聴いてなかった。今言ったこと，もう一度言ってもらえるかな？」と言うのである。この「不完全な会話」の結果——依頼に対する友人の反応，長期的な影響や現時点での影響など——を記録に取っておく。このエクササイズの目的は，たとえ些細な誤りでも重大な否定的結果につながる可能性があるので避けなくてはならない，という信念を検証するところにある。

8. 不安や苦痛に対する不耐性

　不安や苦痛への不耐性に関する誤った評価の欄に挙げた行動的エクササイズのねらいは，不安は一般的な感情であり，人は不安な状況下でもそれに耐え，かなりうまく機能できる事実を示す証拠を提供することにある。ここでも，不安やイライラ，恐れを感じた経験について，信頼している友人たちにインタビューする**不安の調査**を用いることができる。たいていの人が，スピーチをする，就職面接を受ける，試験を受ける，歯医者に行くなどの状況で，さまざまな強さの不安を感じると報告するだろう。クライエントは調査で得たこの情報に助けられ，不安感は不安の問題を抱えていない人にとっても一般的な感情であること，クライエントが強迫関連の状況で感じるのと同様の不安を普通の人も体験していることに気づく。

　また補助的なエクササイズとして，**不安の観察**を行うこともできる。このエクササイズでは，職場や公共の場の他者を観察して不安を感じている徴候を探す。見つかったら，その状況とその人が不安になっていることを示す具体的な行動を書きとめる。さらに不安の程度を評価し，その人の不安行動の結果も記録する。このエクササイズの目的は，不安感が一般的な感情であること，人は不安なときでも役割を果たせること，不安行動によって重大な否定的結果が生じることはめったにないことを明らかにすることである。

　最後の二つの行動的エクササイズは，クライエント自身の不安体験に焦点を絞っている。**不安の比較**を行うと，クライエントが非強迫的状況で不安に耐え

られる証拠を提供することができる。このエクササイズでは，非強迫的な状況（たとえば，試験の準備をする，行ったことのない町を旅行する，スピーチをする，歯医者に行く）で感じた不安のデータと，強迫関連の状況で感じた不安のデータを収集する。そして，両状況で感じた不安の類似点と相違点を検討する。また ERP のエクササイズを微調整すれば，人は不安に耐えられないという信念に正面から異議を唱えることができる。ERP に**不安の予測**という要素を加えて，曝露の前に予測した不安のレベルと，曝露後に実際に感じた不安のレベルを比較するのである（Rachman, 2003）。OCD のような不安障害患者が予測する不安のレベルは，曝露状況で実際に体験する不安の程度より高いことが多い。

Ⅲ　まとめと結論

　本章では，強迫観念と強迫行為への CBT で用いられる行動的介入を詳細に論じた。ここで紹介した介入方法の多くは標準的な ERP に修正を加えたもので，OCD 患者の誤った評価と信念に直接取り組めるよう工夫されている。とは言え，治療効果を上げるためには，OCD 患者が自分の強迫的な不安に繰り返し向き合い，強迫行為やその他の中和反応をしないことが必須である。症状が改善するためには，認知の変容が生じる必要がある。すなわち，強迫観念と結びついている恐ろしい結果が生じないこと，強迫的な思考をコントロールしようと努力しても無駄である事実を学ぶことを通して，症状の改善が実現する。強迫的な状態の認知的基盤にこのような変化をもたらすのに最も効果的な方法は，本章で論じた曝露に基づく方略によるものである。

第12章
コントロールに関する2次評価の修正

　第7章で詳しく論じたように，OCD 患者は望まない思考のコントロールに失敗すると否定的な出来事が発生すると恐れ，そうならないようにと思考や感情や行動のコントロールに躍起になって，そのことが頭から離れなくなることが多い。OCD は強迫観念や強迫衝動を過剰にコントロールしようとする病態だが，手洗いをいつやめるかを決めるとか，電気のスイッチを本当に切ったか判断するといった些細な日常のルーチンですら，過剰にコントロールしようとする場合が多い（Salkovskis & Forrester, 2002）。

　OCD の CBT には，強迫儀式や中和化行動に焦点を絞った介入方略が必ず含まれている（Freeston & Ladouceur, 1997a, 1999 ; Rachman, 1998 ; Salkovskis, 1999）。近年では，コントロールに関する誤った評価と信念にも焦点を絞るべきであると考える臨床研究者が増えている（Clark & Purdon, 1993 ; Freeston et al., 1996 ; OCCWG, 1997 ; Purdon & Clark, 2002 ; Rachman, 1998 ; Salkovskis et al., 1995 ; Whittal & McLean, 2002）。認知行動理論の研究者の一部には，コントロールに関する評価と信念はより基本的な認知的構成要因（たとえば，思考と行為の混同，責任，脅威の過大評価など）によって2次的に生じる問題であると主張する者もいる（Freeston et al., 1996 ; Salkovskis et al., 1995）。この点に関しては，第7章で強迫観念の病態におけるメンタルコントロールの評価と信念の重要性を強調した。

　認知行動モデルの見解によれば，OCD 患者は強迫観念を極端に，厳格に，確実にコントロールしようという強い動機をもっている。そして，そのような動機の発生には，重要性に関する1次評価だけでなく，メンタルコントロールの性質に関する誤解釈やコントロールの失敗から想像される結果の誤解釈といった2次評価も関わっている（図7.1参照）。したがって OCD 治療の重要な目標は，強迫観念とそれに伴う苦痛を減らすために行われるすべての活動（強

迫的儀式や中和化方略，思考抑制，回避，保証の希求など）をやめる方向にクライエントを導くことである。認知コントロールモデルによれば，強迫反芻を効果的に治療するためには強迫観念の1次評価をターゲットにするだけでは不十分であり，コントロールや対処能力に関する2次評価にも取り組む必要がある。

　本章では，コントロールに関する2次評価の修正を目標とする治療方略の詳細を述べる。この治療的アプローチの基盤にあるのは，第7章で論じた認知コントロールモデルと，他の認知行動療法家推奨の「コントロールへのこだわり」に対する信念と評価を治療する介入法である。この治療法はごく最近開発されたものであるため，実証研究に基づくエビデンスは乏しいが，ここでは筆者の臨床経験に基づいてお薦めする次第である。

　いずれの介入においても，治療効果の長期的な維持が重要となる。本章では，治療効果の維持に関連するふたつのテーマについて論じる。ひとつは中核的信念の修正であり，今ひとつは再発予防である。強迫の世界で特に重要な2種類の中核的信念は，自分自身と関連のある否定的な信念と，否定的なメタ認知的信念である。治療効果を確実に維持するためには，中核的信念の問題に加えて，具体的な再発予防方略も導入する必要がある。

I　介入の初期段階

　図7.1で，1次評価がコントロールに関する2次評価を生むという特殊な連鎖を示唆したが，CBTの治療計画は必ずしもこの順序に厳格に従うわけではない。介入は，1次評価レベルと2次評価レベルの間を自由に行き来する上に，同一の治療的エクササイズが両方の認知レベルに影響を与えることも多い。したがって，2次評価の修正は標準的CBT全体を通して行うと捉えるべきであり，単独で実施するもの，あるいは治療の後半に行うものと考えてはいけない。SalkovskisとWahl（2003）が述べたとおり，脅威の1次評価と対処能力に関する2次評価には，実質上同時に発生する複雑な過程が含まれている。その結果，最終章で説明する具体的な認知的行動的介入の多くは，コントロールに関する信念や評価の修正に関わるものになっている。加えて，このあと述べる特定の治療方略も，コントロールの2次評価の修正に不可欠である。

1．2次評価に関する教育

　第9章で，強迫観念の認知評価モデルに関するクライエント教育の重要性を強調し，この心理教育によってクライエントは治療原理を知り，望まない自我違和的な侵入思考や強迫観念のノーマライゼーションが進展することを説明した。この教育を構成する重要な要素のひとつは，強迫観念をコントロールしようとする中和化などの試みに，逆説的な増強効果がある事実を理解してもらうことである。意図的なメンタルコントロールや中和化がどう働いて強迫観念を持続させるのかを説明するために，FreestonとLadouceur（1999）によって「ラクダ効果」のエクササイズを導入する方法が提案された（第9章参照）。

　FreestonとLadouceur（1999）が述べているとおり，ある思考を続けるのは困難だが，その思考から完全に離れるのは，困難どころかほとんど不可能であることを，多くのクライエントがすぐに納得する。「ラクダ効果」のエクササイズが強迫観念の持続を理解するために適切であることを，クライエントに認識してもらう必要がある。もし認識できないようなら，クライエント自身に関連の深い否定的な思考（たとえば，「期待していた昇格が叶うか」といった心配事）を使って，エクササイズを繰り返すとよい。クライエントがその心配事について考える努力をし，つづいて考えない努力をしたあと，メンタルコントロールの完全維持の難しさに焦点を絞って話し合うのである。

　中和化や強迫的儀式，その他のメンタルコントロールや安全希求方略に有害な逆説的増強効果がある——この点に関するクライエント教育が治療の重要な要素であることは，Salkovskis（1999）やRachman（1998, 2003）も強調している。「ラクダ効果」の実演から汲み取るべき点は，ふたつある（Freeston & Ladouceur, 1999）。治療原理を受け入れるために，クライエントは強迫観念の発生と中和化の無効性（すなわちラクダ効果）の実態を知り，このふたつが自分の意思ではコントロールできない事実を理解する必要がある。したがって治療では，強迫観念の出現阻止やメンタルコントロールの改善に焦点を絞ることはない。なぜなら，このプロセスは人間が意識的に制御することができないからである。しかし，人間が部分的にコントロールできるプロセスもある。以下の3つである。

1. 望まない思考に付与する重要性
2. 望まない思考をコントロールするために用いる方略
3. 強迫観念に対するメンタルコントロールに付与する重要性

以下の例は，中和化とコントロールに関する2次評価の役割について，どのように説明するかを示したものである．

「ラクダ効果のエクササイズからおわかりのように，望まない思考に対して強力なメンタルコントロールをしつづけるのは非常に困難です．ある特定の思考に集中したいと思っても，それに注意を向けつづけるのはとても難しく，ある思考を考えたくないと思っても，それから注意を逸らすのは困難です．思考について考えてはいけないと自分に言い聞かせたとたん，さらに強くその思考に惹きつけられてしまう様子は，まるで磁石にくっつく鉄くずのようです．このことは，望んでいない強迫思考をあなたがもちつづけてしまう理由と，関連があると思いますか？〔治療者は，ラクダ効果のエクササイズとクライエントの強迫観念持続の類似について論じている〕

「このエクササイズから，あとふたつ具体的な結論を引き出せます．ひとつは，自分ではコントロールできないことが，誰にも存在するということです．不意に心に浮かんでくる特定の思考はどうにも止められませんし，ラクダ効果を克服すること（つまり，思考を完全にコントロールすること）もできません．そうすると，治療を通して強迫思考が出現しなくなるように試みたり，望まない思考を撤去（除去）することを目指したりするのは，無駄で無謀なチャレンジであると言えましょう．もっと言えば，百害あって一利なしでさえあります．なぜなら，それは人間の能力を超えているからです．

けれども精神活動の中には，多少はコントロールできるものもあります．ある思考をどれだけ重要視するか，その思考にどう対応して反応するか，そのメンタルコントロール自体をどれだけ重要視するか——こうしたことはコントロールできます．したがって，多少なりともコントロールが利くことに治療の焦点を定めるのが，理に適っています．強迫観念を重要視してコントロールに躍起となり，強迫観念を中和化しようとすることは，強

迫観念の持続に大きく寄与してしまいます［治療者は図 5.1 と図 7.1 を参照しながら説明する］。こうしたところを修正することで，強迫観念の頻度と強度が低下します」

　ここで述べられている治療原理を，第 9 章で示した知見と統合することができる。このふたつを併せて説明することで，強迫観念と強迫行為に対する CBT の目的をクライアントが明確に理解できるようにする必要がある。治療原理の説明を終えたら，これから行われる強迫観念と強迫行為へのアプローチを，治療に対するクライアントの期待とどのように調和させていくかを，治療者は問題にすべきである。クライアントは強迫症状の頻度と苦痛を軽減するために，コントロール方略の改善を期待して治療に入ることが多い。ところがその期待とは相容れない見解が提示され，強迫症状の持続を軽減させるには強迫観念をコントロールしたり中和化したりするのをやめて，望まない侵入思考の重要性を格下げしなくてはならないと教示されるのである。治療者は，クライエントの当初の期待と CBT の治療原理のずれへの対処に，少々治療時間を割かなければならないかもしれない。どのようなケースであれ，治療を先に進める前に，クライエントが CBT の原理と目標を明確に理解し受容することが重要である。

2. 2 次評価の同定

　評価をどう同定し，強迫観念から区別するか（第 9 章参照）をクライエントに伝える過程で，コントロールの 2 次評価という概念を導入することが重要である。この作業をスムーズに行うには，クライエントが強迫観念やそれに伴う苦痛をコントロールする自分の能力をどう評価しているかについて，以下のように言及してみるとよい。

「これまで，なぜあなたがこの強迫観念を重要と考えるのか，その理由を数多く同定してきました。今度は，強迫観念に対処するあなたの能力に注目したいと思います」
「あなたにとって，強迫観念をコントロールすることは，どれくらい重要ですか？」
「思考をコントロールしようとするあなたの努力は，どれくらい効果を上

げていますか？」

「もし強迫観念をコントロールできないとしたら，何が一番心配ですか？」

こうした質問をするのは，クライエントが強迫観念のコントロールに失敗した場合の結果や，自分の対処能力をどう評価しているかに焦点を絞るためである。

第10章で述べたとおり，「1次的強迫観念のコントロール方略の記録」（付録8.5）は，持続的な強迫観念への対処に用いられる中和化や強迫行為，メンタルコントロール方略のタイプを明らかにするときに使うことができる。しかし，こうした反応的方略が持続をもたらすことを理解するためには，クライエントが自分のメンタルコントロール努力をどう解釈しているかに注目することも重要である。治療者は付録12.1の表を提示し，コントロールに関するどの考え方がクライエントに当てはまるかを質問することによって，2次評価について調べることができる。2次評価のさまざまなタイプには，高い確率で重なり合っている部分があることを認識しておくとよい。したがって，さまざまな2次評価に明確な区別をつけようとするのは避け，代わりに付録12.1を手引きとして活用し，クライエントが強迫観念をコントロールすることの重要性と結果をどのように誤って解釈しているかを見きわめる必要がある。

コントロールの2次評価が強迫観念の病因として果たす役割を同定するためには，行動による実証が必要な場合がある。Salkovskis（1999），WhittalとMcLean（2002），Rachman（1998, 2003）が説明するホームワークでは，クライエントは治療者の指示を受け，いつもどおり強迫観念をコントロールしようと努力する日と，そのまま放っておく日を交互に繰り返す。そして，「コントロールする日」と「コントロールしない日」に強迫観念に対してどう反応したかを記録する。治療者はセッションの中で，次のように質問する。

「コントロールした場合としなかった場合の結果は，どうでしたか？」

「強迫観念が生じても放っておいたとき，一番悩ましかったことは何ですか？」

「コントロールした日に強迫観念が再び出てきたときに，普段よりも大変だったことは何ですか？」

「強迫観念をコントロールできないことについて，一番心配したのはどん

なことですか？」

「こうした心配は，コントロールする日としない日で異なっていましたか？」

　クライエントは付録12.1の助けを借りながら，コントロールの誤った評価を同定してもよい。さらに治療者は下向き矢印法を使い，「強迫観念を心から追い出すことができない場合，どのような最悪の出来事が起こりそうですか？」という問いへのクライエントの評価や信念を調べてもよいだろう。

II　2次評価に対する介入方略

　2次評価レベルへの認知行動的介入には，主な目的が3つある。まず第1に治療の要（かなめ）として，中和化や他のコントロール方略の排除に焦点を絞ることがある。曝露反応妨害法（ERP）は，この点で最も役立つだろう。第2は，中和化を持続させているコントロールに関する誤った評価や信念を詳しく調べることである。これを行わないと，クライエントは反応妨害法の指示に従う意欲を削がれる可能性がある。第3は，メンタルコントロール反応を除去することで強迫観念の頻度と強度を減らし，それによって望まない思考，イメージ，衝動のコントロールに関する肯定的で治療に役立つ見解を強化することである。

1．認知的治療方略

　2次評価レベルへの認知的介入は，クライエントの前提——強迫観念の出現頻度や苦痛を低下させるには，強迫観念のコントロールを強化するしかないという思い込み——を問題にすることが中心課題となる。コントロールの重要性の評価を明らかにする方法のひとつに，自分の主な強迫観念に関する**コントロール評価スクリプト**を書いてもらうやり方がある。たとえば，病気になることを強迫的に恐れているクライエントに，次のように訊ねてみる。

　　「これまで，『自分は病気になりかかっているかもしれない』という考えがなぜ重要なのか，それを考えないようにすることが，どうしてそんなに重大な意味をもつのかについて話し合ってきました。この考えに対するコントロールの強化が，あなたにとってそれほど重要な理由を，4～5行にま

とめて書いていただきたいのですが，どうでしょう？」

以下は，コントロール評価スクリプトの例である。

「病気になりかかっているかもしれないと考えると，いつもひどく不安になります。この心配に何も手を打たないと不安が強まるばかりで，実際に嘔吐してしまうかもしれません。もし何かできるなら，たとえば自分は病気でないと確信できるなら，こんなことを考えるのをやめて，仕事に集中できるでしょう。いつも自分の健康を気にしつづけている人なんて，あまりいません。私だって，こんなふうに考えるのをやめられるはずです」

　コントロール評価スクリプトの作成が終わったら，治療者はクライエントとともに，コントロールに関する2次評価が誤っていることを示すエビデンスの有無を調べる。この例では，脅威を過大評価していること，コントロールが失敗に終わった場合の結果を誤って解釈していること，コントロールを強めたいと思うし，そうできると考えていること，コントロールに関して誤った推測をしていること（たとえば「病気になると考えつづけると，実際に具合が悪くなるだろう」と誤って考えていること）のエビデンスが見つかるだろう。付録12.1 を使えば，クライエントは非機能的なコントロールの評価を同定しやすくなる。またクライエントに，どれくらいの期間，病気になることについて考えないよう努力したかを訊ねてもよい。「そのことについて考えないよう必死に努力しはじめてから，その考えが浮かんでくる回数がどう増減したかについて，気づいたことはありますか？」と訊ねるやり方もある。
　適応性を欠くコントロール評価スクリプトが作成されたら，治療者はクライエントに，病気になるという考えに煩わされていない人の頭にこの考えが浮かんだとき，その人がどう反応するかを想像するよう指示することができる。クライエントが長期間強迫観念に悩まされてきた場合，健康的なコントロール評価スクリプトの想像が困難なことがある。しかし，治療者がクライエントのためにスクリプトを代作するよりも，クライエント自身に健全な反応をじっくり考えてもらう方が有効である。病気になりかかっているかもしれないという考えが浮かんだときの反応について，親しい友人や家族にインタビューする課題をホームワークで課すこともできる。以下は，この介入法を説明する臨床場面である。

第12章 コントロールに関する2次評価の修正　317

治療者（以下，T）：ここまで，病気になるという考えに対して何か対策を講じることが，あなたにとってどれほど大切であるかを見てきました。今度は，病気になるという考えに対して，他の人がどう反応するかに注目してみたいと思います。他の人は，自分が病気になるかもしれないと考えたとき，どうすると思いますか？

クライエント（以下，C）：そうですね，あまり心配しすぎないと思います。

T：では，ある人が職場で，「なんか，あまり気分がよくないなあ」と思ったとしましょう。そのあとどうなると思いますか？　その人は，その考えにどう対処するでしょう？

C：その人はたぶん，気分が悪いことを示す証拠か，気分がよいことを示す証拠を探すんじゃありませんか？

T：わかりました。でも証拠を探したのに，その人はまだ確信がもてないでいると仮定しましょう。どうも，気分がよいのか悪いのかを決めかねているようなんです。

C：この時点では，心配しなくてよいととりあえず判断して，仕事を進めそうです。

T：その人は，病気になるという考えをさほど重要視せず，とりあえず無視しても大丈夫と自分を納得させたと思うのですね？　その人はどのようにしてそう納得したと思いますか？　病気になるという心配が浮かんでもあわてて悩まなくていいと納得したのは，こんなふうに考えたんじゃないかと思うものを，4〜5行のスクリプトで書いてもらえませんか？

　従来のコントロール評価スクリプトに代わる，適応性のあるスクリプトを作成することによって，クライエントは誤ったコントロール評価と異なる，明快で適応的な評価を手に入れることになる。強迫観念をコントロールする重要性に注目するのではなく，強迫観念を無視することを強調する解釈を手に入れるのである。このスクリプトの内在化が，その後の治療目標となる。この代替の評価スクリプトを強化する際には，クライエントが強迫的でない他の重要な思考のコントロールをどう評価しているかを調べてもよい。要約すると，この認知的介入の目的は，過剰なコントロールに対する誤った評価がもたらす悪影響と，望まない思考を意図的にコントロールしようとする試みを断念することによって生まれる好ましい効果を対照的に示して納得してもらう点にある。

2. 曝露反応妨害法 (ERP)

　ERP は中和化を減少させ，コントロールに関する誤った 2 次評価や信念に異議を唱えるのに，最も有効な介入法である。ERP については第 3 章で精述し，適応性を欠く認知の修正で ERP が果たす役割を第 11 章で論じた。コントロールに関する 2 次評価を本質的に修正するには，ERP の課題に関するクライエントの解釈を，治療者がうまく引き出すことが重要となる。

　たとえば確認強迫のあるクライエントに，スマートキー（電子キー）を一度操作して車のドアをロックし，ドアが実際にロックされているかどうかを確認せずに車から離れるよう指示する。標準の ERP では，その後の苦痛や不安の程度，強迫行為に走ろうとする衝動，曝露の長さについての評価が行われる（Steketee, 1993, 1999 参照）。しかし，コントロールの 2 次評価を再構成する介入法として ERP を用いる場合は，治療者がソクラテス的質問を使って，以下のようにコントロールの解釈について訊ねるとよい。

>「最初にロックを確認しないで車から離れたとき，どういうことが起きそうだと心配になりましたか？」
>「1 時間後，どのようなことを考え，どんなことを感じていましたか？」
>「車に戻ったとき，何に気づきましたか？」
>「車をロックしなかったのではないかと心配になっても，心配が強くなったり薄らいだりするままにしておくと，しまいには消えてしまい，不安も同時に消えてしまうことが，どうやらおわかりになったようですね。車のドアをロックしなかったんじゃないかという思いをコントロールしよう，抑えつけようとすることについて，この経験からどんなことがわかりますか？」

　治療者は誘導による発見を活用することによって，強迫観念に反応したりコントロールしようとしたりするのではなく，そのまま放っておくことができると，それが長期的には強迫的侵入思考や不安の軽減につながることを，クライエントが ERP の経験を通して認識できるようサポートする。

3. 行動実験

　より直接的な行動実験も，コントロールに関する2次評価を扱う際に有効である。表11.1は，この評価や信念の修正に役立つ3つの実験を示している。Wegner（1987）の古典的な**思考抑制実験**は，一部を手直しすれば，意図的なメンタルコントロールの効果を調べることができる（Rachman, 2003も参照）。最初の思考抑制実験で，クライエントは中性思考を2分間抑制し，望まない思考が発生するたびに合図をするよう指示される。治療者は侵入思考の回数を記録し，クライエントが感じている自己効力感とメンタルコントロールの努力結果についてクライエントと話し合う。二度目の思考抑制実験では，抑制する思考として強迫的ではない心配事（たとえば，試験に失敗すること）を用いる。ここでも，クライエントが感じた成果やコントロールの効果を話し合う。三度目の思考抑制実験で，いよいよ1次的強迫観念を対象にする。クライエントは強迫的でない思考の抑制の場合より，1次的強迫観念の抑制に難儀するだろう。この実験は，思考コントロールの意義を過大に評価することから生じる悪影響を明確にするのに役立つ。

　Rachman（2003）による別の思考抑制実験は，**思考の交通整理員**と呼べるかもしれない。クライエントは5分間に頭に浮かぶすべての思考を検討し，それぞれの思考に反応するよう指示される。この場合，「思考の交通整理員」は勤務中である。そこでクライエントは，「勤務中であること」の費用と効果について質問を受ける。たとえば，「安全な感じが強まりましたか？　すべての思考をうまく交通整理できましたか？」と訊ねるのである。次にクライエントは5分間休憩を取り，その間自由に考えるよう指示を受ける。この5分間，思考の交通整理員は勤務を離れることになる。休憩後，治療者はクライエントに，「思考から離れて休憩をとること」で得られた成果とそれに関連するほかの効果について質問する。クライエントはこのエクササイズによって，望まない思考を警戒してコントロールしすぎることの悪影響と，「思考をそのまま放っておくこと」によって生じる効果を体験できる。

　ほかにも，努力して強迫観念をコントロールした場合の結果と，コントロールをしなかった場合の結果を，明確に比較できるように工夫された実験がたくさんある（Rachman, 2003 ; Salkovskis, 1999 ; Whittal & Mclean, 2002）。**現実（in vivo）隔日思考抑制**エクササイズでは，望まない思考や強迫観念に対して，

必死でコントロールしようとする日と，通常通り反応する日を交互に繰り返すよう，クライエントに指示する。そして，強迫観念の頻度，苦痛のレベル，コントロールの努力量，中和化衝動の評価についての記録を取ってもらう。数日後，治療者はこのデータを収集して図表にする（例として Salkovskis, 1999 参照）。その図表を見れば，メンタルコントロールを通常以上に必死でがんばった日でも，強迫観念の出現頻度が実質的に低下しなかったことが一目瞭然だろう。この実験は，望まない侵入思考のコントロールに多大な努力を傾けることについての有益な費用対効果分析を提供する。この実験でも，治療者はソクラテス的質問と誘導による発見を活用して，強迫観念のコントロールに関する誤った評価と信念に異議を唱えていくことが重要である。

　この実験を修正したものに，**現実（in vivo）隔日思考コントロール**エクササイズがある。このエクササイズでは，普段どおりに中和化反応をする日と，強迫観念の発生を毎回記録するだけで思考の中和化を試みない日を交互に繰り返して，数日間データを収集する。集めたデータを図表にし，「強迫観念をそのまま放っておくこと」——すなわち意図的なメンタルコントロールを慎むこと——の効果と，強迫観念を抑制するために中和化や別のコントロール方略を用いることの効果を，明確に比較できるようにする。

　Rachman（2003）は思考抑制の主観的効果を検証するために，同じような行動実験を提案している。その**コントロールの予測**エクササイズでは，もし強迫観念を1日中抑制したら安全な感じが強まるかどうかをクライエントが予測する。そして，その日は終日，強迫観念を抑制する努力をして，明らかになったことを報告する。次に，1日「抑制しないでいること」の効果を予測したあと，実際に強迫観念を抑制しないで1日過ごし，わかったことを報告する。治療者は，強迫観念を抑制したときの方が安全というクライエントの信念が，エビデンスにより支持されるかどうかに注目する。

　思考コントロールの断念による効果を日常生活に取り入れるために，**思考の休日**を取るようクライエントを勇気づけるやり方もある（Rachman, 2003）。人が仕事を離れて休みを取るように，OCD 患者も強迫観念のコントロール努力から離れて休日を取るよう勧めるのである。強迫観念のコントロール努力をしないと起きるだろうと予測した否定的結果が，実際に起きたかどうかを判定するためのデータを収集する。ここでもやはり，強迫観念のコントロールや中和化の努力が無意味で不必要であることを示すエビデンスが得られて，コント

ロールに関する誤った2次評価や信念を問題にする材料として活用することができる。ここまで見てきたとおり，こうした行動実験はOCDに対するCBTの効果を左右する重要な役割を担っている。

Ⅲ　自己を反映する信念とメタ認知的信念

　なんらかの誤った強迫的評価や信念を認知行動的に治療していると，一定の認知的テーマが繰り返し出現するようになる。それは自分自身に関する考えや仮説，望まない侵入思考や強迫観念の意義に関する考えや仮説であり，その内容は汎化され広範囲にわたっている。こうしたテーマのいくつかは**自己を反映する**もので，自分自身や世界，未来についての中核的信念を示している。Beckら（1979）は誤った仮説を，「その人を抑うつ状態に陥りやすくする基本的信念」と定義している（244頁）。J. S. Beck（1995）は核となっている否定的な中核的スキーマの特徴を，自己や他者，世界に関する総体的で汎化されすぎた非論理的で絶対的な基本的信念とした。そのようなスキーマは幼少期に根差しており，それまで潜在していたものが，心理的苦痛を伴う状況で活性化されたとみなしている（Clark & Beck, 1999の考察も参照）。

　繰り返し生じる他の認知的テーマは，思考──特に望まない侵入思考や強迫観念──や，それをコントロールすることの重要性や意義に関する**メタ認知的信念**を反映している。第7章で，持続的な侵入思考や強迫観念の脆弱性因子となりうるメタ認知的信念を取り上げ，その性質と役割について論じた。表12.1にリストアップしたのは，自己を反映する中核的スキーマやメタ認知的信念の中でも，特定の誤った評価や信念の根底にあってOCDを特徴づける代表的なものである。

　表12.1に挙げた中核的スキーマとメタ認知的信念は，強迫観念や強迫行為に内在していて，CBTの過程で浮かび上がってくる認知的テーマのいくつかのタイプを示している。もちろん，そうした中核的スキーマやメタ認知的信念の具体的内容は，クライエントの価値観や関心に準じた固有のものであろう。しかしこれらの思考のほとんどは，自己や世界，他者についての基本的概念や仮説，望まない思考やそのコントロールの意義を反映していると考えられる。したがって適応性を欠く中核的なスキーマやメタ認知的信念は，下向き矢印法のような介入を通して浮かび上がってくることが多い。こうした介入では同じ

テーマや概念が，さまざまな状況や種々の望まない厄介な認知を伴った状態で繰り返し出現するようになる（たとえば，「私は心が壊れやすいから，侵入思考を必死にコントロールしなければならない。今にも気が狂いそうだ」）。

表12.1に示した中核的信念のほとんどが，強迫認知ワーキンググループ（OCCWG）が提示している6種類の信念のどれかに該当する（第5章参照）。思考の意味の過大評価，思考と行為の混同，脅威の過大評価，責任の過大評価，思考のコントロールへのこだわり，曖昧さに対する不耐性，完全主義を反映する基本的な考え方は，自己や精神に関する根本的な捉え方にはっきり現れるだろう。心をかき乱す強迫観念や強迫行為と何年も闘ってきたOCD患者は，思考や行動をコントロールできないと，自分は生まれついての悪人か腰抜けに違いないと確信するようになる。彼らは不安や恐れ，想像した危険や大惨事の可能性に支配された主観的な世界で生きている。そのような脅威のせいで，彼らはさまざまな状況において自己や他者への危険を最小限にする責任を個人的に感じ取る。不安を強敵と見なし，生き延びるための壮大な闘いを繰り広げる。そして，心をかき乱されるどころか拷問のようでさえある強迫観念が持続するために，自分は「神経衰弱」になったと考え，もっとしっかり精神をコントロールすることが回復への道だと信じるのである。強迫観念から一時的に解放されるのは，まったく解放されないよりましである。強迫観念の持続が長くなればなるほど，壊滅的な結果を想像しがちになる。

中核的なスキーマやメタ認知的信念の存在が，特定の誤った評価や信念に対する治療を進める中で明らかになっていく。このような基本的なレベルに焦点が移行する明瞭な瞬間が，治療中にあるわけではない。認知行動療法家はそうした瞬間を期待するのではなく，治療中は最初から最後まで，強迫的な悩みに対する解釈や反応の中に繰り返し浮かび上がる基本的で汎化された認知的テーマに，絶えず留意する必要がある。以下は，中核的なスキーマやメタ認知的信念を同定しようとしている治療者とクライエントのやり取りを想定したものである。

> 治療者（以下，T）：人を傷つけることなど望んでいないのに，そうしてしまうのではないかと考えるせいで不安になる——そういう状況について，ここまでいろいろ調べてきました。いずれの状況でも，あなたがそういう考えを重要と感じるのは，その考えのせいで実際に人を傷つける

表 12.1　OCD に関連する中核的な自己反映的信念とメタ認知的信念の例

- 「自分ではコントロールできない怖い考えが浮かぶのだから，私はきっと，とんでもない人間だ」
- 「私は，いつなんどき完全なコントロールを失うかもしれない，頭も心も弱い人間に違いない」
- 「望まない侵入思考（強迫観念）はその人の真の内面的特性を反映している」
- 「望まない侵入思考を完全にコントロールすることは重要である」
- 「私には十分なメンタルコントロールが欠けている」
- 「私は不注意で間違いを犯しやすい」
- 「私はすぐ，不安や苦痛に打ちのめされる」
- 「私には，自分や他者を傷つけると思われる危険性を，すべて最小限にする責任がある」
- 「私の主観的世界は危険と脅威に満ちている」
- 「私は自分の行動や決定が正しいと確信する必要がある」

　　かもしれないと思うからですね［すなわち，思考と行為の混同，脅威の過大評価，思考の意味の過大評価，責任の過大評価］。
クライエント（以下，C）：はい。まさに，それが心配なんです。いつかプツッとキレて，実際に人を襲いそうで怖いんです。この考えは，それくらい強烈でしつこいんです。
T：わかりました。ただ，どうもこのさまざまな状況には，共通のテーマがあるように感じられます。人を傷つけるかもしれないと心配になるとき，あなたが自分自身について思っていることで，連想する内容はありますか？
C：どういう意味かわからないのですが……。
T：つまり，それぞれの状況は異なっていて，思考のタイプも違っているのに，それでも必ず，人を傷つけるかもしれないと考えて不安になるところに戻っているように思うんです。あちこちで人を傷つけようとするのは，どういう人だと思いますか？

C：犯罪者，不道徳な悪人，冷酷な人間です。
T：では，あなたは自分のことをそうお考えですか？　不道徳な人間とか，邪悪な人間と感じますか？
C：いいえ。私はそこまで悪くはないと思います。でも，そんなふうになるんじゃないかと心配なんです。
T：わかりました。人でなしの悪人という確信はないけれども，悪人になる可能性があると心配しているのですね。それにしても何カ月もの間，あなたは日々，「もしかしたら人を傷つける可能性があるかもしれない」という心配が頭から離れない状態が続いています。人を傷つける可能性がある人のことを，あなたはどう思いますか？　もしあなたの知り合いに，いつか妻を殺す可能性があるけれど，まだ実行していない人がいたら，その人のことをどう思いますか？
C：きっと，邪悪で恐ろしい人と思うでしょう。
T：つまり加害の可能性から，恐ろしい人を連想するのですね。あなたは毎日，「自分は，もしかすると人を傷つけるかもしれない」と自分自身に言い聞かせることによって，自分は恐ろしい人間でこのようなひどいことをしかねないと，それとなく思い込もうとしているんじゃありませんか？
C：はい。本当はずっと前から，自分には恐ろしいところがある，自分は悪人だという気がしていたんです。ですからよい人間になるために，懸命に努力しつづけてきましたし，今も変わっていません。でも，結局いつも，悪人のままという気持ちになるんです。

中核的なスキーマとメタ認知的信念を同定したら，治療者は先ほど紹介した認知的エクササイズと行動的なエクササイズで集めたエビデンスを用いて，この基本的仮説に異議を唱えることができる。したがって，治療者がこのような深いレベルの介入に焦点を絞っていさえすれば，特定の評価や信念への治療的ワークを継続して活用し，中核的なスキーマとメタ認知的信念を修正しつづけることができる。たとえば，思考抑制エクササイズの結果を再評価する過程で，治療者は次のように要約することができる。「たとえ危険で攻撃的な思考が増えても，実際に人を傷つける傾向が高まる気はしないことに，お気づきになりましたね。では，自分は人を傷つける可能性のある恐ろしい人間であるという信念について，この結果からどのようなことがわかりますか？」

端的に言うと，中核的なスキーマやメタ認知的信念の修正をやり遂げるには，これらの基本的仮説の根底にある具体的な誤った評価や信念に認知行動的な介入を行い，繰り返し取り上げて扱っていく必要がある。中核的なスキーマへの介入は，治療効果の維持や再発予防に不可欠と考えられる（Beck et al., 1979 ; J. S. Beck, 1995 参照）。

Ⅳ　再発予防

　他の精神障害への心理的介入同様，強迫観念や強迫行為の CBT においても，治療初期から再発予防の方略を組み込んでおくことが重要である。第 1 章で述べたように，OCD は症状が経時的に変動しがちな慢性疾患である。生活上のストレスや気分の悪化，強迫的な懸念を再燃させるようなライフイベントへの曝露により，症状が再発する可能性がある。したがって，治療効果や寛解状態を長期的に維持するためには，具体的な対策を講じる必要がある。
　このことは，Hiss ら（1994）の研究で実証されている。ERP 治療によって少なくとも 50％の症状改善を示した OCD 患者 20 名を，無作為に 1 週間の再発予防プログラム，もしくは関連治療と呼ばれる統制条件に割り付けた。再発予防プログラムでは，自己曝露の訓練，認知再構成，ぶり返しの予測，計画的なライフスタイルの変化を含む 90 分のセッションを 4 回実施した。再発予防プログラムを終了した患者は，6 カ月後のフォローアップで統制条件の患者よりも顕著に少ない再発率を示した。治療計画に再発予防を組み込むことの重要性については，他の著者も論じている（Freeston と Ladouceur, 1997a, 1999 ; Steketee, 1993, 1999）。
　Emmelkamp, Kloek, Blaauw（1992）は，標準的な ERP 治療を受けた 21 名の OCD 患者において，不十分な認知的方略（苦痛軽減，問題回避，否認），ライフイベント，日常生活でいらだつこと（デイリーハッスルズ），表出された感情のすべてが，再発と顕著に関連していたと報告している。著者らは，再発の危険性が高いクライエントに追加セッションを提供することや，再発予防効果をもちうる認知療法と問題解決法を付加するプランを推奨している。
　治療では，OCD の病態と強迫症状に関する CBT モデルについての心理教育を行うが，初期段階において治療が強迫症状を「治してくれる」というクライエントの誤った期待に，異議を唱えるべきである。クライエントは，治療後

表 12.2　再発予防を促すために CBT で用いられる治療的要素

- OCD の病態と経過について，クライエントを教育する。
- クライエントが治療に対して，残遺症状の存在を含めた現実的期待を抱けるようにする。
- 強迫観念や強迫行為を誘発する状況を同定する。
- クライエントに，CBT モデルを明確に理解してもらう。
- 強迫観念の再発への対応に関して，書面で教示する。
- 回避や保証の希求，その他の強迫的な中和化反応などによる再発に絶えず警戒するよう，クライエントを指導する。
- 望まない侵入思考や強迫観念の出現には，問題解決的アプローチを取るよう，クライエントを指導する。
- ストレスや生活上の困難の対処に役立つコーピングスキルを教える。
- 継続的なやり取りやサポートを提供しつつ，治療セッションを徐々に減らしていく。

に強迫症状が再発する可能性に備える必要がある。さらに治療は，焦点を絞り時間を限って行われる介入として提示され，強迫症状に対する効果的な対処スキルの獲得に重点が置かれたものであることが望ましい。治療目標を繰り返し明確化し，強迫観念や強迫行為に対するクライエントの態度や処理反応を適応的なものにして，症状の頻度や程度を低減できるようにサポートしていく。治療を受ければ強迫症状はすべて永久に根絶されるという非現実的な期待は，最初に訂正しておかなくてはならない。表 12.2 に，再発予防を促すための治療に含まれるべき要素をいくつか示してある（Steketee, 1999 に推薦されている具体的な再発予防方略も参照）。

　クライエントが，OCD の「慢性疾患モデル」を取り入れることが重要である。つまりこの先も強迫的傾向や残遺症状が続き，ひょっとしたら「本格的な」強迫観念や強迫行為が出現しつづける可能性があることをクライエントに理解してもらう必要がある。治療を，クライエントの強迫的傾向に対処するための新しいアプローチと捉えてもらうとよい。治療目標や治療に期待できることを明

確にして，クライエントが治療終結後の再発に十分備えられるようにする。クライエントは，自分の強迫観念と強迫行為の誘因を明確に理解すべきである。そうすれば危険性の高い状況に遭遇しても，症状の再発に備えることができる。治療者は，クライエントが強迫観念の認知行動モデルをしっかり理解できるよう治療を進める。言うまでもなく，認知行動モデルに基づくクライエント教育は治療の成功に不可欠だが，再発防止においてもやはり重要である。クライエントが強迫観念と強迫行為の持続に関する CBT の枠組みを受け入れるなら，治療で習得した認知行動的方略を活用して，繰り返し生じる強迫観念と強迫行為に対処できる可能性が高まる。

　FreestonとLadouceur（1999）は再発した場合の対応について，クライエントに書面で伝えておくことを推奨している。その方略には，次のものが含まれる。

1. 強迫思考の再発を理解するために認知行動モデルを用いる。
2. 強迫観念に関する誤った評価を同定する（「あなたは，その思考をどのくらい重要と考えていますか」）。
3. 中和化，回避，保証の希求などをやめる。
4. 曝露の訓練を再開する。
5. 認知的方略を用いて，思考の重要性に異議を唱える。
6. ストレス状況に対して，より適切に対処できるよう問題解決法を活用する。
7. 再発を，ぶり返しや治療の失敗と考えるのではなく，新たに習得した対処法を練習する機会と考える。

　治療終結前に，治療者のサポートや促しがなくても，クライエントがこうした方略を実行できるという確証を得ておく必要がある。
　Steketee（1993, 1999）は，ストレスや生活上の困難の対処方法をクライエントに教えることが，再発予防を促進する上で重要であると述べている。経済的な問題や雇用の問題，夫婦間の不和，子育ての問題，重大な身体疾患などは，OCD 患者が直面する可能性のある OCD 以外の問題のほんの一部に過ぎない。これらの問題のいくつかは OCD が影響して生じたものかもしれない。いずれにせよ生活上のストレスや日常生活でいらだつこと（デイリーハッスルズ）が，

強迫症状を引き起こす可能性があることに留意する必要がある。したがって，生活向上に役立つマネージメントスキルをクライエントに教える試みは，再発予防にプラスに働くはずである。

　治療の後半では，治療者との接触を徐々に減らしていき，段階的に間隔を広げて治療セッションを行うことになる。治療の終結を容易にし再発予防方略を強化する手段として，3カ月，6カ月，1年後に追加のブースターセッションを行う計画を立てるのもよい。また，治療を徐々に減らしていくプロセスのひとつとして，短い電話相談を時折提供するやり方もある。クライアントに安心してもらうために，治療者とのコンタクトをすぐに取っていいこと，継続的にサポートを受けられることを，終結に至る過程でしっかり伝えておく必要がある。自分でやってみた再発予防方略が失敗したとクライエントが感じたときに，短時間の電話相談や追加のセッションを一度もてるとわかっていれば，治療を終わりにして自己治療に努めようという気持ちが高まるだろう。

V　まとめと結論

　クライエントが強迫観念の中和化やコントロールの必要性を，誤って評価したり信じ込んでいたりするときに，認知行動的方略を用いてその評価や信念を問題にするが，この方略はOCDのCBTの重要な部分である。本章で紹介した治療原理や介入は，第7章で提示した強迫観念のCBT的な症例定式化に基づいて，開発され工夫されてきたものである（図7.1参照）。そこでは，強迫的な懸念への曝露に基づいて行動的エクササイズを行ったり，強迫行為や他の中和化反応を妨害したりすることを通して，コントロールに関する誤った評価や信念を検証する。行動実験は，強迫思考をしっかりコントロールすべきとみなすクライエントの信念に異議を唱え，代わりに「強迫観念をそのまま放っておくとよい」（すなわち，コントロールや抑制を止めるとよい）という考え方を強化するために行うものであり，CBTによる強迫観念の治療効果を高める際に重要な役割を果たす。要約すると，強迫観念とそのコントロールに関する1次評価と2次評価双方への介入を含む治療プロトコルは，OCDの認知的機能不全を狭く定義して行われる治療よりも，強力な治療的影響をOCDに与えうる。

　治療効果をよりよい形で維持するためには，OCDの根底にある，自己と関

連のある信念やメタ認知的なスキーマに取り組む必要がある。後半のセッションでは,治療終結の問題に焦点を絞り具体的な再発予防方略を紹介するとよい。強迫思考が再現した際に,「過度にコントロールしようとする心情」に戻りたくなる衝動を警戒できるよう,クライエントを勇気づけておくことが大切である。

付録 12.1　望まない侵入思考や強迫観念の持続に関連する
　　　　　　コントロールの評価（1/2）

2次評価の種類	評価の説明	評価の例
意義の過大評価	強迫観念のコントロールにおけるいかなる失敗も，非常に重大な欠点であると解釈する。	1.「私はこの強迫観念について考えるのを，すぐ止めなければならない」 2.「私はこの強迫観念をコントロールできそうもない。だから，これは重要に違いない」 3.「この強迫観念をコントロールできないのは，私の弱さの表れだ」
脅威の過大評価	強迫観念のコントロールに失敗すると，特定の恐ろしい結果になる可能性が高まると信じる。	1.「暴力的思考をコントロールできなくなったら，いつか誰かを傷つけるかもしれない」 2.「この強迫観念を止めなかったら，私はどんどん不安になっていくだろう」 3.「こんなふうに考えるのをやめなかったら，最終的にもっと自制できなくなりそうだ」
可能性の評価	望まない思考を必ず効果的にコントロールできると信じる。	1.「私はこの強迫観念を完全に遮断できるはずだ」 2.「私がこの強迫観念をコントロールしなかったら，強迫観念が私をコントロールするだろう」 3.「ほとんどの人は，私よりずっと上手に自分の思考をコントロールしている」

付録 12.1　望まない侵入思考や強迫観念の持続に関連する
コントロールの評価（2/2）

2次評価の種類	評価の説明	評価の例
非現実的な期待	強迫観念が二度と発生しなくなるような，高度なコントロール能力の獲得を自分自身に期待する。	1.「私はこんなことを考えなくなる域にまで達しなければならない」 2.「十分がんばれば，絶対に強迫観念が浮かんでくることはないだろう」
責任の過大評価	望まない思考や自他に及ぶと想像した結果を，効果的にコントロールしつづける責任が自分にあると考える。	1.「そのような恐ろしい思考が頭に浮かぶまま放置していた自分は，とんでもない存在だ」 2.「神様は，私がくよくよ考えている内容で私をお裁きになるだろう」 3.「このような思考に心を奪われるままにしていたのは，自分の過ちだ」
コントロールに関する誤った予測	メンタルコントロールの失敗が原因で，現実の経験に影響が及ぶと仮定する。	1.「自分の思考がコントロールできないのなら，自分の行動もコントロールできないかもしれない」 2.「強迫観念を止めることができれば，もっと気持ちが楽になるだろう」 3.「ミスをしたかもしれないと考えつづけるということは，実際にミスをした可能性が高い」

David A. Clark 著 *Cognitive-Behavioral Therapy for OCD* より。©2004 The Guilford Press。本フォームのコピーは，本書購入者が私的に使用する場合にのみ許可する。

第 13 章
実証研究の現状と今後の方向性

　強迫観念と強迫行為という精神病理現象には，これまで臨床研究家や診断医を悩ませつづけてきた歴史がある。メンタルヘルスの専門家はさまざまな理論や専門的訓練を裏づけとした介入努力を行ってきたが，その努力は実を結んでいなかった。一部の偉大な精神医学者による取り組みは続いているが，OCD の研究や治療の進歩は遅々としており，他の精神障害の後塵を拝しているのが現状である。実際 OCD への心理学的貢献は微々たるもので，刺激にすらならなかった状態が長く続いたが，1960 年代後半になって OCD の行動理論と治療が導入された。

　行動研究と行動的介入は OCD の理解を大きく前進させ，実証研究に裏打ちされた OCD の心理療法を初めて提供した。しかしその後，行動的見地からの進展が滞ったまま 1980 年代に入った。そして，Salkovskis (1985) が Rachman の行動研究や Beck の認知理論に基づいた OCD への認知行動的アプローチを提案すると，OCD の心理学的研究は再び活性化した。ここ 10 年の間に臨床研究者が関心を向けるようになった OCD の認知的基盤には，OCD の新しい病態理解を提供する理論モデルと実験的方法論が備わっている。

　強迫観念と強迫行為への革新的な認知的介入は，新しい CBT 的な定式化と時を同じくして誕生した。臨床研究者は適応性を欠く OCD の認知的基盤を修正するために，認知的アセスメントと治療方略を ERP のような標準的な行動練習と組み合わせて用いる方法を提案した。OCD の新しい認知行動的アプローチは，実用的な臨床的見解と実証研究的な方向づけを兼ね備えた理論指向的治療である。

　この最終章では，強迫観念と強迫行為の CBT に関する実証研究の現状を検討する。本書には，CBT を支持する理論的で実証研究的エビデンスが相当数紹介されている (Rachman, 2003 ; Salkovskis, 1999 ; Steketee, 1999 も参照) が，この新しい治療的アプローチの有効性が十分立証されたわけではない。新しい

認知的方略は，強迫観念や強迫行為のCBTの有効性にどれだけ寄与しうるのか？　OCDの亜型によってCBTの有効性に違いがあるのか？　CBTの有効性は，どのような治療プロセスで説明できるのか？　CBTは治療の受容とコンプライアンスを高めうるのか？　認知的要素をより強めた治療方略をOCDに適用すると，治療効果の持続期間を延ばして再発率を減らせるのか？　ここから，OCDのCBTに関する心理学的研究の総説の中で，こうした疑問に取り組んでいく。最後に，OCDの認知行動理論と今後の治療の方向性の重要課題を考察して，本章を締めくくる。

I　OCDに対する認知行動療法の実証的現状

1．CBTは強迫観念と強迫行為に対する効果的な治療か？

　曝露反応妨害法（ERP）がOCDの効果的な介入法だとするなら，認知的構成要素を含む行動的治療も，少なくともERPを単独で用いる場合と同等の効果があると期待できそうである。しかし認知的要素を追加して治療することで，ERP効果の質や量が低下する可能性が指摘されている（Kozak, 1999）。一方，さまざまなタイプの認知療法がすでに強迫的問題に適用されている現状がある。こうした中，認知行動療法家が負う責務は，CBTが強迫症状を顕著に緩和しうると証明することである。

1）自己教示訓練と論理情動療法（RET）

　OCDでの認知療法の効果に関する初期の報告には，統制されていない単一症例や集団治療研究が含まれていた。介入の基盤にあったのは，自己教示訓練，論理情動療法（RET），抑うつを対象としたBeckの認知療法を若干修正したものである。認知療法のみを行った研究もあれば，ERPを主とする行動療法に認知的介入を加えた研究もあった。多くの場合，初期は統制群と比較がなかったため，OCDのCBTの有効性について，初期の研究から引き出せる知見はほとんどない。

　その後の研究には統制された治療成果計画が含まれており，対象となるOCD患者は無作為に，CBT，他の比較治療，待機リスト（統制群）に割り付けられている。こうした研究は，特に他の治療法との比較がある場合に，認

知的介入の具体的な有効性を明らかにすることができる。本項では，CBTと待機リスト（統制条件）を比較した統制研究に焦点を絞る。CBTを他の治療——主に単独でERPを行う治療——と比較した研究は，次項で紹介する。まずは，ある統制された比較研究を紹介する。というのも，それがOCDの自己教示訓練を調査した数少ない研究のひとつだからである。

Emmelkamp, van der Helm, van Zanten, Plochg（1980）は，ERPに認知的介入を付加した場合の有効性を統制研究で初めて調べた。**自己教示訓練**は不安への対処法のひとつで，よい結果をもたらす意味内容を実際に言葉にして自分自身に言い聞かせるやり方をいう。Emmelkampら（1980）は15名のOCD患者を，ERPのみの群，自己教示訓練とERPを組み合わせた群のいずれかに無作為に割り付けて比較した。治療後，双方の治療条件で同じように有意な改善が見られ，治療効果は6カ月の追跡期間中維持された。ふたつの治療条件の間に有意差がみられなかったため，Emmelkampら（1980）は，自己教示訓練がERPのみの有効性を高めることはないと結論づけた。しかしRobertson, Wendiggensen, Kaplan（1983）は，3名の重篤なOCD患者の治療において，Meichenbaum（1977）の文章作成を基にした認知再構成とERPの併用が効果的だったと報告している。一方van OppenとEmmelkamp（2000）は総説の中で，自己教示訓練は過度のセルフトークや反芻を行っている患者では，適切な治療方略とはいえないかもしれないと述べている。

初期の単一症例や集団治療研究の多くは，強迫症状の緩和における論理情動療法（RET）の有効性を調べている。次項で論じるようにEmmelkamp, Visser, Hoekstra（1988）やEmmelkampとBeens（1991）は，RET後に強迫症状が有意に緩和して，その治療効果が6カ月の追跡期間中維持されたことから，RETはERPと同等の効果があると記した。Enright（1991）は，OCD患者24名に認知的方略（RET）と行動的方略を含む集団治療を行ったが，症状の改善はわずかしか認められなかったと報告している。JonesとMenzies（1998）は洗浄強迫の患者を，認知的要素（RET）と行動的要素（ERP）を含む治療条件（CBT条件）と，統制群の待機リストに無作為に割り付けた。治療後，CBT条件下で集団セッションを8回受けた患者は，複数の評価尺度において統制群より有意に改善し，治療効果は3カ月の追跡期間中も維持された。van Balkomら（1994）はOCDの治療効果に関するメタ分析で，認知療法とCBTの方がプラセボより効果を上げる傾向にあると述べている。認知療法を単独で

行う条件の報告をしている3研究は，いずれもRETに基づいたものである。したがって，RETがOCDの効果的な治療法であることがわかる。

2) 統制されていないCBT研究

近年，OCDへの認知的介入の効果に関する研究は，抑うつに関するBeckの認知療法（Beck et al., 1979）に基づく認知的方略と，Salkovskis（1985）の理論的な定式化と治療手順に移行している。SalkovskisとWarwick（1985）が報告した初期の単一症例計画〔同じ症例に2つの治療法を別途施行するプラン〕研究のひとつでは，過大評価された考えを修正するために証拠集め技法が用いられた。対象となった重篤なOCD患者の女性はERP施行後に再発し，「汚染された化粧品を使っているせいで，自分はガンになる」と心配しつづけた。この研究以降，他の研究者もOCDの認知評価理論に基づくCBTの有効性を支持するようになっている。SimosとDimitriou（1994）は録音テープを用いた馴化訓練と責任の再評価を行い，加害強迫観念の軽減に努めた。Freeston（2001）は強迫的に歯磨きをする14歳の少年に対して，認知行動的治療原理，完全主義に対する信念の修正，段階的な反応妨害法を用いて治療を成功させた報告を行っている。SookmanとPinard（1999）は，治療抵抗性のOCD患者7名に対してCBTを平均して週1回のペースで10カ月間行い，6名で強迫症状と抑うつ，適応性を欠く信念がかなり減少したと報告している。

Ladouceur, Freeston, Gagnon, Thibodeau, Dumont（1995）は，強迫反芻がありオバート強迫行為のないOCD患者3名の治療で，イメージ曝露，カバート反応妨害，認知再構成の有効性を検討するために多重ベースライン法を活用している。クライエントは3名とも改善し，治療効果は11カ月の追跡期間中も維持された。その後 Ladouceur, Léger, Rhéaume, Dubé（1996）は確認強迫のある4名に対して，認知的介入のみ（ERPなし）を行って責任の過大評価や信念の修正を試みた。その結果，4名中3名が治療後に有意な改善を示し，治療効果は12カ月の追跡期間中も維持された。最近の例では，WarrenとThomas（2001）が認知評価理論に基づいたCBTの個人セッションでOCD患者26名を治療したところ，患者の85％でかなりの改善が見られたと報告している。否定的な研究結果（Black et al., 1998など）も報告されているが，これらの結果は概して強迫観念と強迫行為の治療におけるCBTの有効性を肯定する内容になっている。

3) 統制された CBT 研究

Salkovskis らによる近年の定式化に基づく CBT の効果を検討する上で，特に重要な統制研究が4つある。最初の研究は van Oppen ら（1995）が行ったもので，DSM-Ⅲ-R で OCD の診断基準を満たす71名が，16セッションの認知療法または ERP に無作為に割り付けられた。認知療法は，Beck と Emery (1985), Salkovskis (1985) が提示している治療的アプローチに基づくものであった。その結果，認知療法で治療された患者群は全評価（強迫症状，不安，抑うつ，一般的な非合理的信念）において有意な改善を示したが，ERP 群ではいくつかの評価だけが有意に改善したことが明らかになった。さらに認知療法群のみが，非合理的信念テストで有意な変化を示していた（Koopmans, Sanderman, Timmerman, & Emmelkamp, 1994）。

ふたつ目の重要な結果研究は Freeston ら（1997）が報告したもので，強迫反芻はあるけれどもオバート強迫行為のない参加者29名が，CBT（平均29回の個人セッション）または待機リストの統制群（平均19週間の待機期間）に無作為に割り付けられた。指定された待機期間を終了すると，すべての患者は積極的に治療を受けられるようになっている。CBT は，認知的原理，ERP，認知再構成，再発予防で構成されていた。結果は，面接式の Yale-Brown Obsessive-Compulsive Scale（YBOCS），Current Functioning Assessment（CFA），Padua Inventory, Beck Anxiety Inventory（BAI），Beck Depression Inventory（BDI）などで評価した。

治療後のアセスメントで，CBT 群は YBOCS，CFA，BAI の得点が有意に低下していたが，待機リストの統制群では治療前後で有意差が無いことが明らかになった。すべての患者（最終的に治療を受けた待機リスト者も含む）を包括的に分析すると，治療後に全尺度で有意な低下がみられた。その上，YBOCS に基づく臨床的に有意な変化の分析では全対象者の67％が改善を示し，それは6カ月の追跡調査で53％に低下することが明らかになった。この研究は特に重要である。というのもオバート強迫行為のない強迫反芻は，行動的治療に対する強い抵抗性がある OCD の亜型であるが，そのタイプの治療で CBT が有効であることを示した最初の統制研究だからである。

O'Connor, Todorov, Rollibard, Borgeat, Brault（1999）は CBT の有効性を検討するために，29名の OCD 患者を CBT 単独群，薬物療法単独群，CBT と薬物療法の併用群，未治療の待機リスト統制群の4群に，無作為に割

り付けた。CBT は段階的曝露，反応妨害法，強迫思考に特徴的な誤った推測についての教育，非現実的推測を経験的に変換していく試みで構成されていた。患者は CBT の個人セッションを5カ月にわたって約20回受けた。治療後の分析は，YBOCS, National Institute of Mental Health Obsessive-Compulsive Scale (NIMH-OCS), 強迫的衝動に抵抗する自己効力感の自己評価に基づいて行われた。その結果，CBT 単独群，薬物療法単独群，CBT と薬物療法併用群は，有意に強迫症状が軽減していて同等の効果があった。この3つの治療群と未治療の待機リスト統制群では，著しい差があった。興味深いことに，薬物療法と CBT は同等の結果を示したが，1次的強迫観念と関連のある信念において有意な改善を示したのは CBT のみであった。

最後の統制された研究は McLean ら (2001) による報告で，DSM-Ⅳの診断基準を満たす76名の OCD 患者が，12週間の CBT 群，ERP 群，3カ月間の待機リスト群に無作為に割り付けられた。3つ目の統制群は，待機期間が終了してから治療を提供されている。CBT は Salkovskis (1996a), Freeston ら (1996), van Oppen と Arntz (1994) が推奨している内容に基づいて行われ，ERP に類似した行動実験も組み込まれた。結果の測定尺度は，TAF-Scale, Inventory of Beliefs Related to Obsessions (IBRO), Responsibility Attitude Scale (RAS), BDI, 面接式 YBOCS で構成され，治療後と3カ月の追跡時に症状評価を行った。

YBOCS の合計得点で比較したところ，CBT 群と ERP 群で待機リスト統制群よりも有意な効果が認められた。しかし薬物の使用量を調整した上で，ふたつの治療群を治療後 YBOCS に基づいて比較したところ，ERP 群の治療効果の方が CBT 群よりも有意に高かったことが明らかになり，この有意差は3カ月の追跡期間中も維持されていた。さらに，YBOCS に基づいて臨床的に有意な改善を分析すると，CBT 群が16%の改善率であったのに対して，ERP 群は38%の改善率を示した。3カ月の追跡調査でも統計的な有意差が示され，CBT 群で13%，ERP 群で45%が改善していた。ドロップアウト率と治療の拒否率を考慮しても，ERP の優位性は変わらなかった。

CBT と ERP の両治療とも，OCD の評価および信念の尺度では有意な低下を示さなかった。ただし例外的に，RAS では待機リスト統制群よりも得点が低下していた。著者らは結論として，両治療群は待機リスト統制群と比較して有意な改善を示したが，治療効果の点で ERP は CBT より優れていたと述べ

ている。この研究で，CBTにとってあまり芳しくない結果が報告されたのは，集団療法形式を用いたことによるのかもしれない。HongとWhittal (2001) は，中等度から重度の強迫症状を有する患者は，集団療法ではなく個人療法によりよい反応を示す可能性があると報告している。軽度から中等度の強迫症状をもつ患者は，個人療法と集団療法に同等の反応を示すようである。また有意ではないが，軽度から中等度の患者はCBTへの反応が良好で，重篤な患者はERPによりよい反応を示す傾向が認められた。

4）まとめ

CBTによって強迫症状を顕著に軽減することができ，その効果が治療終結後何カ月も維持されるという確固とした実証研究的エビデンスがある (Bouvard, 2002 ; Emmelkamp, van Oppen, & van Balkom, 2002 ; van Oppen & Emmelkamp, 2000 ; Steketee, Frost, Rhéaume, & Wilhem, 1998の総説も参照)。しかし，他の不安障害や抑うつの精神療法に関する文献と比較して，OCDでのCBTの臨床試験数は不十分であり，実験デザインの洗練レベルも，強迫観念や強迫行為に対するCBTの有効性や変化の機序という重要課題にしっかり言及できるところまでには達していない。たとえば，CBTの長期的な効果はまだ研究されていない。さらに既存の介入と比べて，CBTを用いる治療で特別な効果や効能の増加が得られるかどうかに関するエビデンスもない。

2. 認知的方略の付加はERPの治療効果を明確に向上させるか？

第3章で，OCDの治療におけるERPの有効性に関しては，強固な実証研究の文献による裏づけがあると締めくくった。非機能的な評価や信念の修正を重視することによって，OCDの治療効果は向上するだろうか？ これについては，次のふたとおりの問い方ができる。ひとつは強迫症状の軽減において，認知的介入方略が行動的方略よりも効果的かどうかである。今ひとつは，ERPと認知再構成の組み合わせはERP単独の治療よりも効果的か否かである。

1）認知的方略 対 行動的方略

CBTプロトコルの詳しい調査から，ほとんどの研究が認知的介入と一緒に反応妨害法を用いていることが明らかになっている。認知的介入と行動的介入を直接比較できる単一治療条件を完全に保持している研究は，ごく少数にと

どまっている。van Oppen ら（1995）が行動実験を治療条件に導入したのは，認知療法のセッションが6回終了したあとであった。6回目のセッションで症状評価を行うことにより，「純粋な」認知再構成とERPの効果を比較できるようにしたのである。結果を分析すると，強迫症状得点は治療前より有意に低下したが，ふたつの治療条件に有意差はないことが明らかになった。しかし6回目のセッションの後，ERP同様の行動実験を認知的治療条件に付加したため，治療後にはCBT条件がわずかに優勢になっていた。

　KearneyとSilverman（1990）は単一症例計画を用いて，重篤なOCDを有する14歳の少年の確認強迫の治療における反応妨害法と認知再構成の有効性を比較した。反応妨害法は確認強迫のひとつ（窓の確認）を軽減する上で非常に効果的であったが，もうひとつの確認強迫（コウモリの糞が体についていないことの確認）の軽減には，認知再構成が非常に有効であることが明らかになった。

　Emmelkampら（1998）は最初のRET研究で，参加者に脅威への曝露を指示しないRETがERP単独と同等の効果を示すことを明らかにした。二度目の研究でEmmelkampとBeens（1991）は，参加者を，曝露をしない6週間の認知療法群とERP単独群に無作為に割り付けた。アセスメントをしたところ，両治療は同等に顕著な症状軽減をもたらしていた。RET群とERP群の双方が追加のERPセッションを6回受けたが，2群間に有意差は見られなかった。著者らはERPにRETを付加しても，ERP単独より効果が高まるわけではないと結論づけている。

　de Haanら（1997）はOCD患者99名を，認知療法，ERP，認知療法とフルボキサミン〔抗うつ薬SSRIの一種〕併用，ERPとフルボキサミン併用の4介入のいずれかに無作為に割り付けた。4つの治療条件とも，治療後と6カ月の追跡調査で同等の症状軽減を示した。ERPや認知療法に薬物療法を組み合わせても，治療効果が有意に促進されることはなかった（同様の結果についてはFranklin et al., 2002参照）。しかしO'Connorら（1999）は，薬物療法とCBTは同程度の顕著な臨床的改善を導くが，薬物療法にCBTを追加すると1次的な強迫的信念の改善が有意に増大すると報告している。

2）併用 対 ERP 単独

　曝露に基づく行動的エクササイズを含むCBTと，ERP単独治療を比較した研究がふたつある。Emmelkampら（1980）はOCDの認知的介入を含む初期

の臨床試験で，自己教示訓練とERPの併用はERP単独よりも効果があるわけではないと報告した。McLeanら（2001）は自らの研究結果を基にして，ERPはCBTに対して軽度から中等度の一貫した優位性を示すと結論を記した。そしてCBTにとってあまり好ましくないこの結果は，集団治療形式により生じた可能性があると指摘した。一方，van Oppenら（1995）はCBTの方が効果的であると報告し，この結果は個人療法を用いたことと関連している可能性があると述べた。

現時点では，ERPに認知的介入を加えること（すなわちERP + CBT）で，ERP単独の場合よりも臨床的に高い効果が得られるとする実証研究的なエビデンスは，さまざまな強迫亜型の混成サンプルでは得られていない。CBT併用の効果はERPのみの効果より，優れてもいなければ劣ってもいないように思われる。認知的介入と行動的介入の異なった治療効果を実証するのが難しい理由は多々ある。Foa, Franklin, Kozak（1998）は，認知的介入がERPの効果を促進するかどうかという問いは，実際の臨床にとってそれほど重要ではないだろうと述べている。というのも非機能的信念の同定や修正は，曝露を用いた標準的な治療に組み込まれているからである。さらにFoaとKozak（1986）は，脅威となる刺激への反復的な曝露の長期的効果のひとつは，脅威と関連する誤った思考や信念が無効であることを証明できる点にあると推論している。つまり，非機能的思考を直接的に同定して介入しなくても，ERPのセッション中に認知の変容が自然に生じる可能性があるということである。さらに，恐怖状況への曝露を除外した認知的介入は，認知変容のための最も強力な機序を欠いていることになる。したがって認知的介入と行動的介入の人為的な分離を，実地の治療で実現するのはきわめて困難である。別の可能性として，ERPへの反応性が低い特定のOCD亜型に限って言えば，認知的介入の付加によって治療が有効性を増すかもしれない。

3. CBTは特定のOCD亜型により効果的か？

洗浄強迫のような（確認強迫もそうだが）強い恐怖症的症状と回避症状を伴うOCD亜型の患者では，認知的アプローチはあまり治療を改善しそうにないと考える見解もあるだろう。しかし強迫症状を訴える患者で，ERPによい反応を示さない者——強迫反芻はあってもオバート強迫行為のない患者，溜め込み行為のある患者など——に対して，CBTは役立つ可能性がある。

1) 強迫反芻

　強迫反芻があってオバート強迫行為のない患者の治療で，CBT が有効であるかどうかの判定に関心が集まっている。Salkovskis と Warwick（1985）は，身体に関する強迫観念をもつ女性の優格観念の治療において，ERP 単独よりも認知再構成を加えた治療の方が効果的だったと報告している。強迫反芻があってオバート強迫行為のない患者に関する他の単一症例研究は，ERP と認知再構成の併用が強迫的訴えを顕著に減少させ効果的であったという結果を示している（Ladouceur, Freeston, Gagnon, Thibodeau, & Dumont, 1993；Ladouceur, Freeston et al., 1995；O'Kearney, 1993）。近年では，Freeston ら（1997）が強迫反芻の統制された治療結果研究を行い，未治療の待機リスト統制群よりも CBT のセッションを 18 回行った治療群の方が，強迫症状がはるかに有意に低下したと報告した。これらの結果は CBT 研究者にとって励みになるものであるが，重要なのは比較治療を行って，薬物療法や他の精神療法による治療よりも CBT の方が強迫反芻の治療に効果的かどうかを判定することである。第 3 章の考察を考え併せると，CBT と思考停止法——認知評価理論によれば強迫観念を悪化させると予想される介入法——を比較する試みは，非常に興味深い研究データになると思われる。

2) 確認強迫

　OCD の亜型によって CBT の効果が異なるかどうかを調査した研究は，ふたつある。van Oppen ら（1995）は，責任の過大評価が確認強迫で重要な役割を果たすとされている点を踏まえて，確認強迫では認知療法の方が有効ではないかと推測した。しかしその後の分析によって，確認強迫をもつ患者での認知療法と ERP の治療効果には有意差がないことが明らかになっている。双方の治療が強迫症状を減少させる上で同等の効果を有することが，YBOCS の強迫下位尺度で示された。

　Coelho と Whittal（2001）は，儀式的な洗浄強迫のある患者の方が，確認強迫や他の強迫症状のある患者よりも，ERP や CBT への反応性が低いことを明らかにした。結論として，個別の OCD 亜型に合わせて治療を行う必要があるだろうと述べている。

3）溜め込み

Randy Frost と Gail Steketee は，強迫的な溜め込み行為に合わせた特別仕様の CBT を開発した。それは溜め込み行為の認知行動モデル（Frost & Hartl, 1996）に基づいたもので，以下のふたつの内容を含んでいる（説明は Frost & Steketee, 1998, 1999 参照）。

1. モデルの提示
2. 所有物の組織化，獲得，廃棄に関する非機能的信念や行動を修正するための，認知再構成と行動実験の活用

予備的研究の結果によると，この治療により溜め込み強迫行為——これまで他の介入法に強い抵抗を示してきた症状（たとえば Black et al., 1998）——がいくらか改善する可能性がある（Hartl & Frost, 1999 ; Steketee, Frost, Wincze, Greene, & Douglas, 2000）。Hartl と Frost（1999）はある単一症例研究で，意思決定練習，ERP，認知再構成の 3 要素から成る CBT を 9 カ月間行った。その結果，治療ターゲットである部屋の乱雑さが有意に軽減したと報告している。症状の改善は，強迫症状の自己記入式尺度でも明らかであった。

予備的研究によるエビデンスを要約すると，オバート強迫行為を伴わない強迫反芻や強迫的溜め込みのような OCD 亜型の症状緩和において，CBT は他の治療より効果的である可能性が示唆されている。しかし効果の特異性に関する実証研究的評価は，現時点ではかなり暫定的で不十分なものである。特定の OCD 亜型での CBT に関する実施ガイドラインを作成するためには，もっと多人数を治療対象とした，さまざまな治療との比較研究が必要である。

4. 認知的アプローチにより治療コンプライアンスが向上して，ドロップアウト率が低下するか？

Salkovskis と Warwick（1988）は認知的方略を治療初期に取り入れることを初めて提案し，導入時に大きな不安を引き起こすことの多い ERP の受容やコンプライアンスを向上させようとした。認知再構成を用いて，強迫関連の状況で強い不安を持続させている非機能的信念を修正することにより，ERP で報告されている 30 ％の拒否率やドロップアウト率（Stanley & Turner, 1995）を低減させる試みである。Salkovskis と Warwick は，ある OCD 患者の汚染

に関する信念に取り組み，認知再構成をどう活用したかを説明している。患者は汚染に関する信念のせいで，セッション中の曝露（汚いと感じている物に触ること）を拒否して治療の中断を望んだため，下向き矢印の確率評価を用いて他者への汚染拡散の責任を負わなくてはならないという患者の信念に検討を加えた。この介入を通して加害責任に関する信念の強度が低下すると，患者は曝露訓練を行うことに合意した。

　残念ながら，ドロップアウト率や拒否率を減少させることに関するCBTの有用性について，系統的に実証するエビデンスを示した研究はまだほとんどない。SalkovskisとWarwick（1985）による単一症例研究では，強迫症状の再発後にERPの再実施を拒否したクライエントに対して，認知的方略が治療を継続させるのに効果的であった。van Oppenら（1995）は認知療法のドロップアウト率は20％であり，ERPのドロップアウト率を19％と報告している。Freestonら（1997）は，20％（n＝3）のCBTドロップアウト率を報告したが，McLeanら（2001）は，ERP（n＝2）よりCBT（n＝12）で有意に多くの参加者が拒否したと報告している。しかしドロップアウトした参加者数は，CBT（n＝2）よりもERP（n＝8）の方が多かった。ただしこの値に関して，統計的な有意差は得られなかった。

　CBTとERPの拒否率とドロップアウト率に関する少数の研究報告の結果からすると，CBTが高い治療コンプライアンス率を表現しうるわけではなさそうである。しかし，より具体的な疑問——特定の治療方略に対するクライエントのコンプライアンスが，認知的オリエンテーションによって改善されるかどうか——については，いまだ検討されていないのが現状である。個々の症例レベルでは非機能的評価や信念への初期対応が，クライエントの不安を誘発する行動的エクササイズへの受容を促進する可能性がある。

5. 強迫的な評価や信念の直接的修正に関して，認知的方略は行動的介入よりも効果的か？

　認知評価理論（第5章参照）の想定では，望まない精神的侵入思考を誤って解釈するせいで，侵入思考やそれに伴う苦痛を，強迫的儀式や中和方略，回避を使ってコントロールしようと過度の努力をするようになるとされている。そのような誤った評価と中和化反応が望まない侵入思考を次第に増大させ，強い苦痛を伴って持続する強迫観念に変えるのである（図5.1参照）。したがって，

OCDの治療に認知的介入技法を導入する理論的根拠は，強迫観念を持続させている非機能的思考，評価，信念をその技法が直接修正することにある。しかし，強迫症状固有の誤った評価や信念をCBTで修正することによって，OCDの症状が改善するというエビデンスはどの程度あるのだろうか？　認知に重点を置くCBTは，認知内容の修正に注目しない標準的なERPよりも，強迫観念に関連する評価や信念を大きく変容させるだろうか？　これらの疑問は，OCDのCBTにおいて認知の変容が特異的で基本的な治療過程であるかどうかに焦点を絞っている。

1）CBTによる認知の変容 対 ERPによる認知の変容

CBTはERPより，強迫症状に関する評価や信念の尺度において大きな変化をもたらすかという点について，これまで多くの研究がなされてきた。EmmelkampとBeens（1991）はIrrational Belief Test（IBT：一般的な非機能的信念の尺度）において，RETがERPよりも得点を有意に低下させると報告した。しかしEmmelkampら（1988）は初期の研究で，IBTの得点の変化はERP後よりもRET後の方が大きいが，その差異は統計的に有意なものではないと記している。同様にvan Oppenら（1995）も，一般的な非機能的信念の改善はERP後よりも認知療法後の方が大きかったが，その差異は統計的に有意なものではなかったと述べている。

McLeanら（2001）は特定の強迫観念的信念について，3つの自己記入式尺度——TAF-Scale，Inventory of Beliefs Related to Obsessions（IBRO），Responsibility Scale——を使って調査を行った。待機リストの統制群との比較で，CBTとERPは双方ともResponsibility Scaleで有意な低下を示したが，残りふたつの質問票では有意差が得られなかった。一方O'Connorら（1999）は，CBTによって1次的信念と2次的信念の強さが有意に低下したが，薬物療法では有意な低下が見られなかったと記している。この研究では，参加者が強迫的儀式への衝動に抵抗する自信の度合いを，0～100の効力尺度で示すことにより1次的信念を測定し，2次的信念については，儀式的行為を実行した場合，もしくは実行しなかった場合に，不安以外の何かが起こると感じる度合いを調べて測定した。治療効果の評価に認知の変容を含めている臨床研究から得られた結果を総合すると，CBTの方が標準のERPより，わずかながら認知的尺度上の大きな改善をもたらす可能性がある。

2）CBT による認知の変容

　治療経過に関するふたつの研究が，CBT における変容機序を調べている。Ladouceur ら（1996）は，責任の過大評価に関する信念のみを訂正することにより，強迫的確認儀式を呈する 4 名の症状が改善するかどうかを調査した。この研究では，責任の過大評価に関する信念の同定と修正を含む純粋な認知的介入が行われ，ERP などの行動的介入は意図的に除外された。治療後 1 名が 10％の症状減少を示し，別の 1 名は 65％，3 人目は 52％，4 人目は 100％の強迫症状の改善を示した。追跡調査では，4 名中 2 名が治療効果を維持していた。4 名全員で責任尺度の得点がかなり低下した事実から，この治療が責任の過大の信念に対して効果的であったことがわかる。

　Rhéaume と Ladouceur（2000）は，強迫的確認儀式を有する 6 名に対して，認知療法（反応妨害法を除く）または ERP（認知的介入を除く）を 24 セッション行った。参加者は毎日，①責任に関する信念，②完全主義傾向，③確認強迫を行わないときに体験するであろう不安の強さ，④確認強迫症状による生活上の支障の評価結果を提出した。症状と認知度数の経時的な変化のパターンを判断するために，多変量時系列解析を実施した。その結果，認知療法を受けた 3 名中 2 名と ERP を受けた 3 名全員において，強迫症状による生活上の支障（前記④）の**軽減に先立ち**，少なくともひとつの認知変数に変化が生じていた。しかしクライエントの 6 名中 5 名において，少なくともひとつの認知度数の**改善に先立ち**，確認強迫症状（前記③）の減少が見られた。

　この研究で，認知療法と ERP はともに認知の変容を引き起こし，その変容が症状の改善につながることが明らかになった。加えて，認知の変容が症状改善の原因と結果のどちらにもなりうることも示された。Williams, Salkovskis, Forrester, Allsopp（2002）は，責任評価の修正に焦点を絞った約 10 セッションの認知療法が，OCD に罹患した青年 6 名の症状を有意に改善させたと報告している。治療中，責任の評価の変化は症状レベルの改善と同時に生じていた。

3）ERP による認知の変容

　Emmelkamp ら（2002）は，実験室で行った ERP による認知の変容に関する未刊行の研究をふたつ報告している。最初の研究では，OCD 患者が治療の前後に強迫的認知と信念の測定尺度を記入した。その結果を分析すると，症状と認知測定尺度の双方で，有意な改善が生じていた。症状改善が少なかった 5

名のクライエントと比較して，症状が大きく改善した5名では，強迫観念と関連する思考と信念が有意に改善していた。

ふたつ目の研究では，ERP 治療を受けた患者は「強迫的信念質問票（OBQ）」と「侵入思考解釈調査票（III）」の全下位尺度で有意な低下を示した。また認知測定尺度の変化と症状測定尺度の変化の間に，有意な相関関係が示された。YBOCS 得点の変化の割合に基づく反応者と非反応者の比較では，反応者は非反応者よりも，III の合計得点と「思考や責任の重要性」の下位尺度で有意に大きく変化していた。反応者と非反応者の OBQ 下位尺度では，統計的な有意差は見られなかった。Ito, de Araujo, Hemsley, Marks（1995）は，治療パッケージが直接的な認知的介入を含んでいなくても，ERP は参加者の強迫的儀式行為と関連のある信念を有意に変化させると報告した。しかし，信念尺度と臨床症状の改善に関連は認められなかった。著者らは，ERP が不安やそれに伴う感情を減少させることにより，強迫行為と関連する信念に変化をもたらしたと考察している。

4）まとめ

現時点では，CBT の治療的要素を調査した研究の数はあまりに少なく，この新しい治療アプローチの変容機序について確固たる結論を引き出すことはできない。しかし，実験的な観察は多数行われている。CBT が強迫症状に固有な評価の有意な変化を引き起こし，程度は劣るが信念の変化ももたらすことが予備的な研究から明らかになっている。つまり，OCD に対する潜在的脆弱性の構成要素として「簡単に揺るがない信念」（第7章参照）があるが，この「信任」は「評価」ほどは認知的介入や行動的介入に反応しない可能性が，Emmelkamp ら（2002）の未刊行研究から推測されている。しかしながら標準的な ERP は認知の変容をもたらし，「CBT は，より行動的な ERP より認知の変容をもたらす点でわずかながら優っている」というエビデンスがある。認知変容と症状改善の間には，明らかに緊密な関係が存在する。それでも Emmelkamp ら（2002）は，次のように結論づけている。

> 特定の強迫的信念や衝動の変容が強迫行為の変化の前に起こるのか，後に起こるのか，はたまた双方が同時に変化するのかは不明である。あるいは，非合理的信念は深層の認知的構造の変化というよりも，むしろ気分の状態

の変化に随伴する現象に過ぎないのかもしれない。さらに，未治療統制群のデータが欠けているため，認知的測定尺度における改善がOCDの改善の結果であると結論することはできない。(399頁)

CBTによる変容機序については，いまだ研究すべきことが多々残っている。しかるにいくつかの先行研究は，CBTが強迫症状と関連する評価と信念に影響を及ぼして，OCDの中核的な症状特徴を改善するというエビデンスを示している。

II 将来の方向性

OCDの心理学的モデルに認知的構成要素を導入する試みは，OCDという複雑な臨床対象に認知臨床理論を応用しようという，比較的最近始まったチャレンジである。ここ数年の短い間に，OCDの認知行動理論は目覚ましい進歩を遂げた。さらにOCDの研究者たちは，この理論に由来する重要な予測を検証するために，理論に則った自己記入式尺度や独創的な実験方法を迅速に開発してきた。強迫観念の認知的基本原理の理解が大いに進み，CBTの強固な実証的基盤を提供している。

1．認知行動理論

強迫観念や強迫行為の認知的基本原理に関する理解が進んだにもかかわらず，OCDのCBT的な症例定式化にとって重要な次の3つの課題については，今後さらに研究を進める必要がある。第1に，OCDに関与している誤った評価や信念がOCD固有のものであるのか，それともこの種の認知的現象は他の臨床状態とも関連があるのかがわかっていない。誤った責任の評価や思考コントロール，曖昧さに対する不耐性は，強迫的状態に特異的な特徴なのか，それとも一般的苦痛や否定的認知の結果なのか？ SalkovskisやRachman，その他の研究者が提案しているCBT的な症例定式化はOCD特有の内容であるのか，それとも一般的な情緒的苦痛を表現する説明のひとつなのかを判断する疾患特異性の問題は大変重要である。

第2の重要課題は，誤った認知は強迫症状の原因なのか，結果なのか，あるいは随伴現象なのかという点の解明である (Emmelkamp et al., 2002)。第5

章で検討した責任感やTAFバイアスに関する実験研究は注目すべきものであるが，誤った評価，中和化，強迫症状の増強における因果の順序を明確にするには至っていない。第5章と第7章で述べた認知行動理論では，誤った評価から中和化が生じて強迫的思考の頻度や強度が漸増するという因果の連鎖を仮定している。OCDのCBT的な症例定式化において認知的変数が因果関係で果たす役割を探求するためには，実験研究をさらに先に進める必要がある。

　OCDの認知行動モデルでまだ調査されていない第3の重要課題は，強迫観念や強迫行為とも関連のある認知的脆弱性が存在するかどうかである。すでに認知的脆弱性の構成要素が提案されているが（第7章参照），欠くことのできない長期的な前向き調査はまだ行われていない。OCDの脆弱性に関する研究がなかなか進まない背景には，OCDの診断に合致する人が比較的少ないことと，高い脆弱性があるが顕在症状を伴わない対象者を十分リクルートする難しさがある。それでも認知行動研究者は，一般人より再発リスクがはるかに高い回復後のOCD患者を対象として，認知の脆弱性に関する調査をすることができる。この研究が行われるまで，認知的構成要素の因果関係における役割の実際は未知のままである。

2. 認知行動療法

　本書の後半で，OCDの認知行動アセスメントと治療に関する内容を段階的に詳しく説明した。この治療的アプローチの基本的要素は表9.3に要約されている。この治療マニュアルに記載された介入方略は，第5章と第7章で記した認知行動理論から生まれたものである。これらの認知行動方略は，OCD固有の臨床的特徴に合わせて用意されている。理論主義と臨床的必要性が統合されて，特に強迫観念の治療における新たな見解が生まれた。OCDに対するCBTの治療効果に関する研究は，予備調査的な性質が否めないながら，暫定的結論をいくつか導き出すことができる。その内容を表13.1にまとめて示した。

　CBTがOCDの効果的な治療法であることははっきりしているが，ERPのみに重点を置くよりも，認知を重視することによって治療効果が高まるかどうかはわかっていない。ひとつだけ確実なことがある。それは，ERPがOCDの認知的介入と行動的介入の決定的に重要な治療要素でありつづけるに違いないということである。CBTが進むべき最も有望な道のひとつは，強迫反芻の治療効果を向上しうるかもしれないという希望的観測を実証することであ

表 13.1　強迫的状態での CBT の効果に関する暫定的な知見の概要

- 認知的治療方略は，強迫症状を有意に改善することができる。
- 認知的介入は，曝露反応妨害法に基づく行動的介入と同等の症状改善をもたらす可能性がある。
- 認知的方略と標準的な ERP を併用しても，ERP 単独の治療効果を増強するわけではない。
- CBT は，オバート強迫行為のない強迫反芻や溜め込みなど，行動的治療が効果を示しにくい特定の OCD 亜型で，特に効果的かもしれない。
- CBT が治療コンプライアンスを向上させるか，拒否率やドロップアウト率を低下させるか，あるいは OCD の再発や再燃を予防する効果をもつかに関しては，実証的証拠が欠如している。
- CBT は，強迫状態を特徴づける認知的機能不全に有意な改善をもたらすが，この治療効果は CBT に特異的ではなく，症状の重症度との間に直接的な因果関係があると示されたわけでもない。

る。さらには，OCD 治療における認知的な介入を強化することで，抑うつの認知療法で見られるような再発予防効果が得られることも今後期待される。Emmelkamp ら（1992）は，再発予防の一助として認知療法を付加することを奨励し，Hiss ら（1994）は認知再構成を含む再発予防パッケージが症状改善の維持に有効であると報告している。こうした予備的な知見は，CBT が強迫観念と強迫行為に対する実施可能な治療的アプローチであることを示している。しかし，認知的要素を強めた OCD 治療の有効性や治療的機序については，依然として明らかにすべき問題が数多く残っている。

　過去 30 年の間に，OCD の理解と治療に少なからぬ進展があった。今日，薬物療法と心理的介入双方の導入は OCD で苦しむ人々に新たな希望を与えている。本書の目的は認知行動理論とその研究の現状を示して，この総合的見解が OCD の理解を高めるのにいかに寄与しているかを，読者の皆さまに伝えることである。同時に本書では，強迫観念と強迫行為の治療における新しい認知行動的アプローチも説明している。認知に関する理論，研究，実践には，OCD の治療に寄与できる内容がたくさん含まれている。とは言え本章の考察を通して，OCD に関する理論と研究の間に，重大な隔たりが存在することが改めて

明らかになった。従来の治療に革新をもたらすOCDのCBTは，今後さらに実証研究を行っていく必要がある。加えて，強迫観念や強迫行為に認知行動的介入を適用する試みは，経験豊富な治療者にとっても大変困難な臨床的課題となるだろう。強迫的状態の理解と心理的介入の効果を促進するという私たちの大きな目標に，本書がいくらかでも貢献できることを願っている。

監訳者あとがき

　本書は，強迫性障害 OCD の認知行動療法 CBT の分野における代表的な著作の一つとして定評のある『Cognitive-Behavioral Therapy for OCD』(David A. Clark, The Guilford Press, 2004) の全訳である。ご一読いただければお分かりのとおり，OCD の症状・経過・疫学〜診断・病態理解〜臨床研究の歴史・最新の知見〜研究成果を踏まえた治療・CBT にまつわる，包括的で斬新な"臨床の知"満載の内容になっている。

　従来，難治性の精神障害の一つであり続けてきた OCD の臨床の分野において，行動療法が画期的な革新をもたらしたことはよく知られている。しかるに，その行動療法に認知療法の要素が加味された CBT が，OCD の治療でどのような内実をとるのか，そしてどのような新たな治療効果を期待しうるのかは，これまで十分つまびらかになっていなかった。本書は，精神医療〜精神看護〜心理臨床における切実で重大なこの問い〜疑問に対して，説得力ある形で詳しく具体的に答えてくれる優れた著作である。

　監訳者の一人であるわたし（原田）が本書を知ったのは，今から 15 年前にさかのぼる。当時わたしは，国立精神・神経センター武蔵病院（現・国立精神・神経医療研究センター病院）で CBT 専門外来を立ち上げて，専門外来で週一日臨床活動に従事するとともに，何人かの仲間と研究会を始めたところだった。外部の機関から多くの患者さんを専門外来にご紹介いただく経験を通して，世間の CBT へのニーズが大変大きいことを改めて知ると共に，かなりの割合の紹介患者が薬物療法抵抗性の OCD であったことから，OCD の CBT をしっかり勉強して実践できる力量を身につける必要性を痛感していた。

　当時，OCD の行動療法に関する文献は山上敏子先生の著作などが存在したが，OCD の CBT に関する詳しい邦文のテキストはない状態であった。そうした中，OCD の CBT にまつわる海外の著作を検索していた際に，たまたま

監訳者あとがき

出会ったのが本書だった。

OCDのCBTの知識がなかった当時，この本の著者であるDavid A. Clark博士をパニック障害のCBTで著名な臨床研究者と取り違えて，「へえ，あのクラーク先生はOCDのCBTの領域でも活躍しているんだ」と誤解したまま本書を購入した。しばらくして研究会の仲間で本書の訳者でもある小堀修先生，勝倉りえこ先生から，パニック障害で著名な研究者David M. Clark博士とこの本のクラークさん（本稿では尊敬と親しみを込めて，こう呼ばせていただく）は，同姓同名の別人であることを教えていただいた。

原著を手に取ったわたしは，本書の際立って秀逸な内容にこころ打たれ感嘆の念を覚えた。元来偏屈でへそ曲がりなわたしは，海外の文献をありがたがる傾向は乏しく，本書に対しても少々眉唾的な態度から入った記憶がある。しかるに，少しずつ読み進めるうちに評価ががらりと変わり，「OCDのCBTの全容が詳しく説かれているこの本は，素晴らしいなあ！　クラークさん，たいしたものだなあ！」と心底賛嘆するようになった。

本書を紐解けばすぐにわかることだが，著者のクラークさんは真摯で柔軟な優れた臨床家であり，該博な知識〜鋭い判断力〜粘り強い強靭な思考力に恵まれた優秀な研究者であり，丁寧でこころ優しい教育者でもある。端的に述べると，本書を通してわたしはクラークさんの卓抜な臨床研究家魂に魅了されたのである。

そうした中，別件でお会いした金剛出版の立石正信社長に本書の素晴らしさをお伝えしたところ，「それならば，うちから翻訳を出しましょう」というお申し出を即決でいただくことができた。爾来，本書の訳者である勝倉りえこ先生，小泉葉月先生，小堀修先生とわたしが分担して，訳文を作る作業が始まった。

ほどなく訳文は出来上がったのだが，そこからの行程が難航を極めピタリと進行が止まった。専らわたし自身の怠惰が原因となり，訳文の推敲〜訳語の統一の作業が遅々として進まず，10年以上の月日が経ってしまったのである。

身動きが取れなくなって窮したわたしが，立石正信社長に翻訳の専門家のご助力を依頼したのが昨年5月。程なく浅田仁子先生をご紹介いただくことができ，以来急ピッチで推敲の作業が進んで何とか出版まで漕ぎつけることができた。

本書の刊行にあたって，お世話になった皆さまへの謝辞を記させていただく。先ずは，優れた訳文を早い時点で完成して下さった勝倉りえこ先生，小泉葉

月先生，小堀修先生。卓越した心理臨床家でおられる3名の先生は，OCDのCBT領域におけるわたしの先達であり，わたしが先生方から学んだ内容は限りない。次に，監訳を引き受けて下さった浅田仁子先生。浅田先生は卓抜な真のプロの大力量を発揮して，10年以上滞っていた翻訳作業を完成に導いて下さった。

　加えて，本書の校正～編集の任を担当して下さった金剛出版の立石哲郎氏。この本の校正～編集作業には多大な時間と労力を要したが，立石氏は終始粘り強く的確に対応して下さった。そして最後は，金剛出版の立石正信社長。15年にわたるわたしの怠惰から多大なご迷惑をおかけしてしまったが，最後まで優しく寛容な姿勢で接して下さった立石氏に満腔の感謝を記させていただく。

　こうした皆さまとの共同作業を通して，難産の末何とか刊行に至った本書を，一人でも多くの方に手にしていただけたらと願っている。OCDにまつわる"臨床の知"が惜し気もなく詰まっているこの本が，我が国の精神医療～精神看護～臨床心理の水準の向上に裨益して，OCDの当事者～ご家族の利益につながることを祈っています。

2019年9月1日
穏やかな夏の終わり～秋の始まりの日に

訳者を代表して　原田誠一

文　献

Abramowitz, J. S. (1997). Effectiveness of psychological and pharmacological treatments for obsessive–compulsive disorder: A quantitative review. *Journal of Consulting and Clinical Psychology, 65,* 44–52.

Abramowitz, J. S. (1998). Does cognitive-behavioral therapy cure obsessive–compulsive disorder?: A meta-analytic evaluation of clinical significance. *Behavior Therapy, 29,* 339–355.

Abramowitz, J. S., & Foa, E. B. (1998). Worries and obsessions in individuals with obsessive–compulsive disorder with and without comorbid generalized anxiety disorder. *Behaviour Research and Therapy, 36,* 695–700.

Abramowitz, J. S., & Foa, E. B. (2000). Does comorbid major depression influence outcome of exposure and response prevention for OCD? *Behavior Therapy, 31,* 795–800.

Abramowitz, J. S., Foa, E. B., & Franklin, M. E. (2003). Exposure and ritual prevention for obsessive–compulsive disorder: Effects of intensive versus twice-weekly sessions. *Journal of Consulting and Clinical Psychology, 71,* 394–398.

Abramowitz, J. S., Franklin, M. E., Street, G. P., Kozak, M. J., & Foa, E. B. (2000). Effects of comorbid depression on response to treatment for obsessive–compulsive disorder. *Behavior Therapy, 31,* 517–528.

Abramowitz, J. S., Huppert, J. D., Cohen, A. B., Tolin, D. F., & Cahill, S. P. (2002). Religious obsessions and compulsions in a non-clinical sample: The Penn Inventory of Scrupulosity (PIOS). *Behaviour Research and Therapy, 40,* 825–838.

Abramowitz, J. S., Schwartz, S. A., Moore, K. M., & Luenzmann, K. R. (2003). Obsessive-compulsive symptoms in pregnancy and the puerperium: A review of the literature. *Journal of Anxiety Disorders, 17,* 461–478.

Abramowitz, J. S., Tolin, D. F., & Street, G. P. (2001). Paradoxical effects of thought suppression: A meta-analysis of controlled studies. *Clinical Psychology Review, 21,* 683–703.

Abramowitz, J. S., Whiteside, S., Kalsy, S. A., & Tolin, D. F. (2003). Thought control strategies in obsessive–compulsive disorder: A replication and extension. *Behaviour Research and Therapy, 41,* 529–540.

Akhtar, S., Wig, N. N., Varma, V. K., Peershad, D., & Verma, S. K. (1975). A phenomenological analysis of symptoms in obsessive–compulsive neurosis. *British Journal of Psychiatry, 127,* 342–348.

Albert, I., & Hayward, P. (2002). Treatment of intrusive ruminations about mathematics. *Behavioural and Cognitive Psychotherapy, 30,* 223–226.

Alsobrook, J. P., & Pauls, D. L. (1998). The genetics of obsessive–compulsive disorder. In M. A. Jenike, L. Baer, & W. E. Minichiello (Eds.), *Obsessive–compulsive disorders: Practical management* (3rd ed., pp. 276–288). St. Louis: Mosby.

American Psychiatric Association (APA). (2000). *Diagnostic and statistical manual of mental disorders* (4th ed., text rev.). Washington, DC: Author.
Amir, N., Cashman, L., & Foa, E. B. (1997). Strategies of thought control in obsessive-compulsive disorder. *Behaviour Research and Therapy, 35,* 775-777.
Amir, N., Foa, E. B., & Coles, M. E. (1997). Factor structure of the Yale-Brown Obsessive-Compulsive Scale. *Psychological Assessment, 9,* 312-316.
Amir, N., Freshman, M., & Foa, E. B. (2000). Family distress and involvement in relatives of obsessive-compulsive patients. *Journal of Anxiety Disorders, 14,* 209-217.
Amir, N., Freshman, M., Ramsey, B., Neary, E., & Brigidi, B. (2001). Thought-action fusion in individuals with OCD symptoms. *Behaviour Research and Therapy, 39,* 765-776.
Amir, N., & Kozak, M. J. (2002). Information processing in obsessive compulsive disorder. In R. O. Frost & G. S. Steketee (Eds.), *Cognitive approaches to obsessions and compulsions: Theory, assessment and treatment* (pp. 165-181). Oxford, UK: Elsevier.
Andrews, G., Henderson, S., & Hall, W. (2001). Prevalence, comorbidity, disability and service utilization. Overview of the Australian National Mental Health Survey. *British Journal of Psychiatry, 178,* 145-153.
Antony, M. M. (2001). Measures for obsessive-compulsive disorder. In M. M. Antony, S. M. Orsillo, & L. Roemer (Eds.), *Practitioner's guide to empirically based measures of anxiety* (pp. 219-243). New York: Kluwer Academic/Plenum.
Antony, M. M., Downie, F., & Swinson, R. P. (1998). Diagnostic issues and epidemiology in obsessive-compulsive disorder. In R. P. Swinson, M. M. Antony, S. Rachman, & M. A. Richter (Eds.), *Obsessive-compulsive disorder: Theory, research, and treatment* (pp. 3-32). New York: Guilford Press.
Arntz, A., Rauner, M., & van den Hout, M. (1995). "If I feel anxious, there must be danger": Ex-consequential reasoning in inferring danger in anxiety disorders. *Behaviour Research and Therapy, 33,* 917-925
Baer, L. (1994). Factor analysis of symptom subtypes of obsessive compulsive disorder and their relation to personality and tic disorder. *Journal of Clinical Psychology, 55,* 18-23.
Baer, L. (2000). *Getting control: Overcoming your obsessions and compulsions* (2nd ed.). New York: Plume.
Baer, L., Brown-Beasley, W., Sorce, J., & Henriques, A. I. (1993). Computer-assisted telephone administration of a structured interview for obsessive-compulsive disorder. *American Journal of Psychiatry, 150,* 1737-1738.
Barlow, D. H. (2002). *Anxiety and its disorders: The nature and treatment of anxiety and panic* (2nd ed.). New York: Guilford Press.
Basoglu, M., Lax, T., Kasvikis, Y., & Marks, I. M. (1988). Predictors of improvement in obsessive-compulsive disorder. *Journal of Anxiety Disorders, 2,* 299-317.
Bass, B. A. (1973). An usual behavioral technique for treating obsessive ruminations. *Psychotherapy: Theory, Research and Practice, 10,* 191-192.
Beck, A. T. (1963). Thinking and depression: 1. Idiosyncratic content and cognitive distortions. *Archives of General Psychiatry, 9,* 324-333.
Beck A. T. (1967). *Depression: Causes and treatment.* Philadelphia: University of Pennsylvania Press.
Beck, A. T. (1976). *Cognitive therapy of the emotional disorders.* New York: New American Library.
Beck, A. T., & Clark, D. A. (1997). An information processing model of anxiety: Automatic and strategic processes. *Behaviour Research and Therapy, 35,* 49-58.
Beck, A.T., & Emery, G. (with Greenberg, R.L.) (1985). *Anxiety disorders and phobias: A cognitive perspective.* New York: Basic Books.
Beck, A. T., Rush, A. J., Shaw, B. F., & Emery, G. (1979). *Cognitive therapy of depression.* New York: Guilford Press.
Beck, A. T., & Steer, R. A. (1993). *Manual of the Beck Anxiety Inventory.* San Antonio, TX: Psychological Corporation.

Beck, A. T., Steer, R. A., & Brown, G. (1996). *Beck Depression Inventory manual* (2nd ed.). San Antonio, TX: Psychological Corporation.
Beck, J. S. (1995). *Cognitive therapy: Basics and beyond.* New York: Guilford Press.
Becker, E. S., Rinck, M., Roth, W. T., & Margraf, J. (1998). Don't worry and beware of white bears: Thought suppression in anxiety patients. *Journal of Anxiety Disorders, 12,* 39-55.
Beech, H. R., & Vaughan, M. (1978). *Behavioural treatment of obsessional states.* Chichester, UK: Wiley.
Beevers, C. G., Wenzlaff, R. M., Hayes, A. M., & Scott, W. D. (1999). Depression and the ironic effects of thought suppression: Therapeutic strategies for improving mental control. *Clinical Psychology: Science and Practice, 6,* 133-148.
Bellodi, L., Sciuto, G., Diaferia, G., Ronchi, P., & Smeraldi, E. (1992). Psychiatric disorders in the families of patients with obsessive-compulsive disorder. *Psychiatry Research, 42,* 111-120.
Beutler, L. E., Harwood, T. M., & Caldwell, R. (2001). Cognitive-behavioral therapy and psychotherapy integration. In K. S. Dobson (Ed.), *Handbook of cognitive-behavioral therapies* (2nd ed., pp. 138-170). New York: Guilford Press.
Bhar, S. S., & Kyrios, M. (2001). Ambivalent self-esteem as a meta-vulnerability for obsessive-compulsive disorder. In R. G. Craven & H. W. Marsh (Eds.), *Self-concept theory, research and practice: Advances for the new millennium* (pp. 143-156). Sydney, Australia: Self-concept Enhancement and Learning Facilitation (SELF) Research Centre, University of Western Sydney.
Black, A. (1974). The natural history of obsessional neurosis. In H. R. Beech (Ed.), *Obsessional states* (pp. 19-54). London: Methuen.
Black, D. W. (1998). Recognition and treatment of obsessive-compulsive spectrum disorders. In R. P. Swinson, M. M. Antony, S. Rachman, & M. A. Richter (Eds.), *Obsessive-compulsive disorder: Theory, research, and treatment* (pp. 426-457). New York: Guilford Press.
Black, D. W., Monahan, P., Gable, J., Blum, N., Clancy, G., & Baker, P. (1998). Hoarding and treatment response in 38 nondepressed subjects with obsessive-compulsive disorder. *Journal of Clinical Psychiatry, 59,* 420-425.
Bolton, D., Raven, P., Madronal-Luque, R., & Marks, I. M. (2000). Neurological and neuropsychological signs in obsessive compulsive disorder: Interaction with behavioural treatment. *Behaviour Research and Therapy, 38,* 695-708.
Borkovec, T. D. (1994). The nature, functions and origins of worry. In G. C. L. Davey & F. Tallis (Eds.), *Worrying: Perspectives on theory, assessment and treatment* (pp. 5-33). Chichester, UK: Wiley.
Bouchard, C., Rhéaume, J., & Ladouceur, R. (1999). Responsibility and perfectionism in OCD: An experimental study. *Behaviour Research and Therapy, 37,* 239-248.
Boulougouris, J. C., & Bassiakos, L. (1973). Prolonged flooding in cases with obsessive-compulsive neurosis. *Behaviour Research and Therapy, 11,* 227-231.
Boulougouris, J. C., Rabavilas, A. D., & Stefanis, C. (1977). Psychophysiological responses in obsessive-compulsive patients. *Behaviour Research and Therapy, 15,* 221-230.
Bouchard, C., Rhéaume, J., & Ladouceur, R. (1999). Responsibility and perfectionism in OCD : An experimental study. *Behaviour Research and Therapy, 37,* 239-248.
Bouvard, M. (2002). Cognitive effects of cognitive-behavior therapy for obsessive compulsive disorder. In R. O. Frost & G. S. Steketee (Eds.), *Cognitive approaches to obsessions and compulsions: Theory, assessment and treatment* (pp. 404-416). Oxford, UK: Elsevier.
Brewin, C. R., Hunter, E., Carroll, F., & Tata, P. (1996). Intrusive memories in depression: An index of schema activation? *Psychological Medicine, 26,* 1271-1276.
Bronisch, T., & Hecht, H. (1990). Major depression with and without a coexisting anxiety disorder: Social dysfunction, social integration, and personality features. *Journal of Affective Disorders, 20,* 151-157.
Brown, H. D., Kosslyn, S. M., Breiter, H. C., Baer, L., & Jenike, M. A. (1994). Can patients

with obsessive–compulsive disorder discriminate between percepts and mental images?: A signal detection analysis. *Journal of Abnormal Psychology, 103,* 445–454.

Brown, T. A. (1998). The relationship between obsessive–compulsive disorder and other anxiety-based disorders. In R. P. Swinson, M. M. Antony, S. Rachman, & M. A. Richter (Eds.), *Obsessive–compulsive disorder: Theory, research, and treatment* (pp. 207–226). New York: Guilford Press.

Brown, T. A., & Barlow, D. H. (1992). Comorbidity among anxiety disorders: Implications for treatment and DSM-IV. *Journal of Consulting and Clinical Psychology, 60,* 835–844.

Brown, T. A., Campbell, L. A., Lehman, C. L., Grisham, J. R., & Mancill, R. B. (2001). Current and lifetime comorbidity of the DSM-IV anxiety and mood disorders in a large clinical sample. *Journal of Abnormal Psychology, 110,* 585–599.

Brown, T. A., Di Nardo, P. A., & Barlow, D. H. (1994). *Anxiety disorders interview schedule for DSM-IV. Client Interview Schedule.* San Antonio, TX: Graywind Publications and The Psychological Corporation.

Brown, T. A., Di Nardo, P. A., Lehman, C. L., & Campbell, L. A. (2001). Reliability of DSM-IV anxiety and mood disorders: Implications for the classification of emotional disorders. *Journal of Abnormal Psychology, 110,* 49–58.

Brown, T. A., Dowdall, D. J., Côté, G., & Barlow, D. H. (1994). Worry and obsessions: The distinction between generalized anxiety disorder and obsessive–compulsive disorder. In G. C. L. Davey & F. Tallis (Eds.), *Worrying: Perspectives on theory, assessment and treatment* (pp. 229–246). New York: Wiley.

Brown, T. A., Moras, K., Zinbarg, R. E., & Barlow, D. H. (1993). Diagnostic and symptom distinguishability of generalized anxiety disorder and obsessive–compulsive disorder. *Behavior Therapy, 24,* 227–240.

Burns, D. D., & Spangler, D. L. (2000). Does psychotherapy homework lead to improvements in depression in cognitive-behavioral therapy or does improvement lead to increased homework compliance? *Journal of Consulting and Clinical Psychology, 68,* 46–56.

Burns, G. L., Formea, G. M., Keortge, S., & Sternberger, L. G. (1995). The utilization of nonpatient samples in the study of obsessive compulsive disorder. *Behaviour Research and Therapy, 33,* 133–144.

Burns, G. L., Keortge, S. G., Formea, G. M., & Sternberger, L. G. (1996). Revision of the Padua Inventory of obsessive compulsive disorder symptoms: Distinctions between worry, obsessions and compulsions. *Behaviour Research and Therapy, 34,* 163–173.

Byers, E. S., Purdon, C., & Clark, D. A. (1998). Sexual intrusive thoughts of college students. *Journal of Sex Research, 35,* 359–369.

Calamari, J. E., Amir, N., Cassiday, K. L., Kohlbeck, P. A., Higdon, L. J., Young, P. R., et al. (1993). *Information processing in obsessive compulsive disorder.* Paper presented at the Annual Convention of the Association for the Advancement of Behavior Therapy, Atlanta.

Calamari, J. E., & Janeck, A. S. (1997). *Negative intrusive thoughts in obsessive–compulsive disorder: Appraisal and response differences.* Poster presented at the Anxiety Disorders Association of America National Convention, New Orleans, LA.

Calamari, J. E., Wiegartz, P. S., & Janeck, A. S. (1999). Obsessive–compulsive disorder subgroups: A symptom-based clustering approach. *Behaviour Research and Therapy, 37,* 113–125.

Calvocoressi, L., Lewis, B., Harris, M., Trufan, S. J., Goodman, W. K., McDougle, C. J., & Price, L. H. (1995). Family accommodation in obsessive–compulsive disorder. *American Journal of Psychiatry, 152,* 441–443.

Carr, A. T. (1974). Compulsive neurosis: A review of the literature. *Psychological Bulletin, 81,* 311–318.

Ceschi, G., Van der Linden, M., Dunker, D., Perroud, A., & Brédart, S. (2003). Further exploration of memory bias in compulsive washers. *Behaviour Research and Therapy, 41,* 737–748.

Chambless, D. L., Baker, M. J., Baucom, D. H., Beutler, L. E., Calhoun, K. S., Crits-Christoph, P., et al. (1998). Update on empirically validated therapies. II. *The Clinical Psychologist, 51,* 3-16.

Clark, D. A. (1984). *Psychophysiological, behavioural, and self-report investigations into cognitive-affective interaction within the context of potentially aversive ideation.* Unpublished doctoral dissertation, Institute of Psychiatry, University of London, UK.

Clark, D. A. (1986). Factors influencing the retrieval and control of negative cognitions. *Behaviour Research and Therapy, 24,* 151-159.

Clark, D. A. (1989). *A schema control model of negative thoughts.* Paper presented at the World Congress of Cognitive Therapy, Oxford, UK.

Clark, D. A. (1999). Cognitive behavioral treatment of obsessive-compulsive disorders: A commentary. *Cognitive and Behavioral Practice, 6,* 408-415.

Clark, D. A. (2002). A cognitive perspective on OCD and depression: Distinct and related features. In R. O. Frost & G. S. Steketee (Eds.), *Cognitive approaches to obsessions and compulsions: Theory, assessment and treatment* (pp. 233-250). Oxford, UK: Elsevier.

Clark, D. A., Antony, M. M., Beck, A. T., Swinson, R. P., & Steer, R. A. (2003). *Screening for obsessive and compulsive symptoms: Validation of the Clark-Beck Obsessive-Compulsive Inventory.* Manuscript submitted for publication.

Clark, D. A., & Beck, A. T. (with Alford, B.) (1999). *Scientific foundations of cognitive theory and therapy of depression.* New York: Wiley.

Clark, D. A., & Beck, A. T. (2002). *Manual for the Clark-Beck Obsessive Compulsive Inventory.* San Antonio, TX: Psychological Corporation.

Clark, D. A., Beck, A. T., & Stewart, B. (1990). Cognitive specificity and positive-negative affectivity: Complementary or contradictory views on anxiety and depression? *Journal of Abnormal Psychology, 99,* 148-155.

Clark, D. A., & Claybourn, M. (1997). Process characteristics of worry and obsessive intrusive thoughts. *Behaviour Research and Therapy, 35,* 1139-1141.

Clark, D. A., & de Silva, P. (1985). The nature of depressive and anxious thoughts: Distinct or uniform phenomena? *Behaviour Research and Therapy, 23,* 383-393.

Clark, D. A., & Purdon, C. L. (1993). New perspectives for a cognitive theory of obsessions. *Australian Psychologist, 28,* 161-167.

Clark, D. A., Purdon, C., & Byers, E. S. (2000). Appraisal and control of sexual and non-sexual intrusive thoughts in university students. *Behaviour Research and Therapy, 38,* 439-455.

Clark, D. A., Purdon, C., & Wang, A. (2003). The Meta-Cognitive Beliefs Questionnaire: Development of a measure of obsessional beliefs. *Behaviour Research and Therapy, 41,* 655-669.

Clark, D. M. (1986). A cognitive approach to panic. *Behaviour Research and Therapy, 24,* 461-470.

Clark, D. M. (1999). Anxiety disorders: Why they persist and how to treat them. *Behaviour Research and Therapy, 37,* S2-S27.

Clark, D. M., Ball, S., & Pape, D. (1991). An experimental investigation of thought suppression. *Behaviour Research and Therapy, 29,* 253-257.

Clark, D. M., Winton, E., & Thynn, L. (1993). A further experimental investigation of thought suppression. *Behaviour Research and Therapy, 31,* 207-210.

Clark, L. A., Watson, D., & Reynolds, S. (1995). Diagnosis and classification of psychopathology: Challenges to the current system and future directions. *Annual Review of Psychology, 46,* 121-153.

Clayton, I. C., Richards, J. C., & Edwards, C. J. (1999). Selective attention in obsessive-compulsive disorder. *Journal of Abnormal Psychology, 108,* 171-175.

Coelho, J. S., & Whittal, M. L. (2001). *Are subtypes of obsessive-compulsive disorder differentially responsive to treatment?* Paper presented at the World Congress of Behavioural and Cognitive Therapies, Vancouver, Canada.

Coles, M. E., Mennin, D. S., & Heimberg, R. G. (2001). Distinguishing obsessive features and worries: The role of thought-action fusion. *Behaviour Research and Therapy, 39,* 947-959.
Constans, J. I. (2001). Worry propensity and the perception of risk. *Behaviour Research and Therapy, 39,* 721-729.
Constans, J. I., Foa, E. B., Franklin, M. E., & Mathews, A. (1995). Memory for actual and imagined events in OC checkers. *Behaviour Research and Therapy, 33,* 665-671.
Conway, M., Howell, A., & Giannopoulos, C. (1991). Dysphoria and thought suppression. *Cognitive Therapy and Research, 15,* 153-166.
Coryell, W. (1981). Obsessive-compulsive disorder and primary unipolar depression: Comparisons of background, family history, course, and mortality. *Journal of Nervous and Mental Disease, 169,* 220-224.
Cottraux, J., Bouvard, M., Defayolle, M., & Messy, P. (1988). Validity and factorial structure of the Compulsive Activity Checklist. *Behavior Therapy, 19,* 45-53.
Cottraux, J., & Gérard, D. (1998). Neuroimaging and neuroanatomical issues in obsessive-compulsive disorder: Toward an integrative model-perceived impulsivity. In R. P. Swinson, M. M. Antony, S. Rachman, & M. A. Richter (Eds.), *Obsessive-compulsive disorder: Theory, research, and treatment* (pp. 154-180). New York: Guilford Press.
Crino, R. D., & Andrews, G. (1996). Obsessive-compulsive disorder and Axis I comorbidity. *Journal of Anxiety Disorders, 10,* 37-46.
Dalgleish, T., & Watts, F. N. (1990). Biases of attention and memory in disorders of anxiety and depression. *Clinical Psychology Review, 10,* 589-604.
Dar, R., Rish, S., Hermesh, H., Taub, M., & Fux, M. (2000). Realism of confidence in obsessive-compulsive checkers. *Journal of Abnormal Psychology, 109,* 673-678.
Davies, M. I., & Clark, D. M. (1998). Thought suppression produces a rebound effect with analogue post-traumatic intrusions. *Behaviour Research and Therapy, 36,* 571-582.
Demal, U., Lenz, G., Mayrhofer, A., Zapotoczky, H-G., & Zitterl, W. (1993). Obsessive-compulsive disorder and depression: A retrospective study on course and interaction. *Psychopathology, 26,* 145-150.
de Haan, E., van Oppen, P., van Balkom, A.J.L.M., Spinhoven, P., Hoogduin, K.A.L., & van Dyck, R. (1997). Prediction of outcome and early vs. late improvement in OCD patients treated with cognitive behaviour therapy and pharmacotherapy. *Acta Psychiatria Scandinavia, 96,* 354-361.
DeRubeis, R. J., & Crits-Christoph, P. (1998). Empirically supported individual and group psychological treatments for adult mental disorders. *Journal of Consulting and Clinical Psychology, 66,* 37-52.
de Silva, P. (1986). Obsessional-compulsive imagery. *Behaviour Research and Therapy, 24,* 333-350.
de Silva, P., & Marks, M. (1999). The role of traumatic experiences in the genesis of obsessive-compulsive disorder. *Behaviour Research and Therapy, 37,* 941-951.
de Silva, P., Menzies, R. G., & Shafran, R. (2003). Spontaneous decay of compulsive urges: The case of covert compulsions. *Behaviour Research and Therapy, 41,* 129-137.
de Silva, P., & Rachman, S. (1992). *Obsessive compulsive disorder: The facts.* Oxford, UK: Oxford University Press.
Dimidjian, S., & Dobson, K. S. (2003). Processes of change in cognitive therapy. In M. A. Reinecke & D. A. Clark (Eds.), *Cognitive therapy across the lifespan: Theory, research and practice* (pp. 477-506). Cambridge, UK: Cambridge University Press.
Ecker, W., & Engelkamp, J. (1995). Memory for actions in obsessive-compulsive disorder. *Behavioural and Cognitive Psychotherapy, 23,* 349-371.
Edwards, S., & Dickerson, M. (1987). Intrusive unwanted thoughts: A two-stage model of control. *British Journal of Medical Psychology, 60,* 317-328.
Eisen, J. L., Phillips, K. A., Baer, L., Beer, D. A., Atala, K. D., & Rasmussen, S. A. (1998). The Brown Assessment of Beliefs Scale: Reliability and validity. *American Journal of Psychiatry, 155,* 102-108.

Elliott, A. J., & Fuqua, R. W. (2000). Trichotillomania: Conceptualization, measurement, and treatment. *Behavior Therapy, 31,* 529-545.
Emmelkamp, P. M. G. (1982). *Phobic and obsessive-compulsive disorders: Theory, research and practice.* New York: Plenum Press.
Emmelkamp, P. M. G., & Aardema, A. (1999). Metacognition, specific obsessive-compulsive beliefs and obsessive-compulsive behaviour. *Clinical Psychology and Psychotherapy, 6,* 139-145.
Emmelkamp, P. M. G., & Beens, H. (1991). Cognitive therapy with obsessive-compulsive disorder: A comparative evaluation. *Behaviour Research and Therapy, 29,* 293-300.
Emmelkamp, P. M. G., & De Lange, I. (1983). Spouse involvement in the treatment of obsessive-compulsive patients. *Behaviour Research and Therapy, 21,* 341-346.
Emmelkamp, P. M. G., & Giesselbach, P. (1981). Treatment of obsessions: Relevant v. irrelevant exposure. *Behavioural Psychotherapy, 9,* 322-329.
Emmelkamp, P. M. G., & Kraanen, J. (1977). Therapist controlled exposure *in vivo* versus self-controlled exposure *in vivo*: A comparison with obsessive-compulsive patients. *Behaviour Research and Therapy, 15,* 491-495.
Emmelkamp, P. M. G., Kloek, J., & Blaauw, E. (1992). Obsessive-compulsive disorders. In P. H. Wilson (Ed.), *Principles and practice of relapse prevention* (pp. 213-234). New York: Guilford Press.
Emmelkamp, P. M. G., Kraaijkamp, H. J. M., & van den Hout, M. A. (1999). Assessment of obsessive-compulsive disorder. *Behavior Modification, 23,* 269-279.
Emmelkamp, P. M. G., & Kwee, K. G. (1977). Obsessional ruminations: A comparison between thought-stopping and prolonged exposure in imagination. *Behaviour Research and Therapy, 15,* 441-444.
Emmelkamp, P. M. G., van Linden, van den Heuvell, C. L., Ruphan, M., & Sanderman, R. (1989). Home-based treatment of obsessive-compulsive patients: Intersession interval and therapist involvement. *Behaviour Research and Therapy, 27,* 89-93.
Emmelkamp, P. M. G., van der Helm, M., van Zanten, B. L., & Plochg, I. (1980). Treatment of obsessive-compulsive patients: The contribution of self-instructional training to the effectiveness of exposure. *Behaviour Research and Therapy, 18,* 61-66.
Emmelkamp, P. M. G., van Oppen, P., & van Balkom, A. J. L. M. (2002). Cognitive changes in patients with obsessive compulsive rituals treated with exposure in vivo and response prevention. In R. O. Frost & G. S. Steketee (Eds.), *Cognitive approaches to obsessions and compulsions: Theory, assessment and treatment* (pp. 392-401). Oxford, UK: Elsevier Press.
Emmelkamp, P. M. G., Visser, S., & Hoekstra, R. J. (1988). Cognitive therapy vs exposure in vivo in the treatment of obsessive-compulsives. *Cognitive Therapy and Research, 12,* 103-114.
Enright, S. J. (1991). Group treatment of obsessive-compulsive disorder: An evaluation. *Behavioural Psychotherapy, 19,* 183-192.
Enright, S. J. (1996). Obsessive-compulsive disorder: Anxiety disorder or schizotype? In R. M. Rapee (Ed.), *Current controversies in the anxiety disorders* (pp. 161-190). New York: Guilford Press.
Enright, S. J., & Beech, A. (1990). Obsessional states: Anxiety disorders or schizotypes? An information processing and personality assessment. *Psychological Medicine, 20,* 621-627.
Enright, S. J., & Beech, A. R. (1993a) Reduced cognitive inhibition in obsessive-compulsive disorder. *British Journal of Clinical Psychology, 32,* 67-74.
Enright, S. J., & Beech, A. R. (1993b). Further evidence of reduced cognitive inhibition in obsessive-compulsive disorder. *Personality and Individual Differences, 14,* 387-395.
Eysenck, H. J., & Eysenck, M. J. (1985). *Personality and individual differences: A natural science approach.* New York: Plenum Press.
Eysenck, H. J., & Rachman, S. (1965). *The causes and cures of neurosis.* San Diego: Knapp.
Eysenck, M. W. (1992). *Anxiety: The cognitive perspective.* Hove, UK: Erlbaum.

Fallon, B. A., Rasmussen, S. A., & Liebowitz, M. R. (1993). Hypochondriasis. In E. Hollander (Ed.), *Obsessive-compulsive-related disorders* (pp. 71-92). Washington, DC: American Psychiatric Press.
Feske, U., & Chambless, D. L. (2000). A review of assessment measures for obsessive-compulsive disorder. In W. K. Goodman, M. V. Rudorfor, & J. D. Maser (Eds.), *Obsessive-compulsive disorder: Contemporary issues in treatment* (pp. 157-182). Mahwah, NJ: Erlbaum.
First, M. B., Spitzer, R. L., Gibbon, M., & Williams, J. B. W. (1996). *Structured clinical interview for DSM-IV axis I disorders–Patient edition (SCID-I/P, version 2.0)*. New York: Biometrics Research Department, New York State Psychiatric Institute.
Flavell, J. H. (1979). Metacognition and cognitive monitoring: A new area of cognitive-developmental inquiry. *American Psychologist, 34,* 906-911.
Foa, E. B. (1979). Failure in treating obsessive compulsives. *Behaviour Research and Therapy, 17,* 169-176.
Foa, E. B., Abramowitz, J. S., Franklin, M. E., & Kozak, M. J. (1999). Feared consequences, fixity of belief, and treatment outcome in patients with obsessive-compulsive disorder. *Behavior Therapy, 30,* 717-724.
Foa, E. B., Amir, N., Bogert, K. V. A., Molnar, C., & Przeworski, A. (2001). Inflated perception of responsibility for harm in obsessive-compulsive disorder. *Journal of Anxiety Disorders, 15,* 259-275.
Foa, E. B., Franklin, M. E., & Kozak, M. J. (1998). Psychosocial treatments for obsessive-compulsive disorder: Literature review. In R. P. Swinson, M. M. Antony, S. Rachman, & M. A. Richter (Eds.), *Obsessive-compulsive disorder: Theory, research, and treatment* (pp. 258-276). New York: Guilford Press.
Foa, E. B., Grayson, J. B., Steketee, G. S., Doppelt, H. G., Turner, R. M., & Latimer, P. R. (1983). Success and failure in the behavioral treatment of obsessive-compulsives. *Journal of Consulting and Clinical Psychology, 51,* 287-297.
Foa, E. B., Huppert, J. D., Leiberg, S., Langner, R., Kichic, R., Hajcak, G., & Salkovskis, P. M. (2002). The Obsessive-Compulsive Inventory: Development and validation of a short version. *Psychological Assessment, 14,* 485-496.
Foa, E. B., Ilai, D., McCarthy, P. R., Shoyer, B., & Murdock, T. (1993). Information processing in obsessive-compulsive disorder. *Cognitive Therapy and Research, 17,* 173-189.
Foa, E. B., & Kozak, M. J. (1986). Emotional processing of fear: Exposure to corrective information. *Psychological Bulletin, 99,* 20-35.
Foa, E. B., & Kozak, M. J. (1995). DSM-IV Field Trial: Obsessive-compulsive disorder. *American Journal of Psychiatry, 152,* 90-96.
Foa, E. B., & Kozak, M. J. (1996). Psychological treatment for obsessive-compulsive disorder. In M. R. Mavissakalian & R. F. Prien (Eds.), *Long-term treatments of anxiety disorders* (pp. 285-309). Washington, DC: American Psychiatric Press.
Foa, E. B., & Kozak, M. J. (1997). *Mastery of obsessive-compulsive disorder: Client workbook.* San Antonio, TX: Psychological Corporation.
Foa, E. B., Kozak, M. J., Salkovskis, P. M., Coles, M. E., & Amir, N. (1998). The validation of a new obsessive-compulsive disorder scale: The Obsessive-Compulsive Inventory. *Psychological Assessment, 10,* 206-214.
Foa, E. B., & McNally, R. J. (1986). Sensitivity to feared stimuli in obsessive-compulsives: A dichotic listening analysis. *Cognitive Therapy and Research, 10,* 477-485.
Foa, E. B., Sacks, M. B., Tolin, D. F., Przeworski, A., & Amir, N. (2002). Inflated perception of responsibility for harm in OCD patients with and without checking compulsions: A replication and extension. *Journal of Anxiety Disorders, 16,* 443-453.
Foa, E. B., & Steketee, G. (1979). Obsessive-compulsives: Conceptual issues and treatment interventions. *Progress in behavior modification* (Vol. 8, pp. 1-53). New York: Academic Press.
Foa, E. B., Steketee, G., Grayson, J. B., & Doppelt, H. G. (1983). Treatment of obsessive-

compulsives: When do we fail? In E. B. Foa & P. M. G. Emmelkamp (Eds.), *Failures in behavior therapy* (pp. 10-34). New York: Wiley.
Foa, E. B., Steketee, G. S., & Ozarow, B. J. (1985). Behavior therapy with obsessive-compulsives: From theory to treatment. In M. Mavissakalian, S. M. Turner, & L. Michelson (Eds.), *Obsessive-compulsive disorder: Psychological and pharmacological treatment* (pp. 49-129). New York: Plenum Press.
Forrester, E., Wilson, C., & Salkovskis, P. M. (2002). The occurrence of intrusive thoughts transforms meaning in ambiguous situations: An experimental study. *Behavioural and Cognitive Psychotherapy, 30,* 143-152.
Franklin, M. E., Abramowitz, J. S., Bux, D. A., Zoellner, L. A., & Feeny, N. C. (2002). Cognitive-behavioral therapy with and without medication in the treatment of obsessive-compulsive disorder. *Professional Psychology: Research and Practice, 33,* 162-168.
Freeston, M. H. (2001). Cognitive-behavioral treatment of a 14-year-old teenager with obsessive-compulsive disorder. *Behavioural and Cognitive Psychotherapy, 29,* 71-84.
Freeston, M. H., & Ladouceur, R. (1993). Appraisal of cognitive intrusions and response style: Replication and extension. *Behaviour Research and Therapy, 31,* 185-191.
Freeston, M. H., & Ladouceur, R. (1997a). *The cognitive behavioral treatment of obsessions: A treatment manual.* Unpublished manuscript, École de Psychologie, Université Laval, Québec, Canada.
Freeston, M. H., & Ladouceur, R. (1997b). What do patients do with their obsessive thoughts? *Behaviour Research and Therapy, 35,* 335-348.
Freeston, M. H., & Ladouceur, R. (1999). Exposure and response prevention for obsessional thoughts. *Cognitive and Behavioral Practice, 6,* 362-383.
Freeston, M. H., Ladouceur, R., Gagnon, F., & Thibodeau, N. (1993). Beliefs about obsessional thoughts. *Journal of Psychopathology and Behavioral Assessment, 15,* 1-21.
Freeston, M. H., Ladouceur, R., Gagnon, F., Thibodeau, N., Rhéaume, J., Letarte, H., & Bujold, A. (1997). Cognitive-behavioral treatment of obsessive thoughts: A controlled study. *Journal of Consulting and Clinical Psychology, 65,* 405-413.
Freeston, M. H., Ladouceur, R., Letarte, H., Rhéaume, J., Thibodeau, N., & Gagnon, F. (1992). *Information processing of responsibility, anxiety and depression related words in OCD patients and low and high anxiety controls.* Paper presented at the annual meeting of the Association for Advancement of Behavior Therapy, Boston.
Freeston, M. H., Ladouceur, R., Provencher, M., & Blais, F. (1995). Strategies used with intrusive thoughts: Context, appraisal, mood, and efficacy. *Journal of Anxiety Disorders, 9,* 201-215.
Freeston, M. H., Ladouceur, R., Rhéaume, J., Letarte, H., Gagnon, F., & Thibodeau, N. (1994). Self-report of obsessions and worry. *Behaviour Research and Therapy, 32,* 29-36.
Freeston, M. H., Ladouceur, R., Thibodeau, N., & Gagnon, F. (1991). Cognitive intrusions in a non-clinical population. I. Response style, subjective experience, and appraisal. *Behaviour Research and Therapy, 29,* 585-597.
Freeston, M. H., Ladouceur, R., Thibodeau, N., & Gagnon, F. (1992). Cognitive intrusions in a non-clinical population. II. Associations with depressive, anxious, and compulsive symptoms. *Behaviour Research and Therapy, 30,* 263-271.
Freeston, M. H., Rhéaume, J., & Ladouceur, R. (1996). Correcting faulty appraisals of obsessional thoughts. *Behaviour Research and Therapy, 34,* 433-446.
Freud, S. (1959). Character and eroticism. In J. Strachey (Ed. and Trans.), *The standard edition of the complete psychological works of Sigmund Freud* (Vol. 9, pp. 167-175). London: Hogarth Press. (Original work published 1908)
Freund, B., & Steketee, G. (1989). Sexual history, attitudes and functioning of obsessive-compulsive patients. *Journal of Sex and Marital Therapy, 15,* 31-41.
Freund, B., Steketee, G. S., & Foa, E. B. (1987). Compulsive Activity Checklist (CAC): Psychometric analysis with obsessive-compulsive disorder. *Behavioral Assessment, 9,* 67-79.

Frost, R. O., & Gross, R. C. (1993). The hoarding of possessions. *Behaviour Research and Therapy, 31*, 367–381.
Frost, R. O., & Hartl, T. L. (1996). A cognitive-behavioral model of compulsive hoarding. *Behaviour Research and Therapy, 34*, 341–350.
Frost, R. O., Kim, H-J., Morris, C., Bloss, C., Murray-Close, M., & Steketee, G. (1998). Hoarding, compulsive buying and reasons for saving. *Behaviour Research and Therapy, 36*, 657–664.
Frost, R. O., Krause, M., & Steketee, G. (1996). Hoarding and obsessive compulsive symptoms. *Behavior Modification, 20*, 116–132.
Frost, R. O., Meagher, B. M., & Riskind, J. H. (2001). Obsessive–compulsive features in pathological lottery and scratch-ticket gamblers. *Journal of Gambling Studies, 17*, 5–19.
Frost, R. O., Novara, C., & Rhéaume, J. (2002). Perfectionism in obsessive compulsive disorder. In R. O. Frost & G. Steketee (Eds.), *Cognitive approaches to obsessions and compulsions: Theory, assessment and treatment* (pp. 92–105). Oxford, UK: Elsevier.
Frost, R. O., & Steketee, G. (1997). Perfectionism in obsessive–compulsive disorder patients. *Behaviour Research and Therapy, 35*, 291–296.
Frost, R. O., & Steketee, G. (1998). Hoarding: Clinical aspects and treatment strategies. In M. A. Jenike, L. Baer, & W. E. Minichiello (Eds.), *Obsessive–compulsive disorder: Practical management* (3rd ed., pp. 533–554). St. Louis: Mosby.
Frost, R. O., & Steketee, G. (1999). Issues in the treatment of compulsive hoarding. *Cognitive and Behavioral Practice, 6*, 397–407.
Frost, R. O., & Steketee, G. (Eds.). (2002). *Cognitive approaches to obsessions and compulsions: Theory, assessment, and treatment*. Amsterdam: Elsevier Science.
Frost, R. O., Steketee, G., & Greene, K. A. I. (1999). Cognitive and behavioral treatment of compulsive hoarding. Unpublished manuscript, Department of Psychology, Smith College, Northampton, MA.
Frost, R. O., Steketee, G., Krause, M. S., & Trepanier, K. L. (1995). The relationship of the Yale-Brown Obsessive–Compulsive Scale (YBOCS) to other measures of obsessive compulsive symptoms in a nonclinical population. *Journal of Personality Assessment, 65*, 158–168.
Gaskell, S. L., Wells, A., & Calam, R. (2001). An experimental investigation of thought suppression and anxiety in children. *British Journal of Clinical Psychology, 40*, 45–56.
Gibbs, N. A. (1996). Nonclinical populations in research on obsessive–compulsive disorder: A critical review. *Clinical Psychology Review, 16*, 729–773.
Gibbs, N. A., & Oltmanns, T. F. (1995). The relation between obsessive–compulsive personality traits and subtypes of compulsive behavior. *Journal of Anxiety Disorders, 9*, 397–410.
Gittleson, N. L. (1966). The phenomenology of obsessions in depressive psychosis. *British Journal of Psychiatry, 112*, 261–264.
Goldsmith, T., Shapira, N. A., Phillips, K. A., & McElroy, S. L. (1998). Conceptual foundations of obsessive–compulsive spectrum disorders. In R. P. Swinson, M. M. Antony, S. Rachman, & M. A. Richter (Eds.), *Obsessive–compulsive disorder: Theory, research, and treatment* (pp. 397–425). New York: Guilford Press.
Goodman, W. K., Price, L. H., Rasmussen, S. A., Mazure, C., Fleischmann, R. L., Hill, C. L., Heninger, G. R., & Charney, D. S. (1989a). The Yale–Brown Obsessive–Compulsive Scale I. Development, use, and reliability. *Archives of General Psychiatry, 46*, 1006–1011.
Goodman, W. K., Price, L. H., Rasmussen, S. A., Mazure, C., Delgado, P., Heninger, G. R., & Charney, D. S. (1989b). The Yale–Brown Obsessive–Compulsive Scale II. Validity. *Archives of General Psychiatry, 46*, 1012–1016.
Gotlib, I. H., & Neubauer, D. L. (2000). Information-processing approaches to the study of cognitive biases in depression. In S. L. Johnson, A. M. Hayes, T. M. Field, N. Sclneiderman, & P. M. McCabe (Eds.), *Stress, coping and depression* (pp. 117–143). Mahwah, NJ: Erlbaum.

Greenberger, D., & Padesky, C. A. (1995). *Mind over mood: A cognitive therapy treatment manual for clients.* New York: Guilford Press.
Greisberg, S., & McKay, D. (2003). Neuropsychology of obsessive–compulsive disorder: A review and treatment implications. *Clinical Psychology Review, 23,* 95-117.
Guidano, V. F., & Liotti, G. (1983). *Cognitive processes and emotional disorders: A structural approach to psychotherapy.* New York: Guilford Press.
Gurnani, P. D., & Vaughan, M. (1981). Changes in frequency and distress during prolonged repetition of obsessional thoughts. *British Journal of Clinical Psychology, 20,* 79-81.
Haaga, D. A. F., Dyck, M. J., & Ernst, D. (1991). Empirical status of cognitive theory of depression. *Psychological Bulletin, 110,* 215-236.
Hackman, A., & McLean, C. (1975). A comparison of flooding and thought stopping in the treatment of obsessional neurosis. *Behaviour Research and Therapy, 13,* 263-269.
Hanna, G. L. (2000). Clinical and family-genetic studies of childhood obsessive–compulsive disorder. In W. K. Goodman, M. V. Rudorfor, & J. D. Maser (Eds.), *Obsessive–compulsive disorder: Contemporary issues in treatment* (pp. 87-103). Mahwah, NJ: Erlbaum.
Hartl, T. L., & Frost, R. O. (1999). Cognitive-behavioral treatment of compulsive hoarding: A multiple baseline experimental case study. *Behaviour Research and Therapy, 37,* 451-461.
Harvey, A. G., & Bryant, R. A. (1998). The effect of attempted thought suppression in acute stress disorder. *Behaviour Research and Therapy, 36,* 583-590.
Harvey, A. G., & Bryant, R. A. (1999). The role of anxiety in attempted thought suppression following exposure to distressing or neutral stimuli. *Cognitive Therapy and Research, 23,* 39-52.
Hazlett-Stevens, H., Zucker, B. G., & Craske, M. G. (2002). The relationship of thought-action fusion to pathological worry and generalized anxiety disorder. *Behaviour Research and Therapy, 40,* 1199-1204.
Headland, K., & McDonald, B. (1987). Rapid audio-tape treatment of obsessional ruminations: A case report. *Behavioural Psychotherapy, 15,* 188-192.
Hermans, D., Martens, K., De Cort, K., Pieters, G., & Eelen, P. (2003). Reality monitoring and metacognitive beliefs related to cognitive confidence in obsessive–compulsive disorder. *Behaviour Research and Therapy, 41,* 383-401.
Hiss, H., Foa, E. B., & Kozak, M. J. (1994). Relapse prevention program for treatment of obsessive–compulsive disorder. *Journal of Consulting and Clinical Psychology, 62,* 801-808.
Hodgson, R.J., & Rachman, S. J. (1972). The effects of contamination and washing in obsessional patients. *Behaviour Research and Therapy, 10,* 111-117.
Hodgson, R. J., & Rachman, S. J. (1977). Obsessional compulsive complaints. *Behaviour Research and Therapy, 15,* 389-395.
Hodgson, R. J., Rachman, S., & Marks, I. M. (1972). The treatment of chronic obsessive-compulsive neurosis: Follow-up and further findings. *Behaviour Research and Therapy, 10,* 181-189.
Hollander, E. (1993). Introduction. In E. Hollander (Ed.), *Obsessive–compulsive-related disorders* (pp. 1-16). Washington, DC: American Psychiatric Press.
Hollander, E., & Wong, C. M. (2000). Spectrum, boundary, and subtyping issues: Implications for treatment-refractory obsessive–compulsive disorder. In W. K. Goodman, M. V. Rudorfor, & J. D. Maser (Eds.) *Obsessive–compulsive disorder: Contemporary issues in treatment* (pp. 3-22). Mahwah, NJ: Erlbaum.
Hollon, S. D., & Beck, A. T. (1986). Cognitive and cognitive-behavioral therapies. In S. L. Garfield & A. E. Bergin (Eds.), *Handbook of psychotherapy and behavior change* (3rd ed., pp. 443-482). New York: Wiley.
Hollon, S. D., & Beck, A. T. (1986). Cognitive and cognitive-behavioral therapies. In S. L. Garfield & A. E. Bergin (Eds.), *Handbook of psychotherapy and behavior change* (3rd ed., pp. 443-481). New York: Wiley.
Hong, J. L., & Whittal, M. L. (2001). *Varying levels of symptom severity in obsessive–compulsive*

disorder patients: *Differential response to treatment type and format?* Paper presented at the World Congress of Behavioral and Cognitive Therapies, Vancouver, Canada.

Höping, W., & de Jong-Meyer, R. (2003). Differentiating unwanted intrusive thoughts from thought suppression: What does the White Bear Suppression Inventory measure? *Personality and Individual Differences, 34,* 1049-1055.

Horowitz, M. J. (1975). Intrusive and repetitive thoughts after experimental stress: A summary. *Archives of General Psychiatry, 32,* 1457-1463.

Ingram, I. M. (1961a). The obsessional personality and obsessional illness. *American Journal of Psychiatry, 117,* 1016-1019.

Ingram, I. M. (1961b). Obsessional illness in mental health patients. *Journal of Mental Science, 197,* 382-402.

Ingram, R. E., & Kendall, P. C. (1986). Cognitive clinical psychology: Implications of an information processing perspective. In R. E. Ingram (Ed.), *Information processing approaches to clinical psychology* (pp. 3-21). Orlando, FL: Academic Press.

Ingram, R. E., & Price, J. M. (2001). The role of vulnerability in understanding psychopathology. In R. E. Ingram & J. M. Price (Eds.), *Vulnerability to psychopathology: Risk across the lifespan* (pp. 3-19). New York: Guilford Press.

Insel, T. R., & Akiskal, H. S. (1986). Obsessive-compulsive disorder with psychotic features: A phenomenologic analysis. *American Journal of Psychiatry, 143,* 1527-1533.

Ito, L. M., de Araujo, L, A. Hemsley, D., & Marks, I. M. (1995). Beliefs and resistance in obsessive-compulsive disorder: Observations from a controlled study. *Journal of Anxiety Disorders, 9,* 269-281.

Jakes, I. (1989a). Salkovskis on obsessional-compulsive neurosis: A critique. *Behaviour Research and Therapy, 27,* 673-675.

Jakes, I. (1989b). Salkovskis on obsessional-compulsive neurosis: A rejoinder. *Behaviour Research and Therapy, 27,* 683-684.

Janeck, A. S., & Calamari, J. E. (1999). Thought suppression in obsessive-compulsive disorder. *Cognitive Therapy and Research, 23,* 497-509.

Janeck, A. S., Calamari, J. E., Riemann, B. C., & Heffelfinger, S. K. (2003). Too much thinking about thinking?: Metacognitive differences in obsessive-compulsive disorder. *Journal of Anxiety Disorders, 17,* 181-195.

Jaspers, K. (1963). *General psychopathology* (J. Hoenig & M. W. Hamilton, Trans.). Chicago: University of Chicago Press.

Johnson, M. K., & Raye, C. L. (1981). Reality monitoring. *Psychological Review, 88,* 67-85.

Jones, M. K., & Menzies, R. G. (1997). The cognitive mediation of obesive-compulsive handwashing. *Behaviour Research and Therapy, 35,* 843-850.

Jones, M. K., & Menzies, R. G. (1998). Danger ideation reduction therapy (DIRT) for obsessive-compulsive washers: A controlled trial. *Behaviour Research and Therapy, 36,* 959-970.

Kampman, M., Keijsers, G. P. J., Verbraak, M. J. P. M., Naring, G., & Hoogduin, C. A. L. (2002). The emotional Stroop: A comparison of panic disorder patients, obsessive-compulsive patients, and normal controls, in two experiments. *Journal of Anxiety Disorders, 16,* 425-441.

Karno, M., & Golding, J. M. (1991). Obsessive compulsive disorder. In L. N. Robins & D. A. Regier (Eds.), *Psychiatric disorders in America: The Epidemiologic Catchment Area Study* (pp. 204-219). New York: Free Press.

Karno, M., Golding, J. M., Sorenson, S. B., & Burnam, A. (1988). The epidemiology of obsessive-compulsive disorder in five US communities. *Archives of General Psychiatry, 45,* 1094-1099.

Kearney, C. A., & Silverman, W. K. (1990). Treatment of an adolescent with obsessive-compulsive disorder by alternating response prevention and cognitive therapy: An empirical analysis. *Journal of Behavior Therapy and Experimental Psychiatry, 21,* 39-47.

Kelly, A. E., & Kahn, J. H. (1994). Effects of suppression of personal intrusive thoughts. *Journal of Personality and Social Psychology, 66,* 998-1006.
Kendell, R. E., & Discipio, W. J. (1970). Obsessional symptoms and obsessional personality traits in patients with depressive illness. *Psychological Medicine, 1,* 65-72.
Kline, P. (1968). Obsessional traits, obsessional symptoms and anal eroticism. *British Journal of Medical Psychology, 41,* 299-304.
Koopmans, P. C., Sanderman, R., Timmerman, I., & Emmelkamp, P. M. G. (1994). The Irrational Beliefs Inventory: Development and psychometric evaluation. *European Journal of Psychological Assessment, 10,* 15-27.
Kozak, M. J. (1999). Evaluating treatment efficacy for obsessive-compulsive disorder: Caveat practitioner. *Cognitive and Behavioral Practice, 6,* 422-426.
Kozak, M. J., & Foa, E. B. (1994). Obsessions, overvalued ideas, and delusions in obsessive-compulsive disorder. *Behaviour Research and Therapy, 32,* 343-353.
Kozak, M. J., & Foa, E. B. (1997). *Mastery of obsessive-compulsive disorder: A cognitive-behavioral approach. Therapist Guide.* San Antonio, TX: Graywind.
Kozak, M. J., Foa, E. B., & McCathy, P. (1988). Obsessive-compulsive disorder. In C. G. Last & M. Hersen (Eds.), *Handbook of anxiety disorders* (pp. 87-108). New York: Pergamon Press.
Kozak, M. J., Liebowitz, M. R., & Foa, E. B. (2000). Cognitive behavior therapy and pharmacotherapy for obsessive-compulsive disorder: The NIMH-Sponsored Collaborative Study. In W. K. Goodman, M. V. Rudorfor, & J. D. Maser (Eds.), *Obsessive-compulsive disorder: Contemporary issues in treatment* (pp. 501-530). Mahwah, NJ: Erlbaum.
Kringlen, E., Torgersen, S., & Cramer, V. (2001). A Norwegian psychiatric epidemiological study. *American Journal of Psychiatry, 158,* 1091-1098.
Kyrios, M., & Bhar, S. (1997). *An experimental manipulation of inflated responsibility: Behavioural effects in clinical and non-clinical groups.* Unpublished manuscript, Department of Psychology, University of Melbourne.
Kyrios, M., Bhar, S., & Wade, D. (1996). The assessment of obsessive-compulsive phenomena: Psychometric and normative data on the Padua Inventory from an Australian non-clinical student sample. *Behaviour Research and Therapy, 34,* 85-95.
Kyrios, M., & Iob, M. (1998). Automatic and strategic processing in obsessive-compulsive disorder: Attentional bias, cognitive avoidance or more complex phenomena? *Journal of Anxiety Disorders, 12,* 271-292.
Ladouceur, R., Freeston, M. H., Gagnon, F., Thibodeau, N., & Dumont, J. (1993). Idiographic considerations in the behavioral treatment of obsessional thoughts. *Journal of Behavior Therapy and Experimental Psychiatry, 24,* 301-310.
Ladouceur, R., Freeston, M. H., Gagnon, F., Thibodeau, N., & Dumont, J. (1995). Cognitive-behavioral treatment of obsessions. *Behavior Modification, 19,* 247-257.
Ladouceur, R., Freeston, M. H., Rheaume, J., Dugas, M. J., Gagnon, F., Thibodeau, N., & Fournier, S. (2000). Strategies used with intrusive thoughts: A comparison of OCD patients with anxious and community controls. *Journal of Abnormal Psychology, 109,* 179-187.
Ladouceur, R., Léger, E., Rhéaume, J., & Dubé, D. (1996). Correction of inflated responsibility in the treatment of obsessive-compulsiuve disorder. *Behaviour Research and Therapy, 34,* 767-774.
Ladouceur, R., Rhéaume, J., Freeston, M. H., Aublet, F., Jean, K., Lachance, S., et al. (1995). Experimental manipulations of responsibility: An analogue test for models of obsessive-compulsive disorder. *Behaviour Research and Therapy, 33,* 937-946.
Lang, P. J., & Lazovik, A. D. (1963). Experimental desensitization of a phobia. *Journal of Abnormal and Social Psychology, 66,* 519-525.
Langlois, F., Freeston, M. H., & Ladouceur, R. (2000a). Differences and similarities between obsessive intrusive thoughts and worry in a non-clinical population: Study 1. *Behaviour Research and Therapy, 38,* 157-173.

Langlois, F., Freeston, M. H., & Ladouceur, R. (2000b). Differences and similarities between obsessive intrusive thoughts and worry in a non-clinical population: Study 2. *Behaviour Research and Therapy, 38,* 175-189.

Lavey, E. H., & van den Hout, M. A. (1990). Thought suppression induces intrusions. *Behavioural Psychotherapy, 18,* 251-258.

Lavy, E. H., van Oppen, P., & van den Hout, M. (1994). Selective processing of emotional information in obsessive compulsive disorder. *Behaviour Research and Therapy, 32,* 243-246.

Leahy, R. (2001). *Overcoming resistance in cognitive therapy.* New York: Guilford Press.

Leckman, J. F. (1993). Tourette's syndrome. In E. Hollander (Ed.), *Obsessive–compulsive-related disorders* (pp. 113-137). Washington, DC: American Psychiatric Press.

Leckman, J. F., Grice, D. E., Boardman, J., Zhang, H., Vitale, A., Bondi, C., et al. (1997). Symptoms of obsessive–compulsive disorder. *American Journal of Psychiatry, 154,* 911-917.

Leckman, J. F., McDougle, C. J., Pauls, D. L., Peterson, B. S., Grice, D. E., King, R. A., et al. (2000). Tic-related versus non-tic-related obsessive–compulsive disorder. In W. K. Goodman, M. V. Rudorfer, & J. D. Maser (Eds.), *Obsessive–compulsive disorder: Contemporary issues in treatment* (pp. 43-68). Mahwah, NJ: Erlbaum.

Lee, H.-J., & Kwon, S.-M. (2003). Two different types of obsession: Autogenous obsessions and reactive obsessions. *Behaviour Research and Therapy, 41,* 11-29.

Leger, L. A. (1978). Spurious and actual improvement in the treatment of preoccupying thoughts by thought-stopping. *British Journal of Clinical Psychology, 17,* 373-377.

Lelliott, P. T., Noshirvani, H. F., Basoglu, M., Marks, I. M., & Monteiro, W. O. (1988). Obsessive–compulsive beliefs and treatment oucome. *Psychological Medicine, 18,* 697-702.

Lensi, P., Cassano, G. B., Correddu, G., Ravagli, S., Kunovac, J. L., & Akiskal, H. S. (1996). Obsessive–compulsive disorder: Familial-developmental history, symptomatology, co-morbidity and course with special reference to gender-related differences. *British Journal of Psychiatry, 169,* 101-107.

Lewis, A. (1936). Problems of obsessional illness. *Proceedings of the Royal Society of Medicine, 24,* 13-24.

Likierman, H., & Rachman, S. (1982). Obsessions: An experimental investigation of thought-stopping and habituation training. *Behavioural Psychotherapy, 10,* 324-338.

Lo, W. H. (1967). A follow-up of obsessional neurotics in Hong Kong Chinese. *British Journal of Psychaitry, 113,* 823-832.

Lopatka, C., & Rachman, S. (1995). Perceived responsibility and compulsive checking: An experimental analysis. *Behaviour Research and Therapy, 33,* 673-684.

MacDonald, P. A., Antony, M. M., MacLeod, C. M., & Richter, M. A. (1997). Memory and confidence in memory judgments among individuals with obsessive compulsive disorder and non-clinical controls. *Behaviour Research and Therapy, 35,* 497-505.

MacDonald, P. A., Antony, M. M., MacLeod, C. M., & Swinson, R. P. (1999). Negative priming for obsessive–compulsive checkers and non-checkers. *Journal of Abnormal Psychology, 108,* 679-686.

MacLeod, C. (1993). Cognition in clinical psychology: Measures, methods or models? *Behaviour Change, 10,* 169-195.

Maki, W. S., O'Neill, H. K., & O'Neill, G. W. (1994). Do nonclinical checkers exhibit deficits in cognitive control? Tests of an inhibitory control hypothesis. *Behaviour Research and Therapy, 32,* 183-192.

Mancini, F., D'Olimpio, F., del Genio, M., Didonna, F., & Prunetti, E. (2002). Obsessions and compulsions and intolerance for uncertainty in a non-clinical sample. *Journal of Anxiety Disorders, 16,* 401-411.

March, J. S., Frances, A., Carpenter, D., & Kahn, D. A. (1997). Expert Consensus Guideline for Treatment of Obsessive-Compulsive Disorder. *The Journal of Clinical Psychiatry, 58*(Suppl. 4), 5-72.

March, J. S., & Mulle, K. (1998). *OCD in children and adolescents: A cognitive-behavioral treatment manual*. New York: Guilford Press.

Markowitz, L. J., & Borton, J. L. S. (2002). Suppression of negative self-referent and neutral thoughts: A preliminary investigation. *Behavioural and Cognitive Psychotherapy, 30*, 271–277.

Marks, I. M., Hallam, R. S., Connolly, J., & Philpott, R. (1977). *Nursing in behavioural psychotherapy*. London: Royal College of Nursing of the United Kingdom.

Marks, I. M., O'Dwyer, A. M., Meehan, O., Greist, J., Baer, L., & McGuire, P. (2000). Subjective imagery in obsessive-compulsive disorder before and after exposure therapy. *British Journal of Psychiatry, 176*, 387–391.

Marks, I. M., Stern, R. S., Mawson, D., Cobb, J., & McDonald, R. (1980). Clomipramine and exposure for obsessive-compulsive rituals: I. *British Journal of Psychiatry, 136*, 1–25.

Martin, C., & Tarrier, N. (1992). The importance of cultural factors in the exposure to obsessional ruminations: A case example. *Behavioural Psychotherapy, 20*, 181–184.

Maser, J. D., & Cloninger, C. R. (1990). Comorbidity of anxiety and mood disorders: Implications and overview. *Comorbidity of mood and anxiety disorders* (pp. 3–12). Washington, DC: American Psychiatric Press.

Mathews, A. (1990). Why worry? The cognitive function of worry. *Behaviour Research and Therapy, 28*, 455–468.

Mathews, A. (1997). Information-processing biases in emotional disorders. In D. M. Clark & C. G. Fairburn (Eds.), *Science and practice of cognitive behavior therapy* (pp. 47–66). Oxford, UK: Oxford University Press.

Mathews, A., & MacLeod, C. (1994). Cognitive approaches to emotion and emotional disorders. *Annual Review of Psychology, 45*, 25–50.

McFall, M. E., & Wollersheim, J. P. (1979). Obsessive-compulsive neurosis: A cognitive-behavioral formulation and approach to treatment. *Cognitive Therapy and Research, 3*, 333–348.

McKay, D. (1997). A maintenance program for obsessive-compulsive disorder using exposure with response prevention: 2-year follow-up. *Behaviour Research and Therapy, 35*, 367–369.

McKay, D., Danyko, S., Neziroglu, F., & Yaryura-Tobias, J. A. (1995). Factor structure of the Yale-Brown Obsessive-Compulsive Scale: A two dimensional measure. *Behaviour Research and Therapy, 33*, 865–869.

McKeon, J., Roa, B., & Mann, A. (1984). Life events and personality traits in obsessive-compulsive neurosis. *British Journal of Psychiatry, 144*, 185–189.

McLean, P. D., Whittal, M. L., Sochting, I., Koch, W. J., Paterson, R., Thordarson, D. S., et al. (2001). Cognitive versus behavior therapy in the group treatment of obsessive-compulsive disorder. *Journal of Consulting and Clinical Psychology, 69*, 205–214.

McLean, P. D., & Woody, S. R. (2001). *Anxiety disorders in adults: An evidence-based approach to psychological treatment*. Oxford, UK: Oxford University Press.

McNally, R. J. (2000). Information-processing abnormalities in obsessive-compulsive disorder. In W. K. Goodman, M. V. Rudorfor, & J. D. Maser (Eds.), *Obsessive-compulsive disorder: Contemporary issues in treatment* (pp. 105–116). Mahwah, NJ: Erlbaum.

McNally, R. J. (2001a). On the scientific status of cognitive appraisal models of anxiety disorder. *Behaviour Research and Therapy, 39*, 513–521.

McNally, R. J. (2001b). Vulnerability to anxiety disorders in adulthood. In R. E. Ingram & J. M. Price (Eds.), *Vulnerability to psychopathology: Risk across the lifespan* (pp. 304–321). New York: Guilford Press.

McNally, R. J., Amir, N., Louro, C. E., Lukach, B. M., Riemann, B., & Calamari, J. E. (1994). Cognitive processing of idiographic emotional information in panic disorder. *Behaviour Research and Therapy, 32*, 119–122.

McNally, R. J., & Kohlbeck, P. A. (1993). Reality monitoring in obsessive-compulsive disorder. *Behaviour Research and Therapy, 31*, 249–253.

McNally, R. J., & Ricciardi, J. N. (1996). Suppression of negative and neutral thoughts. *Behavioural and Cognitive Psychotherapy, 24,* 17-25.
McNally, R. J., Wilhem, S., Buhlmann, U., & Shin, L. M. (2001). Cognitive inhibition in obsessive–compulsive disorder: Application of a valenced-based negative priming paradigm. *Behavioural and Cognitive Psychotherapy, 29,* 103-106.
Meichenbaum, D. (1977). *Cognitive-behavior modification: An integrative approach.* New York: Plenum.
Menzies, R. G., Harris, L. M., Cumming, S. R., & Einstein, D. A. (2000). The relationship between inflated personal responsibility and exaggerated danger expectancies in obsessive–compulsive concerns. *Behaviour Research and Therapy, 38,* 1029-1037.
Merckelbach, H., Muris, P., van den Hout, M., & de Jong, P. (1991). Rebound effects of thought suppression: Instruction-dependent? *Behavioural Psychotherapy, 19,* 225-238.
Meyer, V. (1966). Modifications of expectations in cases with obsessional rituals. *Behaviour Research and Therapy, 4,* 273-280.
Meyer, V., Levy, R., & Schnurer, A. (1974). The behavioural treatment of obsessive–compulsive disorders. In H. R. Beech (Ed.), *Obsessional states* (pp. 233-258). London: Methuen.
Mineka, S., & Sutton, S. K. (1992). Cognitive biases and the emotional disorders. *Psychological Science, 3,* 65-69.
Moritz, S., Birkner, C., Kloss, M., Jacobsen, D., Fricke, S., Bothern, A., & Iver, H. (2001). Impact of comorbid depressive symptoms on neuropsychological performance in obsessive–compulsive disorder. *Journal of Abnormal Psychology, 110,* 653-657.
Mowrer, O. H. (1939). A stimulus–response analysis of anxiety and its role as a reinforcing agent. *Psychological Review, 46,* 553-565.
Mowrer, O. H. (1953). Neurosis, psychotherapy, and two-factor learning theory. In O. H. Mowrer (Ed.), *Psychotherapy theory and research* (pp. 140-149). New York: Ronald Press.
Mowrer, O. H. (1960). *Learning theory and behavior.* New York: Wiley.
Muris, P., Meesters, C., Rasssin, E., Merckelbach, H., & Campbell, J. (2001). Thought–action fusion and anxiety disorders symptoms in normal adolescents. *Behaviour Research and Therapy, 39,* 843-852.
Muris, P., Merckelbach, H., & Clavan, M. (1997). Abnormal and normal compulsions. *Behaviour Research and Therapy, 35,* 249-252.
Muris, P., Merckelbach, H., & de Jong, P. (1993). Verbalization and environmental cuing in thought suppression. *Behaviour Research and Therapy, 31,* 609-612.
Muris, P., Merckelbach, H., van den Hout, M., & de Jong, P. (1992). Suppression of emotional and neutral material. *Behaviour Research and Therapy, 30,* 639-642.
Nakagawa, A., Marks, I. M., Takei, N., De Araujo, L. A., & Ito, L. M. (1996). Comparisons among the Yale–Brown Obsessive–Compulsive Scale, Compulsion Checklist, and other measures of obsessive–compulsive disorder. *British Journal of Psychiatry, 169,* 108-112.
Nestadt, G., Samuels, J. F., Romanoski, A. J., Folstein, M. F., & McHugh, P. R. (1994). Obsessions and compulsions in the community. *Acta Psychiatrica Scandinavica, 89,* 219-224.
Newth, S., & Rachman, S. (2001). The concealment of obsessions. *Behaviour Research and Therapy, 39,* 457-464.
Neziroglu, F., Anemone, R., & Yaryura-Tobias, J. A. (1992). Onset of obsessive–compulsive disorder in pregnancy. *American Journal of Psychiatry, 149,* 947-950.
Neziroglu, F., McKay, D., Yaryura-Tobias, J. A., Stevens, K. P., & Todaro, J. (1999). The overvalued ideas scale: Development, reliability and validity in obsessive–compulsive disorder. *Behaviour Research and Therapy, 37,* 881-902.
Neziroglu, F., & Stevens, K. P. (2002). Insight: Its conceptualization and assessment. In R. O. Frost & G. Steketee (Eds.), *Cognitive approaches to obsessions and compulsions: Theory, assessment and treatment* (pp. 183-193). Oxford, UK: Elsevier.
Neziroglu, F., Stevens, K. P., McKay, D., & Yaryura-Tobia, J. A. (2001). Predictive validity of the overvalued ideas scale: outcome in obsessive–compulsive and body dysmorphic disorders. *Behaviour Research and Therapy, 39,* 745-756.

Neziroglu, F., Stevens, K. P., Yaryura-Tobias, J. A., & Hoffman, J. H. (1999). Assessment, treatment prevalence, and prognostic indicators for patients with obsessive-compulsive spectrum disorders. *Cognitive and Behavioral Practice, 6,* 345-350.
Niler, E. R., & Beck, S. J. (1989). The relationship among guilt, anxiety and obsessions in a normal population. *Behaviour Research and Therapy, 27,* 213-220.
Obsessive Compulsive Cognitions Working Group (OCCWG). (1997). Cognitive assessment of obsessive-compulsive disorder. *Behaviour Research and Therapy, 35,* 667-681.
Obsessive Compulsive Cognitions Working Group (OCCWG). (2001). Development and initial validation of the Obsessive Beliefs Questionnaire and the Interpretation of Intrusions Inventory. *Behaviour Research and Therapy, 39,* 987-1006.
Obsessive Compulsive Cognitions Working Group (OCCWG). (2003a). Psychometric validation of the Obsessive Beliefs Questionnaire and the Interpretation of Intrusions Inventory: Part I. *Behaviour Research and Therapy, 41,* 863-878.
Obsessive Compulsive Cognitions Working Group (OCCWG). (2003b). Psychometric validation of the Obsessive Beliefs Questionnaire and the Interpretation of Intrusions Inventory: Part II. Factor analyses and testing a brief version. Manuscript submitted for publication.
O'Connor, K. P. (2001). Clinical and psychological features distinguishing obsessive-compulsive and chronic tic disorders. *Clinical Psychology Review, 21,* 631-660.
O'Connor, K. P. (2002). Intrusions and inferences in obsessive compulsive disorder. *Clinical Psychology and Psychotherapy, 9,* 38-46.
O'Connor, K. P., & Robillard, S. (1995). Inference processes in obsessive-compulsive disorder: Some clinical observations. *Behaviour Research and Therapy, 33,* 887-896.
O'Connor, K. P., & Robillard, S. (1999). A cognitive approach to the treatment of primary inferences in obsessive-compulsive disorder. *Journal of Cognitive Psychotherapy: An International Quarterly, 13,* 359-375.
O' Connor, K., Todorov, C., Robillard, S., Borgeat, F., & Brault, M. (1999). Cognitive-behaviour therapy and medication in the treatment of obsessive-compulsive disorder: A controlled study. *Canadian Journal of Psychiatry, 44,* 64-71.
O'Dwyer, A.-M., & Marks, I. (2000). Obsessive-compulsive disorder and delusions revisited. *British Journal of Psychiatry, 176,* 281-284.
O'Kearney, R. (1993). Additional considerations in the cognitive-behavioral treatment of obsessive-compulsive ruminations: A case study. *Journal of Behavior Therapy and Experimental Psychiatry, 24,* 357-365.
O'Rourke, D. A., Wurtman, J. J., Wurtman, R. J., Tsay, R., Gleason, R., Baer, L., & Jenike, M. A. (1994). Aberrant snacking patterns and eating disorders in patients with obsessive compulsive disorder. *Journal of Clinical Psychiatry, 5,* 445-447.
Padesky, C. A. (with Greenberger, D.) (1995). *Clinician's guide to "mind over mood."* New York: Guilford Press.
Parkinson, L., & Rachman, S. J. (1980). Are intrusive thoughts subject to habituation? *Behaviour Research and Therapy, 18,* 409-418.
Parkinson, L., & Rachman, S. J. (1981a). Part II. The nature of intrusive thoughts. *Advances in Behaviour Research and Therapy, 3,* 101-110.
Parkinson, L., & Rachman, S. J. (1981b). Part III. Intrusive thoughts: The effects of an uncontrived stress. *Advances in Behaviour Research and Therapy, 3,* 111-118.
Persons, J. B. (1989). *Cognitive therapy in practice: A case formulation approach.* New York: Norton.
Persons, J. B., & Davidson, J. (2001). Cognitive-behavioral case formulation. In K. S. Dobson (Ed.), *Handbook of cognitive-behavioral therapies* (2nd ed., pp. 86-110). New York: Guilford Press.
Philpott, R. (1975). Recent advances in the behavioural measurement of obsessional illness: Difficulties common to these and other measures. *Scottish Medical Journal, 20,* 33-40.
Pollak, J. M. (1979). Obsessive-compulsive personality: A review. *Psychological Bulletin, 86,* 225-241.

Pollard, C. A., Henderson, J. G., Frank, M., & Margolis, R. B. (1989). Help-seeking patterns of anxiety-disordered individuals in the general population. *Journal of Anxiety Disorders, 3,* 131-138.

Pollitt, J. (1957). Natural history of obsessional states: A study of 150 cases. *British Medical Journal, 1,* 194-198.

Purcell, R., Maruff, P., Kyrios, M., & Pantcils, C. (1998). Neuropsychological deficits in obsessive-compulsive disorder: A comparison with unipolar depression, panic disorder, and normal controls. *Archives of General Psychiatry, 55,* 415-423.

Purdon, C. (1997). *The role of thought suppression and meta-cognitive beliefs in the persistence of obsession-like intrusive thoughts.* Unpublished doctoral dissertation, University of New Brunswick, Canada.

Purdon, C. (1999). Thought suppression and psychopathology. *Behaviour Research and Therapy, 37,* 1029-1054.

Purdon, C. (2001). Appraisal of obsessional thought recurrences: Impact on anxiety and mood state. *Behavior Therapy, 32,* 47-64.

Purdon, C. (2002). *Cognitive behavioral models of obsessive compulsive disorder.* Unpublished manuscript, University of Waterloo, Canada.

Purdon, C., & Clark, D. A. (1993). Obsessive intrusive thoughts in nonclinical subjects. Part I. Content and relation with depressive, anxious and obsessional symptoms. *Behaviour Research and Therapy, 31,* 713-720.

Purdon, C. L., & Clark, D.A. (1994a). Obsessive intrusive thoughts in nonclinical subjects. Part II. Cognitive appraisal, emotional response and thought control strategies. *Behaviour Research and Therapy, 32,* 403-410.

Purdon, C. L., & Clark, D. A. (1994b). Perceived control and appraisal of obsessional intrusive thoughts: A replication and extension. *Behavioural and Cognitive Psychotherapy, 22,* 269-285.

Purdon, C. L., & Clark, D. A. (1999). Metacognition and obsessions. *Clinical Psychology and Psychotherapy, 6,* 102-110.

Purdon, C., & Clark, D. A. (2000). White bears and other elusive phenomena: Assessing the relevance of thought suppression for obsessional phenomena. *Behavior Modification, 24,* 425-453.

Purdon, C. L., & Clark, D. A. (2001). Suppression of obsession-like thoughts in nonclinical individuals. Part I. Impact on thought frequency, appraisal and mood state. *Behaviour Research and Therapy, 39,* 1163-1181.

Purdon, C. L., & Clark, D. A. (2002). The need to control thoughts. In R. O. Frost & G. Steketee (Eds.), *Cognitive approaches to obsessions and compulsions: Theory, assessment and treatment* (pp. 29-43). Oxford, UK: Elsevier.

Purdon, C. L., Rowa, K., & Antony, M. (2002). *Daily records of thought suppression attempts by individuals with obsessive-compulsive disorder.* Manuscript submitted for publication.

Rabavilas, A. D., & Boulougouris, J. C. (1974). Physiological accompaniments of ruminations, flooding and thought-stopping in obsessive patients. *Behaviour Research and Therapy, 12,* 239-243.

Rachman, S. J. (1971). Obsessional ruminations. *Behaviour Research and Therapy, 9,* 229-235.

Rachman, S. J. (1974). Primary obsessional slowness. *Behaviour Research and Therapy, 12,* 9-18.

Rachman, S. J. (1976a). The modification of obsessions: A new formulation. *Behaviour Research and Therapy, 14,* 437-443.

Rachman, S. J. (1976b). The passing of the two-stage theory of fear and avoidance: Fresh possibilities. *Behaviour Research and Therapy, 14,* 125-131.

Rachman, S. (1977). The conditioning theory of fear-acquisition: A critical examination. *Behaviour Research and Therapy, 15,* 375-387.

Rachman, S. J. (1978). An anatomy of obsessions. *Behavioural Analysis and Modification, 2,* 253-278.

Rachman, S. J. (1981). Part I. Unwanted intrusive cognitions. *Advances in Behaviour Research and Therapy, 3,* 89-99.
Rachman, S. J. (1983). Obstacles to the successful treatment of obsessions. In E. B. Foa & P. M. G. Emmelkamp (Eds.), *Failures in behavior therapy* (pp. 35-57). New York: Wiley.
Rachman, S. J. (1985). An overview of clinical and research issues in obsessional-compulsive disorders. In M. Mavissakalian, S. M. Turner, & L. Michelson (Eds.), *Obsessive-compulsive disorder: Psychological and pharmacological treatment* (pp. 1-47). New York: Plenum Press.
Rachman, S. J. (1993). Obsessions, responsibility and guilt. *Behaviour Research and Therapy, 31,* 149-154.
Rachman, S. J. (1997). A cognitive theory of obsessions. *Behaviour Research and Therapy, 35,* 793-802.
Rachman, S. J. (1998). A cognitive theory of obsessions: Elaborations. *Behaviour Research and Therapy, 36,* 385-401.
Rachman, S. J. (2002). A cognitive theory of compulsive checking. *Behaviour Research and Therapy, 40,* 625-639.
Rachman, S. J. (2003). *The treatment of obsessions.* Oxford, UK: Oxford University Press.
Rachman, S. J., Cobb, J., Grey, S., McDonald, B., Mawson, D., Sartory, G., & Stern, R. (1979). The behavioural treatment of obsessional-compulsive disorders, with and without clomipramine. *Behaviour Research and Therapy, 17,* 467-478.
Rachman, S. J., & de Silva, P. (1978). Abnormal and normal obsessions. *Behaviour Research and Therapy, 16,* 233-248.
Rachman, S. J., de Silva, P., & Roper, G. (1976). The spontaneous decay of compulsive urges. *Behaviour Research and Therapy, 14,* 445-453.
Rachman, S. J., & Hodgson, R. J. (1980). *Obsessions and compulsions.* Englewood Cliffs, NJ: Prentice-Hall.
Rachman, S. J., Hodgson, R., & Marks, I. M. (1971). The treatment of chronic obsessive-compulsive neurosis. *Behaviour Research and Therapy, 9,* 237-247.
Rachman, S. J., Marks, I. M., & Hodgson, R. (1973). The treatment of obsessive-compulsive neurotics by modelling and flooding *in vivo. Behaviour Research and Therapy, 11,* 463-471.
Rachman, S. J., & Shafran, R. (1998). Cognitive and behavioral features of obsessive-compulsive disorder. In R. P. Swinson, M. M. Antony, S. Rachman, & M. A. Richter (Eds.), *Obsessive-compulsive disorder: Theory, research, and treatment* (pp. 51-78). New York: Guilford Press.
Rachman, S. J., & Shafran, R. (1999). Cognitive distortions: Thought-action fusion. *Clinical Psychology and Psychotherapy, 6,* 80-85.
Rachman, S. J., Shafran, R., Mitchell, D., Trant, J., & Teachman, B. (1996). How to remain neutral: An experimental analysis of neutralization. *Behaviour Research and Therapy, 34,* 889-898.
Rachman, S. J., Thordarson, D. S., & Radomsky, A. S. (1995). *A revision of the Maudsley Obsessional Compulsive Inventory (MOCI-R).* Poster presented at the World Congress of Behavioural and Cognitive Therapies, Copenhagen, Denmark.
Rachman, S. J., Thordarson, D. S., Shafran, R., & Woody, S. R. (1995). Perceived responsibility: Structure and significance. *Behaviour Research and Therapy, 33,* 779-784.
Radomsky, A. S., & Rachman, S. (1999). Memory bias in obsessive-compulsive disorder (OCD). *Behaviour Research and Therapy, 37,* 605-618.
Radomsky, A. S., Rachman, S., & Hammond, D. (2001). Memory bias, confidence and responsibility in compulsive checking. *Behaviour Research and Therapy, 39,* 813-822.
Rasmussen, S. A., & Eisen, J. L. (1992). The epidemiology and clinical features of obsessive compulsive disorder. *Psychiatric Clinics of North America, 15,* 743-758.
Rasmussen, S. A., & Eisen, J. L. (1998). The epidemiology and clinical features of obsessive-

compulsive disorder. In M. A. Jenike & W. E. Minichiello (Eds.), *Obsessive-compulsive disorders: Practical management* (pp. 12-43). St. Louis: Mosby.

Rasmussen, S. A., & Tsuang, M. T. (1986). Clinical characteristics and family history in DSM-III obsessive-compulsive disorder. *American Journal of Psychiatry, 143,* 317-322.

Rassin, E. (2001). The contribution of thought-action fusion and thought suppression in the development of obsession-like intrusions in normal participants. *Behaviour Research and Therapy, 39,* 1023-1032.

Rassin, E., Diepstraten, P., Merckelbach, H., & Muris, P. (2001). Thought-action fusion and thought suppression in obsessive-compulsive disorder. *Behaviour Research and Therapy, 39,* 757-764.

Rassin, E., & Koster, E. (2003). The correlation between thought-action fusion and religiosity in a normal sample. *Behaviour Research and Therapy, 41,* 361-368.

Rassin, E., Mercekelbach, H., & Muris, P. (2000). Paradoxical and less paradoxical effects of thought suppression: A critical review. *Clinical Psychology Review, 20,* 973-995.

Rassin, E., Merckelbach, H., Muris, P., & Schmidt, H. (2001). The Thought-Action Fusion Scale: Further evidence for its reliability and validity. *Behaviour Research and Therapy, 39,* 537-544.

Rassin, E., Merckelbach, H., Muris, P., & Spaan, V. (1999). Thought-action fusion as a causal factor in the development of intrusions. *Behaviour Research and Therapy, 37,* 231-237.

Rassin, E., Merckelbach, H., Muris, P., & Stapert, S. (1999). Suppression and ritualistic behaviour in normal participants. *British Journal of Clinical Psychology, 38,* 195-201.

Rassin, E., Muris, P., Schmidt, H., & Merckelbach, H. (2000). Relationships between thought-action fusion, thought suppression and obsessive-compulsive symptoms: A structural equation modeling approach. *Behaviour Research and Therapy, 38,* 889-897.

Reed, G. F. (1968). Some formal qualities of obsessional thinking. *Psychiatric Clinics, 1,* 382-392.

Reed, G. F. (1985). *Obsessional experience and compulsive behavior: A cognitive-structural approach.* Orlando, FL: Academic Press.

Regier, D. A., Narrow, W. E., Rae, D. S., Manderscheid, R. W., Locke, B. Z., & Goodwin, F. K. (1993). The de facto US mental and addictive disorders service system: Epidemiologic Catchment Area prospective 1 year prevalence rates of disorders and services. *Archives of General Psychiatry, 50,* 85-94.

Rettew, D. C., Swedo, S. E., Leonard, H. L., Lenane, M. C., & Rapoport, J. L. (1992). Obsessions and compulsions across time in 79 children and adolescents with obsessive-compulsive disorder. *Journal of the American Academy of Child and Adolescent Psychiatry, 31,* 1050-1056.

Reynolds, M., & Salkovskis, P. M. (1991). The relationship among guilt, dysphoria, anxiety and obsessions in a normal population: An attempted replication. *Behaviour Research and Therapy, 29,* 259-265.

Reynolds, M., & Salkovskis, P. M. (1992). Comparison of positive and negative intrusive thoughts and experimental investigation of the differential effects of mood. *Behaviour Research and Therapy, 30,* 273-281.

Rhéaume, J., Freeston, M. H., Dugas, M. J., Letarte, H., & Ladouceur, R. (1995). Perfectionism, responsibility and obsessive-compulsive symptoms. *Behaviour Research and Therapy, 33,* 785-794.

Rhéaume, J., Freeston, M. H., Léger, E., & Ladouceur, R. (1998). Bad luck: An underestimated factor in the development of obsessive-compulsive disorder. *Clinical Psychology and Psychotherapy, 5,* 1-12.

Rhéaume, J., & Ladouceur, R. (2000). Cognitive and behavioural treatments of checking behaviours: An examination of individual cognitive change. *Clinical Psychology and Psychotherapy, 7,* 118-127.

Rhéaume, J., Ladouceur, R., Freeston, M. H., & Letarte, H. (1994). Inflated responsibility in

obsessive-compulsive disorder: Psychometric studies of a semiidiographic measure. *Journal of Psychopathology and Behavioral Assessment, 16*, 265-276.
Ricciardi, J. N., & McNally, R. J. (1995). Depressed mood is related to obsessions, but not to compulsions in obsessive-compulsive disorder. *Journal of Anxiety Disorders, 9*, 249-256.
Richards, H. C. (1995). *The cognitive phenomenology of OCD repeated rituals*. Poster presented at the World Congress of Behavioural and Cognitive Therapies, Copenhagen, Denmark.
Richter, M. A., Cox, B. J., & Direnfeld, D. M. (1994). A comparison of three assessment instruments for obsessive-compulsive symptoms. *Journal of Behavior Therapy and Experimental Psychiatry, 25*, 143-147.
Robertson, J., Wendiggensen, P., & Kaplan, I. (1983). Towards a comprehensive treatment for obsessional thoughts. *Behaviour Research and Therapy, 21*, 347-356.
Roemer, L., & Borkovec, T. D. (1994). Effects of suppressing thoughts about emotional material. *Journal of Abnormal Psychology, 103*, 467-474.
Roper, G., & Rachman, S. J. (1976). Obsessional-compulsive checking: Experimental replication and development. *Behaviour Research and Therapy, 14*, 25-32.
Roper, G., Rachman, S. J., & Hodgson, R. (1973). An experiment on obsessional checking. *Behaviour Research and Therapy, 11*, 271-277.
Roper, G., Rachman, S., & Marks, I. M. (1975). Passive and participant modelling in exposure treatment of obsessive-compulsive neurotics. *Behaviour Research and Therapy, 13*, 271-279.
Rosenberg, C. M. (1968). Obsessional neurosis. *Australian and New Zealand Journal of Psychiatry, 2*, 33-38.
Rosenfeld, R., Dar, R., Anderson, D., Kobak, K. A., & Greist, J. H. (1992). A computer-administered version of the Yale-Brown Obsessive-Compulsive Scale. *Psychological Assessment, 4*, 329-332.
Rowa, K., & Purdon, C. (2003). Why are certain intrusive thoughts more upsetting than others? *Behavioural and Cognitive Psychotherapy, 31*, 1-11.
Rubenstein, C. S., Peynircioglu, Z. F., Chambless, D. L., & Pigott, T. A. (1993). Memory in sub-clinical obsessive-compulsive checkers. *Behaviour Research and Therapy, 31*, 759-765.
Rutledge, P. C. (1998). Obsessionality and the attempted suppression of unpleasant personal intrusive thoughts. *Behaviour Research and Therapy, 36*, 403-416.
Rutledge, P. C., Hancock, R. A., & Rutledge, J. H. (1996). Predictors of thought rebound. *Behaviour Research and Therapy, 34*, 555-562.
Rutledge, P. C., Hollenberg, D., & Hancock, R. A. (1993). Individual differences in the Wegner rebound effect: Evidence for a moderator variable in thought rebound following thought suppression. *Psychological Reports, 72*, 867-880.
Salkovskis, P. M. (1983). Treatment of an obsessional patient using habituation to audiotaped ruminations. *British Journal of Clinical Psychology, 22*, 311-313.
Salkovskis, P. M. (1985). Obsessional-compulsive problems: A cognitive-behavioural analysis. *Behaviour Research and Therapy, 23*, 571-583.
Salkovskis, P. M. (1989a). Cognitive-behavioural factors and the persistence of intrusive thoughts in obsessional problems. *Behaviour Research and Therapy, 27*, 677-682.
Salkovskis, P. M. (1989b). Obsessions and compulsions. In J. Scott, J. Mark, G. Williams, & A. T. Beck (Eds.), *Cognitive therapy in clinical practice: An illustrative casebook* (pp. 50-77). New York: Routledge.
Salkovskis, P. M. (1996a). Cognitive-behavioral approaches to the understanding of obsessional problems. In R. M. Rapee (Ed.), *Current controversies in the anxiety disorders* (pp. 103-133). New York: Guilford Press.
Salkovskis, P. M. (1996b). The cognitive approach to anxiety: Threat beliefs, safety-seeking behavior, and the special case of health anxiety and obsession. In P. M. Salkovskis (Ed.), *Frontiers of cognitive therapy* (pp. 48-74). New York: Guilford Press.

Salkovskis, P. M. (1996c). Understanding of obsessive-compulsive disorder is not improved by redefining it as something else: Reply to Pigott et al. and to Enright. In R. M. Rapee (Ed.), *Current controversies in the anxiety disorders* (pp. 191-200). New York: Guilford Press.

Salkovskis, P. M. (1998). Psychological approaches to the understanding of obsessional problems. In R. P. Swinson, M. M. Antony, S. Rachman, & M. A. Richter (Eds.), *Obsessive-compulsive disorder: Theory, research, and treatment* (pp. 33-50). New York: Guilford Press.

Salkovskis, P. M. (1999). Understanding and treating obsessive-compulsive disorder. *Behaviour Research and Therapy, 37*, S29-S52.

Salkovskis, P. M., & Campbell, P. (1994). Thought suppression induces intrusion in naturally occurring negative intrusive thoughts. *Behaviour Research and Therapy, 32*, 1-8.

Salkovskis, P. M., & Forrester, E. (2002). Responsibility. In R. O. Frost & G. Steketee (Eds.), *Cognitive approaches to obsessions and compulsions: Theory, assessment and treatment* (pp. 45-61). Oxford, UK: Elsevier Science.

Salkovskis, P. M., & Freeston, M. H. (2001). Obsessions, compulsions, motivation, and responsibility for harm. *Australian Journal of Psychology, 53*, 1-6.

Salkovskis, P. M., & Harrison, J. (1984). Abnormal and normal obsessions: A replication. *Behaviour Research and Therapy, 22*, 1-4.

Salkovskis, P. M., & Kirk, J. (1989). Obsessional disorder. In K. Hawton, P. M. Salkovskis, J. Kirk, & D. M. Clark (Eds.), *Cognitive behaviour therapy for psychiatric problems: A practical guide* (pp. 129-168). Oxford, UK: Oxford University Press.

Salkovskis, P. M., & Reynolds, M. (1994). Thought suppression and smoking cessation. *Behaviour Research and Therapy, 32*, 193-201.

Salkovskis, P. M., Richards, H. C., & Forrester, E. (1995). The relationship between obsessional problems and intrusive thoughts. *Behavioural and Cognitive Psychotherapy, 23*, 281-299.

Salkovskis, P. M., Shafran, R., Rachman, S., & Freeston, M. H. (1999). Multiple pathways to inflated responsibility beliefs in obsessional problems: Possible origins and implications for therapy and research. *Behaviour Research and Therapy, 37*, 1055-1072.

Salkovskis, P. M., & Wahl, K. (2003). Treating obsessional problems using cognitive-behavioural therapy. In M. Reinecke & D. A. Clark (Eds.), *Cognitive therapy across the lifespan: Theory, research, and practice* (138-171). Cambridge, UK: Cambridge University Press.

Salkovskis, P. M., & Warwick, H. M. C. (1985). Cognitive therapy of obsessive-compulsive disorder: Treating treatment failures. *Behavioural Psychotherapy, 13*, 243-255.

Salkovskis, P. M., & Warwick, H. M. C. (1988). Cognitive therapy of obsessive-compulsive disorder. In C. Perris, I. M. Blackburn, & H. Perris (Eds.), *Cognitive psychotherapy: Theory and Practice* (pp. 376-395). Berlin: Springer-Verlag.

Salkovskis, P. M., & Westbrook, D. (1989). Behaviour therapy and obsessional ruminations: Can failure be turned into success? *Behaviour Research and Therapy, 27*, 149-160.

Salkovskis, P. M., Westbrook, D., Davis, J., Jeavons, A., & Gledhill, A. (1997). Effects of neutralizing on intrusive thoughts: An experiment investigating the etiology of obsessive-compulsive disorder. *Behaviour Research and Therapy, 35*, 211-219.

Salkovskis, P. M., Wroe, A. L., Gledhill, A., Morrison, N., Forrester, E., Richards, C., et al. (2000). Responsibility attitudes and interpretations are characteristic of obsessive compulsive disorder. *Behaviour Research and Therapy, 38*, 347-372.

Samuels, J., Nestadt, G., Bienvenu, O. J., Costa, P. T., Riddle, M. A., Liang, K-Y., et al. (2000). Personality disorders and normal personality dimensions in obsessive-compulsive disorder. *British Journal of Psychiatry, 177*, 457-462.

Sanavio, E. (1988). Obsessions and compulsions: The Padua Inventory. *Behaviour Research and Therapy, 26*, 169-177.

Sandler, J., & Hazari, A. (1960). The "obsessional": On the psychological classification of obsessional character traits and symptoms. *British Journal of Medical Psychology, 33*, 113-122.

Savage, C. R. (1998). Neuropsychology of obsessive-compulsive disorder: Reserwach findings and treatment implications. In M. A. Jenike & W. E. Minichiello (Eds.), *Obsessive-compulsive disorders: Practical management* (pp. 254-275). St. Louis: Mosby.
Savage, C. R., Baer, L., Keuthen, N. J., Brown, H. D., Rauch, S. L., & Jenike, M. A. (1999). Organizational strategies mediate nonverbal memory impairment in obsessive-compulsive disorder. *Biological Psychiatry, 45,* 905-916.
Scherer, K. R. (1999). Appraisal theory. In T. Dalgleish & M. Power (Eds.), *Handbook of cognition and emotion* (pp. 637-663). Chichester, UK: Wiley.
Schut, A. J., Castonguay, L. G., & Borkovec, T. D. (2001). Compulsive checking behaviors in generalized anxiety disorders. *Journal of Clinical Psychology, 57,* 705-715.
Shafran, R. (1997). The manipulation of responsibility in obsessive-compulsive disorder. *British Journal of Clinical Psychology, 36,* 397-407.
Shafran, R., & Tallis, F. (1996). Obsessive-compulsive hoarding: A cognitive-behavioral approach. *Behavioural and Cognitive Psychotherapy, 24,* 209-221.
Shafran, R., Thordarson, D. S., & Rachman, S. J. (1996). Thought-action fusion in obsessive compulsive disorder. *Journal of Anxiety Disorders, 10,* 379-391.
Shafran, R., Watkins, E., & Charman, T. (1996). Guilt in obsessive-compulsive disorder. *Journal of Anxiety Disorders, 10,* 509-516.
Sher, K., Frost, R., Kushner, M., Crews, T., & Alexander, J. (1989). Memory deficits in compulsive checkers: Replication and extension in a clinical sample. *Behaviour Research and Therapy, 27,* 65-69.
Sher, K., Frost, R. O., & Otto, R. (1983). Cognitive deficits in compulsive checkers: An exploratory study. *Behaviour Research and Therapy, 21,* 357-363.
Sica, C., Coradeschi, D., Sanavio, E., Dorz, S., Manchisi, D., & Novara, C. (in press). A study of the psychometric properties of the Obsessive Beliefs Inventory and Interpretations of Intrusions Inventory on clinical Italian individuals. *Journal of Anxiety Disorders.*
Sica, C., Novara, C., & Sanavio, E. (2002). Religiousness and obsessive-compulsive cognitions and symptoms in an Italian population. *Behaviour Research and Therapy, 40,* 813-823.
Simonds, L. M., Thorpe, S. J., & Elliott, S. A. (2000). The Obsessive Compulsive Inventory: Psychometric properties in a nonclinical student sample. *Behavioural and Cognitive Psychotherapy, 28,* 153-159.
Simos, G., & Dimitriou, E. (1994). Cognitive-behavioural treatment of culturally bound obsessional ruminations: A case report. *Behavioural and Cognitive Psychotherapy, 22,* 325-330.
Skoog, G., & Skoog, I. (1999). A 40-year follow-up of patients with obsessive-compulsive disorder. *Archives of General Psychiatry, 56,* 121-127.
Smári, J., Birgisdóttir, A. B., & Brynjólfsdóttir, B. (1995). Obsessive-compulsive symptoms and suppression of personally relevant unwanted thoughts. *Personality and Individual Differences, 18,* 621-625.
Smári, J., Glyfadóttir, T., & Halldórsdóttir, G. L. (2003). Responsibility attitudes and different types of obsessive-compulsive symptoms in a student population. *Behavioural and Cognitive Psychotherapy, 31,* 45-51.
Smári, J., & Hólmsteinsson, H. E. (2001). Intrusive thoughts, responsibility attitudes, thought-action fusion, and chronic thought suppression in relation to obsessive-compulsive symptoms. *Behavioural and Cognitive Psychotherapy, 29,* 13-20.
Smári, J., Sigurjónsdóttir, H., & Saémundsdóttir, I. (1994). Thought suppression and obsession-compulsion. *Psychological Reports, 75,* 227-235.
Solyom, L., Garza-Perez, J., Ledwidge, B. L., & Solyom, C. (1972). Paradoxical intention in the treatment of obsessive thoughts: A pilot study. *Comprehensive Psychiatry, 13,* 291-297.
Sookman, D., & Pinard, G. (1999). Integrative cognitive therapy for obsessive compulsive disorder: A focus on multiple schemas. *Cognitive and Behavioral Practice, 6,* 351-361.

Sookman, D., & Pinard, G. (2002). Overestimation of threat and intolerance of uncertainty in obsessive compulsive disorder. In R. O. Frost & G. Steketee (Eds). *Cognitive approaches to obsessions and compulsions: Theory, assessment and treatment.* (pp. 63-89). Oxford, UK: Elsevier.

Sookman, D., Pinard, G., & Beck, A. T. (2001). Vulnerability schemas in obsessive-compulsive disorder. *Journal of Cognitive Psychotherapy: An International Quarterly, 15,* 109-130.

Stanley, M. A., & Turner, S. M. (1995). Current status of pharmacological and behavioral treatment of obsessive-compulsive disorder. *Behavior Therapy, 26,* 163-186.

Stein, D. J., & Hollander, E. (1993). The spectrum of obsessive-compulusive-related disorders. In E. Hollander (Ed.), *Obsessive-compulsive-related disorders* (pp. 241-271). Washington, DC: American Psychiatric Press.

Stein, M. B., Forde, D. R., Anderson, G., & Walker, J. R. (1997). Obsessive-compulsive disorder in the community: An epidemiologic survey with clinical reappraisal. *American Journal of Psychiatry, 154,* 1120-1126.

Steiner, J. (1972). A questionnaire study of risk-taking in psychiatric patients. *British Journal of Medical Psychology, 45,* 365-374.

Steketee, G. S. (1993). *Treatment of obsessive compulsive disorder.* New York: Guilford Press.

Steketee, G. S. (1994). Behavioral assessment and treatment planning with obsessive compulsive disorder: A review emphasizing clinical application. *Behavior Therapy, 25,* 613-633.

Steketee, G. (1999). *Overcoming obsessive-compulsive disorder: A behavioral and cognitive protocol for the treatment of OCD.* Oakland, CA: New Harbinger.

Steketee, G., & Barlow, D. H. (2002). Obsessive-compulsive disorder. In D. H. Barlow, *Anxiety and its disorders: The nature and treatment of anxiety and panic* (2nd ed., pp. 516-550). New York: Guilford Press.

Steketee, G., Chambless, D. L., Tran, G. Q., Worden, H., & Gillis, M. A. (1996). Behavioral avoidance test for obsessive compulsive disorder. *Behaviour Research and Therapy, 34,* 73-83.

Steketee, G. S., & Freund, B. (1993). Compulsive Activity Checklist (CAC): Further psychometric analyses and revision. *Behavioural Psychotherapy, 21,* 13-25.

Steketee, G. S., & Frost, R. O. (1994). Measurement of risk-taking in obsessive-compulsive disorder. *Behavioural and Cognitive Psychotherapy, 22,* 287-298.

Steketee, G. S., Frost, R. O., & Bogart, K. (1996). The Yale-Brown Obsessive-Compulsive Scale: Interview versus self-report. *Behaviour Research and Therapy, 34,* 675-684.

Steketee, G. S., Frost, R. O., & Cohen, I. (1998). Beliefs in obsessive-compulsive disorder. *Journal of Anxiety Disorders, 12,* 525-537.

Steketee, G., Frost, R. O., Rhéaume, J., & Wilhelm, S. (1998). Cognitive theory and treatment of obsessive-compulsive disorder. In M. A. Jenike, L. Baer, & W. E. Minichiello (Eds.), *Obsessive-compulsive disorders: Practical management* (3rd ed., pp. 368-399). St. Louis: Mosby.

Steketee, G., Frost, R., & Wilson, K. (2002). Studying cognition in obsessive compulsive disorder: Where to from here? In R. O. Frost & G. Steketee (Eds.), *Cognitive approaches to obsessions and compulsions: Theory, assessment, and treatment* (pp. 466-473). Amsterdam: Elsevier Science.

Steketee, G., Frost, R. O., Wincze, J., Greene, K. A. I., & Douglas, H. (2000). Group and individual treatment of compulsive hoarding: A pilot study. *Behavioural and Cognitive Psychotherapy, 28,* 259-268.

Steketee, G. S., Grayson, J. B., & Foa, E. B. (1985). Obsessive-compulsive disorder: Differences between washers and checkers. *Behaviour Research and Therapy, 23,* 197-201.

Steketee, G. S., Grayson, J. B., & Foa, E. B. (1987). A comparison of characteristics of obsessive-compulsive disorder and other anxiety disorders. *Journal of Anxiety Disorders, 1,* 325-335.

Steketee, G., Quay, S., & White, K. (1991). Religion and guilt in OCD patients. *Journal of Anxiety Disorders, 5,* 359-367.

Steketee, G., & Shapiro, L. J. (1995). Predicting behavioral treatment outcome for agoraphobia and obsessive compulsive disorder. *Clinical Psychology Review, 15,* 317-346.
Stengel, E. (1945). A study on some clinical aspects of the relationship between obsessional neurosis and psychotic reaction types. *Journal of Mental Science, 91,* 166-187.
Stern, R. (1970). Treatment of a case of obsessional neurosis using thought-stopping technique. *British Journal of Psychiatry, 117,* 441-442.
Stern, R. S., & Cobb, J. P. (1978). Phenomenology of obsessive–compulsive neurosis. *British Journal of Psychiatry, 132,* 233-239.
Stern, R. S., Lipsedge, M. S., & Marks, I. M. (1973). Obsessive ruminations: A controlled trial of thought stopping. *Behaviour Research and Therapy, 11,* 659-662.
Sternberger, L. G., & Burns, G. L. (1990a). Compulsive Activity Checklist and the Maudsley Obsessional–Compulsive Inventory: Psychometric properties of two measures of obsessive–compulsive disorder. *Behavior Therapy, 21,* 117-127.
Sternberger, L. G., & Burns, G. L. (1990b). Obsessions and compulsions: Psychometric properties of the Padua Inventory with an American population. *Behaviour Research and Therapy, 28,* 341-345.
Suarez, L., & Bell-Dolan, D. (2001). The relationship of child worry to cognitive biases: Threat interpretation and likelihood of event occurrence. *Behavior Therapy, 32,* 425-442.
Summerfeldt, L. J. (2001). Obsessive–compulsive disorder: A brief overview and guide to assessment. In M. M. Antony, S. M. Orsillo, & L. Roemer (Eds.), *Practitioner's guide to empirically based measures of anxiety* (pp. 211-217). New York: Kluwer Academic/Plenum.
Summerfeldt, L. J., & Antony, M. M. (2002). Structured and semistructured diagnostic interviews. In M. M. Antony & D. H. Barlow (Eds.), *Handbook of assessment and treatment planning for psychological disorders* (pp. 3-37). New York: Guilford Press.
Summerfeldt, L. J., & Endler, N. S. (1998). Examining the evidence for anxiety-related cognitive biases in obsessive–compulsive disorder. *Journal of Anxiety Disorders, 12,* 579-598.
Summerfeldt, L. J., Huta, V., & Swinson, R. P. (1998). Personality and obsessive–compulsive disorder. In R. P. Swinson, M. M. Antony, S. Rachman, & M. A. Richter (Eds.), *Obsessive–compulsive disorder: Theory, research, and treatment* (pp. 79-119). New York: Guilford Press.
Summerfeldt, L. J., Richter, M. A., Antony, M. M., & Swinson, R. P. (1999). Symptom structure in obsessive–compulsive disorder: A confirmatory factor-analytic study. *Behaviour Research and Therapy, 37,* 297-311.
Sutherland, G., Newman, B., & Rachman, S. (1982). Experimental investigations of the relations between mood and intrusive unwanted cognitions. *British Journal of Medical Psychology, 55,* 127-138.
Swedo, S. E. (1993). Trichotillomania. In E. Hollander (Ed.), *Obsessive–compulsive-related disorders* (pp. 93-111). Washington, DC: American Psychiatric Press.
Tallis, F. (1995). *Obsessive compulsive disorder: A cognitive and neuropsychological perspective.* Chichester, UK: Wiley.
Tallis, F. (1997). The neuropsychology of obsessive–compulsive disorder: A review and consideration of clinical implications. *British Journal of Clinical Psychology, 36,* 3-20.
Tallis, F., & de Silva, P. (1992). Worry and obsessional symptoms: A correlational analysis. *Behaviour Research and Therapy, 30,* 103-105.
Tallis, F., Pratt, P., & Jamani, N. (1999). Obsessive compulsive disorder, checking, and nonverbal memory: A neuropsychological investigation. *Behaviour Research and Therapy, 37,* 161-166.
Tallis, F., Rosen, K., & Shafran, R. (1996). Investigation into the relationship between personality traits and OCD: A replication employing a clinical population. *Behaviour Research and Therapy, 34,* 649-653.
Tata, P. R., Leibowitz, J. A., Prunty, M., Cameron, M., & Pickering, A. D. (1996). Attentional bias in obsessional compulsive disorder. *Behaviour Research and Therapy, 34,* 53-60.

Taylor, S. (1995). Assessment of obsessions and compulsions: Reliability, validity, and sensitivity to treatment effects. *Clinical Psychology Review, 15*, 261–296.
Taylor, S. (1998). Assessment of obsessive–compulsive disorder. In R. P. Swinson, M. M. Antony, S. Rachman, & M. A. Richter (Eds.), *Obsessive–compulsive disorder: Theory, research, and treatment* (pp. 229–257). New York: Guilford Press.
Taylor, S. (2002) Cognition in obsessive–compulsive disorder: An overview. In R. O. Frost & G. Steketee (Eds.), *Cognitive approaches to obsessions and compulsions: Theory, assessment and treatment* (pp. 1–12). Oxford, UK: Elsevier.
Taylor, S., Thordarson, D. S., & Söchting, I. (2002). Obsessive–compulsive disorder. In M. M. Antony & D. H. Barlow (Eds.), *Handbook of assessment and treatment planning for psychological disorders* (pp. 182–214). New York: Guilford Press.
Teasdale, J. D. (1974). Learning models of obsessional–compulsive disorder. In H. R. Beech (Ed.), *Obsessional states* (pp. 197–229). London: Methuen.
Tellegen, A. (1985). Structures of mood and personality and their relevance to assessing anxiety with an emphasis on self-report. In A. H. Tuma & J.D. Maser (Eds.), *Anxiety and the anxiety disorders* (pp. 681–706). Hillsdale, NJ: Erlbaum.
Thomsen, P. H. (1995). Obsessive–compulsive disorder in children and adolescents: Predictors in childhood for long-term phenomenological course. *Acta Psychiatrica Scandinavica, 92*, 255–259.
Thordarson, D. S., & Shafran, R. (2002). Importance of thoughts. In R. O. Frost & G. Steketee (Eds.), *Cognitive approaches to obsessions and compulsions: Theory, assessment and treatment* (pp. 15–28). Oxford, UK: Elsevier.
Tolin, D. F., Abramowitz, J. S., Brigidi, B. D., Amir, N., Street, G. P., & Foa, E. B. (2001). Memory and memory confidence in obsessive–compulsive disorder. *Behaviour Research and Therapy, 39*, 913–927.
Tolin, D. F., Abramowitz, J. S., Brigidi, B. D., & Foa, E. B. (2003). Intolerance of uncertainty in obsessive–compulsive disorder. *Journal of Anxiety Disorders, 17*, 233–242.
Tolin, D. F., Abramowitz, J. S., Hamlin, C., & Synodi, D. S. (2002). Attributions for thought suppression failure in obsessive–compulsive disorder, *Cognitive Therapy and Research, 26*, 505–517.
Tolin, D. F., Abramowitz, J. S., Kozak, M. J., & Foa, E. B. (2001). Fixity of belief, perceptual aberration, and magical ideation in obsessive–compulsive disorder. *Journal of Anxiety Disorders, 15*, 501–510.
Tolin, D. F., Abramowitz, J. S., Przeworski, A., & Foa, E. B. (2002). Thought suppression in obsessive–compulsive disorder. *Behaviour Research and Therapy, 40*, 1255–1274.
Trinder, H., & Salkovskis, P. M. (1994). Personally relevant intrusions outside the laboratory: Long-term suppression increases intrusion. *Behaviour Research and Therapy, 32*, 833–842.
Tryon, G. S., & Palladino, J. J. (1979). Thought stopping: A case study and observations. *Journal of Behavior Therapy and Experimental Psychiatry, 10*, 151–154.
Türksoy, N., Tükel, R., Özdemir, Ö., & Karali, A. (2002). Comparison of clinical characteristics in good and poor insight obsessive–compulsive disorder. *Journal of Anxiety Disorders, 16*, 413–423.
Turner, S. M., Beidel, D. C., & Stanley, M. A. (1992). Are obsessional thoughts and worry different cognitive phenomena? *Clinical Psychology Review, 12*, 257–270.
van Balkom, A. J. L. M., van Oppen, P., Vermeulen, A. W. A., van Dyck, R., Nauta, M. C. E., & Vorst, H. C. M. (1994). A meta-analysis on the treatment of obsessive compulsive disorder: A comparison of antidepressants, behavior, and cognitive therapy. *Clinical Psychology Review, 14*, 359–381.
van den Hout, M., & Kindt, M. (2003a). Repeated checking causes memory distrust. *Behaviour Research and Therapy, 41*, 301–316.
van den Hout, M., & Kindt, M. (2003b). Phenomenological validity of an OCD-memory model and the remember/know distinction. *Behaviour Research and Therapy, 41*, 369–378.

van Oppen, P. (1992). Obsessions and compulsions: Dimensional structure, reliability, convergent and divergent validity of the Padua Inventory. *Behaviour Research and Therapy, 30*, 631-637.
van Oppen, P., & Arntz, A. (1994). Cognitive therapy for obsessive-compulsive disorder. *Behaviour Research and Therapy, 32*, 79-87.
van Oppen, P., de Haan, E., van Balkom, A. J. L. M., Spinhoven, P., Hoogduin, K., & van Dyck, R. (1995). Cognitive therapy and exposure *in vivo* in the treatment of obsessive compulsive disorder. *Behaviour Research and Therapy, 33*, 379-390.
van Oppen, P., & Emmelkamp, P. M. G. (2000). Issues in cognitive treatment of obsessive-compulsive disorder. In W. K. Goodman, M. V. Rudorfor, & J. D. Maser (Eds.), *Obsessive-compulsive disorder: Contemporary issues in treatment* (pp. 117-132). Mahwah, NJ: Erlbaum.
van Oppen, P., Hoekstra, R. J., & Emmelkamp, P. M. G. (1995). The structure of obsessive-compulsive symptoms. *Behaviour Research and Therapy, 33*, 15-23.
Veale, D. (2002). Over-valued ideas: A conceptual analysis. *Behaviour Research and Therapy, 40*, 383-400.
Vogel, W., Peterson, L. E., & Broverman, I. K. (1982). A modification of Rachman's habituation technique for treatment of the obsessive-compulsive disorder. *Behaviour Research and Therapy, 20*, 101-104.
Volans, P. J. (1976). Styles of decision-making and probability appraisal in selected obsessional and phobic patients. *British Journal of Social and Clinical Psychology, 15*, 305-317.
Warren, R., & Thomas, J. C. (2001). Cognitive-behavior therapy of obsessive-compulsive disorder in private practice: An effectiveness study. *Journal of Anxiety Disorders, 15*, 277-285.
Watson, D., & Clark, L. A. (1984). Negative affectivity: The disposition to experience aversive emotional states. *Psychological Bulletin, 96*, 465-490.
Watson, D., Clark, L. A., & Carey, G. (1988). Positive and negative affectivity and their relation to anxiety and depressive disorders. *Journal of Abnormal Psychology, 97*, 346-353.
Watson, D., Clark, L. A., & Harkness, A. R. (1994). Structures of personality and their relevance to psychopathology. *Journal of Abnormal Psychology, 103*, 18-31.
Wegner, D. M. (1994a). *White bears and other unwanted thoughts: Suppression, obsession, and the psychology of mental control.* New York: Guilford Press.
Wegner, D. M. (1994b). Ironic processes of mental control. *Psychological Review, 101*, 34-52.
Wegner, D. M., & Erber, R. (1992). The hyperaccessibility of suppressed thoughts. *Journal of Personality and Social Psychology, 63*, 903-912.
Wegner, D. M., Schneider, D. J., Carter, S. R., & White, T. L. (1987). Paradoxical effects of thought suppression. *Journal of Personality and Social Psychology, 53*, 5-13.
Wegner, D. M., Schneider, D. J., Knutson, B., & McMahon, S. R. (1991). Polluting the stream of consciousness: The effect of thought suppression on the mind's environment. *Cognitive Therapy and Research, 15*, 141-152.
Wegner, D. M., Shortt, J. W., Blake, A. W., & Page, M. S. (1990). The suppression of exciting thoughts. *Journal of Personality and Social Psychology, 58*, 409-418.
Wegner, D. M., & Zanakos, S. (1994). Chronic thought suppression. *Journal of Personality, 62*, 615-640.
Weissman, M. M., Bland, R. C., Canino, G. J., Greenwald, S., Hwu, H.- G., Lee, C. K., et al. (1994). The cross national epidemiology of obsessive compulsive disorder. *Journal of Clinical Psychiatry, 3*(Suppl.), 5-10.
Welkowitz, L. A., Struening, E. L., Pittman, J., Guardino, M., & Welkowitz, J. (2000). Obsessive-compulsive disorder and comorbid anxiety problems in a National Anxiety Screening sample. *Journal of Anxiety Disorders, 14*, 471-482.
Wells, A. (1997). *Cognitive therapy of anxiety disorders: A practice manual and conceptual guide.* Chichester, UK: Wiley.
Wells, A., & Davies, M. I. (1994). The Thought Control Questionnaire: A measure of individ-

ual differences in the control of unwanted thoughts. *Behaviour Research and Therapy, 32,* 871–878.
Wells, A., & Matthews, G. (1994). *Attention and emotion: A clinical perspective.* Hove, UK: Erlbaum.
Wells, A., & Morrison, A. P. (1994). Qualitative dimensions of normal worry and normal obsessions: A comparative study. *Behaviour Research and Therapy, 32,* 867–870.
Wells, A., & Papageorgiou, C. (1998). Relationships between worry, obsessive–compulsive symptoms and meta-cognitive beliefs. *Behaviour Research and Therapy, 36,* 899–913.
Welner, A., Reich, T., Robins, E., Fishman, R., & van Doren, T. (1976). Obsessive–compulsive neurosis: Record, follow-up, and family studies. I. Inpatient record study. *Comprehensive Psychiatry, 17,* 527–539.
Wenzlaff, R. M., & Wegner, D. M. (2000). Thought suppression. *Annual Review of Psychology, 51,* 59–91.
Wenzlaff, R. M., Wegner, D. M., & Roper, D. W. (1988). Depression and mental control: The resurgence of unwanted negative thoughts. *Journal of Personality and Social Psychology, 55,* 882–892.
Whisman, M. A. (1993). Mediators and moderators of change in cognitive therapy of depression. *Psychological Bulletin, 114,* 248–265.
Whittal, M. L., & McLean, P. D. (1999). CBT for OCD: The rationale, protocol, and challenges. *Cognitive and Behavioral Practice, 6,* 383–396.
Whittal, M. L., & McLean, P. D. (2002). Group cognitive behavioral therapy for obsessive compulsive disorder. In R. O. Frost & G. Steketee (Eds.), *Cognitive approaches to obsessions and compulsions: Theory, assessment, and treatment* (pp. 417–433). Amsterdam: Elsevier Science.
Wilhem, S., McNally, R. J., Baer, L., & Florin, I. (1996). Directed forgetting in obsessive–compulsive disorder. *Behaviour Research and Therapy, 34,* 633–641.
Williams, J. B. W., Gibbon, M., First, M. B., Spitzer, R. L., Davies, M., Borus, J., et al. (1992). The Structured Clinical Interview for DSM-III-R (SCID) II. Multisite test-retest reliability. *Archives of General Psychiatry, 49,* 630–636.
Williams, J. M. G., Watts, F. N., MacLeod, C., & Mathews, A. (1997). *Cognitive psychology and emotional disorders* (2nd ed.). Chichester, UK: Wiley.
Williams, T. I., Salkovskis, P. M., Forrester, E. A., & Allsopp, M. A. (2002). Changes in symptoms of OCD and appraisal of responsibility during cognitive behavioural treatment: A pilot study. *Behavioural and Cognitive Psychotherapy, 30,* 69–78.
Wilson, K. A., & Chambless, D. L. (1999). Inflated perceptions of responsibility and obsessive–compulsive symptoms. *Behaviour Research and Therapy, 37,* 325–335.
Wolpe, J. (1958). *Psychotherapy by reciprocal inhibition.* Stanford, CA: Stanford University Press.
Woods, C. M., Frost, R. O., & Steketee, G. (2002). Obsessive compulsive (OC) symptoms and subjective severity, probability, and coping ability estimations of future negative events. *Clinical Psychology and Psychotherapy, 9,* 104–111.
Woody, S. R., Steketee, G., & Chambless, D. L. (1995). Reliability and validity of the Yale–Brown Obsessive–Compulsive Scale. *Behaviour Research and Therapy, 33,* 597–605.
Wroe, A. L., Salkovskis, P. M., & Richards, H. C. (2000). "Now I know it could happen, I have to prevent it": A clinical study of the specificity of intrusive thoughts and the decision to prevent harm. *Behavioural and Cognitive Psychotherapy, 28,* 63–70.
Yamagami, T. (1971). The treatment of an obsession by thought stopping. *Journal of Behavior Therapy and Experimental Psychiatry, 2,* 133–135.
Yaryura-Tobias, J. A., Grunes, M. S., Todaro, J., McKay, D., Neziroglu, F. A., & Stockman, R. (2000). Nosological insertion of Axis I disorders in the etiology of obsessive–compulsive disorder. *Journal of Anxiety Disorders, 14,* 19–30.

索　引

アルファベット

Aaron T. Beck　4
ADIS（Anxiety Disorders Interview Schedule）
　　192
BATs（Behavioral Avoidance Tests）　208
CAC（Compulsive Activity Checklist）　194-196
CBOCI（Clark-Beck Obsessive-Compulsive
　　Inventory）　193, 194
CBT
　　――による認知の変容　346
　　――のセッション数　80
DSM-Ⅳ-TR　16
ERP（Exposure and Response Prevention）
　　→「曝露反応妨害法」を参照
　　――による認知の変容　346
　　――の限界　86
Eysenck　167
Ⅲ（Interpretation of Intrusions Inventory）　207
just right　→「しっくりくる感覚」を参照
McFall と Wollersheim の仮説　109
MOCI（Maudsley Obsessional Compulsive
　　Inventory）　199, 200
OBQ（Obsessive Beliefs Questionnaire）　207
OCCWG（Obsessive Compulsive Cognitions
　　Working Group）　→「強迫認知ワーキ
　　ンググループ」を参照
OCD
　　――治療のエキスパート・コンセンサス・ガ
イドライン　225
　　――の6種類の信念　137
　　――のアセスメントに特有の問題　183
　　――の認知行動的評価理論の概要　111
閾値下――　44
OCI（Obsessive-Compulsive Inventory）　202,
　　203
O. H. Mowrer　67
PI（Padua Inventory）　200-202
　　――-Washington State University Revision
　　（PI-WSUR）　201, 202
Rachman　123-131, 133, 134, 206
RAS（Responsibility Attitude Scale）　206
RET（Rational Emotive Therapy）　→「論理情
　　動療法」を参照
RIQ（Responsibility Interpretations
　　Questionnaire）　206
Salkovskis　79, 108, 109, 111-122, 206
SCID（Structured Clinical Interview for DSM-Ⅳ）
　　192
TAF（Thought-Action Fusion）　→「思考と行
　　為の混同」を参照
TMT（Trail Making Test）　89
Victor Meyer　68, 72
WCST（Wisconsin Card Sorting Test）　→「ウィ
　　スコンシンカード分類検査」を参照
Wolpe　77
YBOCS（Yale-Brown Obsessive-Compulsive
　　Scale）　196-199

あ

曖昧さ
　　——に対する不耐性　137, 139, 263, 275, 285, 287, 292, 295, 303
　　——への曝露　295, 304
亜型　28, 29
アセスメント　183, 185-191, 204, 205, 207-210, 247
　　——への抵抗　187
誤った評価　227
　　——の役割　228
意義の誤解釈　123, 124, 172
　　——理論　123
意思決定の誤り　116
偽りの重要性　294, 301
意図的に間違いをセットする　306
意味の過大評価　263
ウィスコンシンカード分類検査（WCST）89
受け入れがたさ　40, 41
うつ病の併存　23
円グラフ　270
オーディオテープ　79, 80
オバート
　　——強迫行為　17
　　——中和化　53, 59

か

回避　58, 59
確信度
　　——の操作　295, 303
　　——の調査　295, 303
隔日
　　——コントロール・デー　295
　　——注目デー　295, 302
　　——抑制デー　295
確認強迫の認知理論　128
家族　20
過度の
　　——コントロール　115
　　——思考コントロール　127
　　——保証希求　241
可能性の評価　174
カバート
　　——強迫行為　17
　　——中和化　59, 60, 63
代わりの解釈の生成　281
完全主義　137, 139, 262, 275, 285, 288, 296, 304
　　——の観察　305
記憶障害　91, 92, 98, 99
記憶に関する自信　100
　　——の低下　94
機能しない仮定　116
逆説志向　78
教育　20
脅威の
　　——過大評価　137, 139, 262, 263, 265, 284, 286, 292, 294, 297
　　——調査　294, 297
　　——評価　173
協働的経験主義　230-232
強迫
　　——儀式　59
　　——衝動　55, 59
　　——スペクトラム障害　25
　　——性障害のCBTにおける治療構成要素　246
　　——性パーソナリティ障害の併存　26
　　——的な反応スタイル　185, 186
　　——認知ワーキンググループ（OCCWG）135-139, 207
強迫観念　36-52, 69, 70, 71
　　——から予測される結果の記録　217
　　——と評価の区別　228
　　——に対するCBTの基本的仮定　226
　　——に対する評価　218-220
　　——の行動療法　76
　　——のコントロール方略の記録　221, 222
　　——の特異性　50

――の日常記録　216
――の認知的プロフィル　212
――のプロセス指向型アセスメント　204
――を定義づける5つの特徴　41
異常な――　42, 45
正常な――　42, 45
強迫行為　53-61, 69, 70, 71
――の認知的プロフィル　213
――のプロセス指向型アセスメント　208
心の中の――　30
クロミプラミン　82
馴化訓練　78-81
経過　21
現実（in vivo）隔日思考
――抑制（コントロール）エクササイズ　319, 320
現実
――曝露　76
――モニタリング　93, 100
行動
――実験　246, 293, 294, 295, 319, 340
――モデル　73
――理論　67, 69, 70-72
肛門性格　27
古典的条件づけ　67, 72
婚姻　19
コントロール
――に関する非現実的な期待　174
――の2次評価　165, 166, 172
――の予測エクササイズ　320
――評価スクリプト　315, 316
――不能　40, 41
――不能に関する誤った推測　175

さ

再発
――した場合の対応　327
――予防　325, 328
作業仮説　213

自我違和性　40-42, 171
思考
――形成潜時　158
――の意味の過大評価　137, 139, 273, 284, 287, 294, 295, 301
――の休日　320
――の交通整理員　319
――のコントロール　117, 285, 287, 295, 303
――の力　294, 299
思考コントロール　139
――と中和化に関する評価　276
――の重要性　137
――へのこだわり　262, 263
思考停止法　77, 80, 81
思考撤去　158-160
――潜時　158
思考と行為の混同（TAF）　116, 117, 126, 132, 133, 262, 284, 286, 294
――操作実験　133
――バイアス　126-128, 133, 134, 268, 298
――Scale（The Thought-Action Fusion Scale）　206
可能性――　126, 132
思考抑制　141-143, 145-148, 150-156, 161
――実験　142, 146, 155, 319
――の効果　295
自己
――記入式尺度　199
――教示訓練　334, 335, 341
――反映的信念　321, 323
指示による忘却　95, 96, 100
下向き矢印法　265, 267
しっくりくる感覚（just right）　29, 60
実行機能　89, 90, 100
自分の働きに関する誤解釈　116
集団療法　339
重要
――性の操作　294, 301
――度の増大　295, 302
就労　20

主観的な抵抗 40, 41
状況分析 204
条件づけられた不快刺激 69
症候学 35
症状
　——指向型アセスメント 194
　——による亜型 28, 29
　——の次元 32
衝動制御障害 25
情報処理バイアス 102, 105
情動ストループ課題 103
症例定式化 210, 211, 223, 247
処理バイアス 103, 105
白熊実験 143, 146, 147, 149, 151, 155
心気症 25
神経症傾向 167
神経心理学 88, 99
　——的モデル 90
人種 19
身体
　——醜形障害 25
　——表現性障害 25
診断 13
　——基準 16
　——のアセスメント 192
　——面接 192
侵入思考 44, 112, 113, 118, 123-125, 127, 128, 130, 164, 166, 248, 255-257, 289
　——の1次評価 166
　——の調査 294, 298
　望まない—— 43, 111
侵入体験 111, 113, 115, 123-125, 127, 135, 227, 247
　——の1次評価 165, 170
侵入的な性質 40, 41
心配 50-52
心理教育 246-249, 251, 253, 259
スクリーニング 192, 193
性差 18

脆弱性 116, 166, 349
　——レベル 165
性的嗜癖 25
責任
　——仮説 119
　——操作 155
　——転嫁（transfer of responsibility）エクササイズ 271, 300
　——に関する信念 112, 116
　——の重さの変動 294, 300
　——の操作 294
　——の操作実験 121
　——バイアス 116
責任の過大評価 112, 113, 117-122, 126, 137, 139, 175, 262, 270, 284, 286, 292, 294, 300
　——モデル 111
説教型の対決的スタイル 231
摂食障害 25
窃盗癖 25
セルフモニタリング
　——日記 205
　——・フォーム 209
先行行為に関する記憶の障害 92
先行行為の記憶 100
前頭葉
　——過活性プロフィル 89
　——－線条体システム 90
　——－線条体ネットワーク 89
即時準備段階 166
ソクラテス
　——式（的）質問 235, 249, 273, 276, 279

た

対決的な治療スタイル 244
他者評定式尺度 194
チック（症） 25, 26
知的機能 89
注意バイアス 102-105
中核的スキーマ 321, 322, 324, 325

索　引　387

中核となる非機能的信念　227, 229
中和化　56-60, 71, 114, 117, 122, 127, 260, 263
　　――の役割　228, 251
　　治療が誘発する――　242
中和方略　227
治療
　　――関係　230
　　――コンプライアンス　343
　　――の落とし穴　238
　　――の原理　253
　　――への期待　236
　　――目標の共有　233
デイリーハッスルズ　327
適応性のあるコントロール評価　177
動機　236
統合失調症スペクトラム障害　49
洞察に（の）乏しいもの　16, 17, 46
道徳 TAF　132, 270
　　――のバイアス　269
道徳的完全主義　128
トゥレット障害　25, 26
トラウマ　70
トレイルメイキングテスト　89
ドロップアウト率　343, 344

な

2次推敲段階　166
2次評価
　　――に関する教育　311
　　――に対する介入方略　315
　　――の同定　313
2段階理論　67
認知
　　――障害　90, 100
　　――的方略の付加　339
　　――的抑制　95, 96, 100
　　――的リスク　294, 299
　　――の脆弱性　128
　　――バイアス　116, 129, 132

　　――評価理論　107, 108
　　――リフレーミング　279
　　――再構成　246, 259, 264, 272, 275, 336, 337,
　　　　339, 340
認知コントロール　163
　　――モデル　163, 164
　　――理論　164, 165, 177
年齢　18
ノーマライゼーション　227, 247, 248, 249

は

バイアスのかかった認知プロセス　115
曝露　73, 74, 76
　　――反応妨害法（ERP）　68, 72, 80-84, 86, 253,
　　　　291, 292, 318, 325, 334, 335, 339-341, 345
　　イメージ――　76
　　非定型――　294, 297
発症様式　19
抜毛癖　25
反跳効果　143, 144, 146-148, 161
反応妨害　75, 76
非言語的記憶の障害　91
否定的
　　――感情特性（NA）　167
　　――自動思考　50-52
皮肉
　　――プロセス理論　144, 145
　　――モニタリング　144
評価　261
　　――の区別　227
　　――の役割　249
費用対効果分析　304
病的賭博　25
不安
　　――階層表　74, 75, 260
　　――障害の併存　24
　　――低減仮説　67
　　――に対する不耐性　262, 292

——の観察　306
　　——の調査　306
　　——の比較　306
　　——や苦痛に対する不耐性　277, 285, 288, 296, 306
　悩ましい——　167
ブースターセッション　328
不作為バイアスの欠如　116
併存症　22
法廷ロールプレイ　272
飽和訓練　78, 79
ホームワーク　237, 238
保証の希求　57-59

ま

見込み TAF　126, 132
　　——のバイアス　268
メタ認知　169
　　——的信念　169, 170, 321-325
メンタルコントロール　60, 61, 63, 143, 144, 150, 153-155, 158-161, 163-166, 176, 178, 209, 213, 309, 311

　過剰な——　227, 229
妄想　48, 49

や

薬物療法　80, 82-84, 337, 338, 340
優格観念　45-48
誘導による発見　235, 249
有病率　17
歪んだデカルト的推論　274
予感の実験　294
予測の実験　298

ら

ラクダ効果　251, 252, 311, 312
リスクの評価　294, 297
リフレーミング　280
両価的で不確かな自己評価　168
6種類の信念　136
論理情動療法（RET）　109, 334, 335, 340

●監訳者略歴
原田　誠一（はらだ　せいいち）
　1957年，東京生まれ。1983年，東京大学医学部卒業。
　東大病院精神神経科，東京都立中部総合精神保健センター，東京都立墨東病院内科・救命救急センター，神経研究所附属晴和病院，東京逓信病院精神科・医長，三重大学医学部精神科・講師，国立精神・神経センター武蔵病院・外来部長を経て，2006年7月，東京・飯田橋に原田メンタルクリニック・東京認知行動療法研究所を開設。
　著書：『正体不明の声―対処するための10のエッセンス』（アルタ出版），『統合失調症の治療―理解・援助・予防の新たな視点』，『精神療法の工夫と楽しみ』（金剛出版）。
　編著：『強迫性障害治療ハンドブック』（金剛出版），『強迫性障害のすべてがわかる本』（講談社），『適応障害』（日本評論社）。
　共著：『うつ病治療―現場の工夫より』（メディカルレビュー社，神田橋條治，渡辺衡一郎，菊池俊暁との共著）。
　訳書：『統合失調症の認知行動療法』，『症例から学ぶ統合失調症の認知行動療法』（以上，日本評論社）。
　編集主幹：『外来精神科診療シリーズ全10巻』（中山書店）などがある。

浅田　仁子（あさだ　きみこ）
　静岡県生まれ。お茶の水女子大学文教育学部文学科英文科卒。社団法人日本海運集会所勤務，BABEL UNIVERSITY 講師を経て，英日・仏日の翻訳家に。
　訳書：『サーノ博士のヒーリング・バックペイン』，『RESOLVE』，『ミルトン・エリクソンの催眠テクニックⅠ・Ⅱ』，『ミルトン・エリクソン心理療法』，『人はいかにして蘇るようになったのか』（春秋社），『パクス・ガイアへの道』（日本教文社），『山刀に切り裂かれて』（アスコム），『幸せになれる脳をつくる』（実務教育出版），『マインドフル・ゲーム』，『お母さんのためのアルコール依存症回復ガイドブック』（金剛出版）などがある。

● 訳者略歴
勝倉　りえこ（かつくら　りえこ）
　東京生まれ。臨床心理師，公認心理師，修士（人間科学，早稲田大学）。
　専門分野：臨床心理学，認知行動療法，構成主義心理療法，マインドフルネス・アクセプタンスに基づく心理療法。
　経歴：早稲田大学大学院人間科学研究科修了。国立精神・神経センター武蔵病院（認知行動療法専門外来），原田メンタル・クリニック／東京認知行動療法研究所などを経て，現在，東京電機大学，産業精神保健研究所／神田東クリニック，人事院にて非常勤カウンセラー。
　著書：『Horizons in Buddhist Psychology-Practice, Research & Theory』（分担執筆）（Taos Institute Publication），『強迫性障害治療ハンドブック』（分担執筆，金剛出版），他。
　訳書：『臨床実践を導く認知行動療法の10の理論』（分担訳，星和書店），『認知行動療法と構成主義心理療法』（監訳，金剛出版），『症例から学ぶ統合失調症の認知行動療法』（分担訳，日本評論社），他。

小泉　葉月（こいずみ　はづき）
　石川県金沢市出身。臨床心理師。公認心理師。医学博士。
　ワシントン州ウィットワース大学心理学部卒業。メリーランド州ボルチモア大学応用心理学科修士課程修了，修士（科学）取得。ジョンズホプキンス大学附属病院ケネディークリーガー・インスティチュート神経内科行動療法ユニットで研修を経た後，帰国。金沢医科大学で博士（医学）を取得。金沢医科大学精神神経科学教室で助教を務め，その後渡仏し，トゥルーズ近郊で数年過ごす。専門分野は強迫性障害や不安症を対象とした認知行動療法。また，PTSD（心的外傷後ストレス障害）に対するEMDR（眼球運動による脱感作と再処理法）や，子供を対象とした遊戯療法も行う。現在は滋賀医科大学精神医学講座と粟津神経サナトリウムで非常勤心理士として勤務する傍ら，スクールカウンセラーとして，日々，素敵な子供たちと関わっている。

小堀　修（こぼり　おさむ）
　国際医療福祉大学 赤坂心理・医療福祉マネジメント学部。
　はじめまして，訳者のひとり，小堀です。ちょっとだけ，おじさんの思い出話をさせてください。まだお兄さんだったころ，博士論文研究のひとつを投稿したとき，その論文の編集者だったのが，本書の著者，David A. Clark でした。査読者2人とあわせて，3人から100を超えるコメントが届いて悲鳴をあげましたが，粘り強く書き直して，何とかアクセプトされました。すると彼から，来年，国際文化比較のシンポジウムをやるから，シンポジストをやってくれないか，という依頼があり，ギリシアで開催された学会で，彼に会うことができました。本書からは，とても緻密な思考の持ち主であることが滲み出ていますが，実際に会ってみると，気さくで温かいカナダ人で，日本からの参加をとても歓迎してくれました。彼とは10年近く会っていませんが，臨床・研究・教育に，今でも活躍していることでしょう。

強迫性障害の認知行動療法
きょうはくせいしょうがい　にんちこうどうりょうほう

印　　刷	2019 年 12 月 1 日
発　　行	2019 年 12 月 10 日
監訳者	原田誠一・浅田仁子
発行者	立石正信
発行所	株式会社 金剛出版（〒112-0005 東京都文京区水道 1-5-16）
	電話 03-3815-6661　振替 00120-6-34848
装　　幀	臼井新太郎
印刷・製本	音羽印刷

ISBN978-4-7724-1739-6　C3011　©2019　Printed in Japan

|JCOPY| 〈(社) 出版社著作権管理機構 委託出版物〉

本書の無断複製は著作権法上での例外を除き禁じられています。複製される場合は，そのつど事前に，出版者著作権管理機構（電話 03-5244-5088, FAX 03-5244-5089, e-mail: info@jcopy.or.jp）の許諾を得てください。

認知行動療法に基づいた
気分改善ツールキット
気分の落ちこみをうつ病にしないための有効な戦略

［著］=D・A・クラーク　［監訳］=高橋祥友
［訳］=高橋晶　今村芳博　鈴木吏良

●B5判　●並製　●260頁　●定価 **3,600**円+税
● ISBN978-4-7724-1426-5 C3011

"抑うつ"を減らし，幸福感や喜びといった
肯定的な感情を改善させるための〈80〉の戦略を本書は提示する。

不安に悩まないためのワークブック
認知行動療法による解決法

［著］=D・A・クラーク　A・T・ベック　［監訳］=坂野雄二
［訳］=石川信一　岡島義　金井嘉宏　笹川智子

●B5判　●並製　●288頁　●定価 **3,600**円+税
● ISBN978-4-7724-1338-1 C3011

誰しもが持っている「不安」をどのように自分で管理し，
コントロールしていくか。本書では，決してなくなるものではない
「不安」に上手く対処していく方法を伝授する。

片付けられない自分が気になるあなたへ
ためこみ症のセルフヘルプ・ワークブック

［著］=D・F・トーリン　R・O・フロスト　G・スティケティー
［監修］=坂野雄二　［訳］=五十嵐透子　土屋垣内晶

●B5判　●並製　●208頁　●定価 **2,700**円+税
● ISBN978-4-7724-1570-5 C3011

本書は，「ものをためこむ」という
問題を持っている方へのワークブックである。
すぐに直す必要はないので，ゆっくり進めていこう。